病理学技术管理与诊断应用

主编 余光银 王 岩 张建筑 等

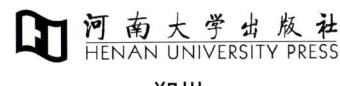

·郑州·

图书在版编目（CIP）数据

病理学技术管理与诊断应用 / 余光银等主编 . -- 郑州 : 河南大学出版社, 2019.12
ISBN 978-7-5649-4090-4

Ⅰ . ①病⋯ Ⅱ . ①余⋯ Ⅲ . ①病理学 Ⅳ . ①R36

中国版本图书馆 CIP 数据核字 (2019) 第 300795 号

责任编辑：姜　畅　林方丽
责任校对：付会娟
封面设计：卓弘文化

出版发行：	河南大学出版社
	地址：郑州市郑东新区商务外环中华大厦 2401 号
	邮编：450046
	电话：0371-86059750（高等教育与职业教育出版分社）
	0371-86059701（营销部）
	网址：hupress.henu.edu.cn
印　刷：	广东虎彩云印刷有限公司
版　次：	2019 年 12 月第 1 版
印　次：	2019 年 12 月第 1 次印刷
开　本：	880mm×1230mm　1/16
印　张：	14.25
字　数：	462 千字
定　价：	88.00 元

（本书如有质量问题，请与河南大学出版社营销部联系调换）

编 委 会

主　编　余光银　王　岩　张建筑　胡文铧
　　　　　杨秀媚　刘磊玉　王　慧　郑玉琴

副主编　王金花　龚　丹　马素珍　嵇晓辉　梁桂娜

编　委（按姓氏笔画排序）
　　　　　马素珍　河南中医药大学
　　　　　王　岩　深圳市人民医院
　　　　　　　　（暨南大学第二临床医学院，南方科技大学第一附属医院）
　　　　　王　慧　新疆医科大学第一附属医院
　　　　　王金花　内蒙古自治区肿瘤医院
　　　　　刘磊玉　深圳大学总医院
　　　　　杨秀媚　佛山市第一人民医院
　　　　　余光银　北京大学深圳医院
　　　　　张建筑　惠州市第一人民医院
　　　　　郑玉琴　石河子大学医学院第一附属医院
　　　　　胡文铧　广东医科大学附属医院
　　　　　龚　丹　南昌市第三医院
　　　　　梁桂娜　南阳医学高等专科学校
　　　　　嵇晓辉　郑州人民医院

前　言

病理学是研究机体各种疾病的病因、发病机制、病理变化及其转归与结局，并揭示疾病本质的基础医学学科，也是基础医学与临床医学密切相关的"桥梁学科"。病理诊断是其他各种诊断中的"金标准"，正确的病理诊断是准确治疗和判断预后的关键。随着现代医学的发展和精准医学的开展，临床对病理诊断的精准性和信息量要求提高，更注重诊断的细节，以适应现代的个体化精准医疗。病理诊断水平直接关系医院的医疗质量，病理科管理不严或病理技术任何一个环节操作不当，将直接影响诊断结果，给患者造成不可挽回的损失。加强科学管理、规范病理技术操作和病理诊断、强化质量控制非常必要。

本书包括病理科的设置与基本设施、病理科各项管理制度、病理活体组织常规制片技术、病理检查技术、特殊染色技术、免疫组织化学技术、特殊组织制作技术、炎症和免疫性疾病、呼吸系统疾病、妇产科疾病、儿科肿瘤及肿瘤标志物诊断方面的内容。本书内容简练、重点突出、条理清晰、知识点集中，适用于病理学的医师、技术人员及研究生，也可作为医院管理人员和临床各科医师的参考书，有助于病理学专业及有关人员更好更快地掌握核心知识和基本方法。

本书编委均是高学历、高年资、精干的专业医务工作者。鉴于本书涉及诸多专业，编写人员较多，在各章内容的深度与广度上可能不太一致，且编者水平有限，书中难免存在疏漏或错误之处，望广大读者不吝指正，以便再版时修订。

编　者
2019 年 12 月

目 录

第一章 病理科的设置与基本设施..1
    第一节 病理科的职能与任务..1
    第二节 病理科的设置..2
    第三节 病理科的基本设施..4

第二章 病理科各项管理制度..7
    第一节 病理科行政管理制度..7
    第二节 病理科工作人员相关管理制度..14

第三章 病理活体组织常规制片技术..17
    第一节 组织固定..17
    第二节 骨质脱钙..20
    第三节 组织脱水..22
    第四节 组织透明..23

第四章 病理检查技术..26
    第一节 细胞学检查技术基本概念..26
    第二节 细胞学标本采集原则和方法..27
    第三节 细胞学涂片固定..28
    第四节 细胞学常规染色技术..30

第五章 特殊染色技术..34
    第一节 结缔组织多色染色..34
    第二节 胶原纤维染色..36
    第三节 网状纤维染色..39
    第四节 弹力纤维染色..42

第六章 免疫组织化学技术..46
    第一节 免疫组织化学技术概论..46
    第二节 免疫酶组织化学技术..48
    第三节 免疫酶组织化学技术染色操作准备..49
    第四节 常用的免疫组织化学染色方法..59

第七章 特殊组织制作技术..69
    第一节 胃肠镜、食管镜活检制作技术..69
    第二节 前列腺穿刺活检制作技术..71
    第三节 心内膜心肌活检制作技术..75

第八章 炎症和免疫性疾病..79
    第一节 急性炎症..79
    第二节 慢性炎症..82
    第三节 自身免疫性疾病..82

  第四节 器官和骨髓的移植排斥反应 ... 86
  第五节 免疫缺陷疾病 ... 87
第九章 呼吸系统疾病 ... 90
  第一节 肺炎 ... 90
  第二节 中、晚期肺癌 ... 98
  第三节 结核病 ... 109
  第四节 慢性阻塞性肺疾病和肺源性心脏病 ... 118
第十章 消化系统疾病 ... 123
  第一节 食管肿瘤和瘤样病变 ... 123
  第二节 胃炎 ... 129
  第三节 胃溃疡和应激性溃疡 ... 133
  第四节 胃肿瘤和瘤样病变 ... 134
第十一章 妇产科疾病 ... 143
  第一节 外阴病变 ... 143
  第二节 阴道病变 ... 150
  第三节 宫颈病变 ... 154
  第四节 子宫内膜癌 ... 161
  第五节 子宫体间叶性肿瘤 ... 174
  第六节 子宫体上皮 - 间叶混合性肿瘤 ... 184
  第七节 输卵管病变 ... 186
第十二章 儿科疾病 ... 190
  第一节 儿童肿瘤病理学检查及运用 ... 190
  第二节 淋巴细胞性白血病 ... 196
  第三节 急性髓细胞性白血病 ... 201
第十三章 肿瘤标志物诊断 ... 204
  第一节 肿瘤标志物概论 ... 204
  第二节 癌抗原检验 ... 209
  第三节 肿瘤相关蛋白检验 ... 217
参考文献 ... 222

第一章

病理科的设置与基本设施

病理科的建设对医院整体的医疗质量极为重要，病理科是大型综合医院必不可少的科室之一。其主要任务是在医疗过程中承担病理诊断工作，通过活体组织检查、细胞学检查以及尸体剖检，为临床提供明确的病理诊断，确定疾病的性质、分类、分化、分期等及查明死亡原因。病理科诊断的权威性决定了它在所有诊断手段中起核心作用。

第一节 病理科的职能与任务

一、病理科的职能

（1）医院工作的重点是以患者为中心，以质量为核心，其工作的本质是对患者的诊断和治疗，而诊断是治疗的前提和保证。

（2）病理科作为医院的诊断部门，病理检查的实质是临床医师送请病理科医师进行组织细胞水平的病理学会诊诊断。

二、病理科的任务

随着新技术的不断开拓，病理科的工作范围也不断扩大，其主要任务有下述几方面。

1. 活组织检查

活组织检查是病理科主要常规工作，通过活检为临床提供定性诊断。

（1）遵循的原则一：任何从患者身上采取的组织标本都必须经病理组织学检查。

（2）遵循的原则二：病理科接收标本后按照规定时间发出诊断报告，大标本及特殊标本可适当延长时间。

（3）遵循的原则三：活检报告的诊断准确率应在95%以上，冷冻切片则在90%以上。

（4）遵循的原则四：任何组织标本只有在病理医生检查后允许的情况下才能作其他用途。

活检诊断的生命是"准确、及时"四个字，开展术中冷冻及快速石蜡切片诊断，主要为解决术前因各种因素未明确病变性质这一问题而进行必要的术中活检，以决定手术治疗方案和范围。

2. 细胞学检查

（1）包括脱落、刷取、组织印片和肿块穿刺等方法的细胞学检查，以决定病变良恶性质，推测组织学类型。

（2）脱落细胞学检查既方便、经济，又可靠、实用。痰、尿、胸腹腔积液及针吸细胞学检查，都能在简单的操作中做出明确的诊断。

（3）尸检是病理科的常规工作之一，如具备条件应积极开展各种辅助。

（4）各种辅助病理检查包括组织化学、免疫组化、分子技术、电镜、形态计量、图像分析等新技术的引进及应用，以辅助病理诊断。医院应根据等级要求逐项开展，不断深化。

第二节　病理科的设置

一、病理科的设置条件

（1）设置应根据具体情况而定，不宜强求。原则上年病理检查例数＜2 000例（不包括细胞学检查例数），不宜建立病理科。

（2）未设立病理科的医院，根据地域条件等实际情况，由当地卫生行政部门协调或采用组建病理诊断中心等方式解决。

（3）若新成立病理科，应对申请医院的病理科人员、设备等条件进行评估。

（4）三级甲等综合医院的常规病理组织学诊断应≥8 000例（次）/年，三级乙等综合医院≥4 000例（次）/年，二级医院应≥2 000例（次）/年。

（5）开设病理科的医疗机构，其医疗机构执业许可证诊疗项目中必须有"病理科"的登记，一个医疗机构内只允许设置一个病理科。

（6）提倡病理科发展亚专科化，包括细胞病理、消化病理、肾病理、血液病理、神经病理、妇科病理、眼科病理、皮肤病理等。

（7）病理科以外的其他科室及其下属的实验室不得从事病理检查及诊断工作。

二、病理科工作用房的设置

（1）三级甲等医院病理科工作用房面积应≥2 000 m^2；三级乙等医院和三级专科应≥1 000 m^2；二级医院病理科用房应≥500 m^2。

（2）病理科布局合理，符合生物安全的要求，污染区、半污染区和清洁区划分清晰，各区之间需设置缓冲区。

（3）二级医院病理科应设有标本接收室、标本检查取材室、常规病理技术室、免疫组化室、细胞学制片室、病理诊断室、病理档案室和标本存放室。

（4）三级医院病理科除二级医院的要求外，还应设冷冻切片室、组织化学染色室、分子病理室、会诊室、电脑管理室、资料室、学术活动室、仓库等；教学基地应有独立的实习生和进修医师学习工作室。

（5）标本接收室、取材室应有紫外灯等消毒设备。

（6）开展尸检的病理科应有配套设施。

（7）独立的淋浴间和淋浴设备。

三、病理科的人员组成

（1）病理科业务人员的素质和数量是保证病理诊断质量的最基本条件，各级医院必须严格按照规范要求，选派素质优良的有资质人员从事病理工作。

（2）病理科应按照实际工作量配备足够的病理医师、病理技术员和其他辅助人员等，承担教学和科研任务的医疗机构还应适当增加工作人员。

（3）病理科人员配备的数量应根据各医院的床位数量及医院的级别而确定。

（4）病理医师按照每100张床位1～2名配备，同时按1∶1的比例配备技术人员，还应配备资料管理和相关辅助人员。

（5）医疗机构因教学、科研、病理专科化及开展新业务的需要，病理医师和技术人员的人数也应适当增加；技术员与医师必须分工明确，不得相互兼职。

（6）二级医院至少有2名医生具有出具病理诊断报告的资格。
（7）三级医院至少有5名医生具有出具病理诊断报告的资格。
（8）至少2名医生具有出具术中快速病理诊断报告的资格。

四、病理科医师、技术员的任职要求

病理医师首先应临床医学本科毕业，必须具有临床执业医师资格、注册病理医师资格和相应的专业技术任职资格；病理技术人员应当具有相应的专业学历；手术中快速病理诊断的医师应由具有较丰富诊断经验的病理医师担当。没有病理执业证书和病理专业技术任职资格的人员不能出具病理诊断报告，包括细胞病理学报告。

病理科医师、技术员的任职要求：

（1）病理医师必须具有临床执业医师资格、病理医师注册资格和相应的专业技术任职资格。

（2）出具病理诊断报告的医师应当经过病理诊断专业知识培训或规范化病理专业住院医师培训，并考核合格。

（3）病理医师在任住院医师期间，对小活检病例、初诊的恶性肿瘤、交界性病变、疑难及罕见病例的诊断，原则上均需经过上级医师复核后才能签发报告。

（4）开展专科病理诊断者，应另行专科病理培训3~6个月。手术中快速病理诊断工作原则上需由副主任医师职称以上人员担任，无条件者也可由高年资主治医师担任，以上人员需经过快速冷冻病理诊断的专业培训。不具备条件的医疗机构，需要时应请上级医院相应的病理医师会诊。

（5）病理科主任一般应由具有医学本科以上学历和病理学副高级以上专业技术职务任职资格、从事临床病理诊断工作10年以上的病理医师担任。

（6）病理科技术人员应具有中专以上相应的学历，并经过专业培训方可上岗。

（7）加强对病理医师和病理技术人员的继续教育。

五、病理科的专业技术设备

病理技术室应有必需的仪器设备，尽量减少手工操作，以保证制片质量。病理诊断室应有多人共用显微镜、显微摄影设备和图文报告与信息管理系统，以保证规范的报告打印、传输及临床病理讨论会、远程病理会诊的需要。

病理科的专业技术设备：

（1）病理技术室应有高质量石蜡切片机、冷冻切片机、自动脱水机、自动染色机、组织包埋机、冰箱、一次性刀片或磨刀机、液基细胞制片设备、恒温箱、烘烤片设备、空调和排风设备等。

（2）病理科医师每人配备一台双目光学显微镜，并装备多人共用显微镜、显微摄影及投影设备等。

（3）病理取材室：直排式专业取材台、专用标本存放柜、大体及显微照相设备、电子秤、冷热水、溅眼喷淋龙头、紫外线消毒灯、空调等。

（4）免疫组化室：实验台、微波炉、高压锅、冰箱等，有条件者可配备全自动免疫组化染色机。

（5）手术室需有传真设备，有条件的可于手术室安装可视对讲设备，方便手术医生与病理医生直接沟通。

（6）资料室应有专用切片及蜡块存放柜，有条件的可设置物流传输系统。

（7）三级医院还应有分子病理检测设备，如PCR（聚合酶链反应）仪、杂交仪、流式细胞仪、基因测序仪、低温冰箱等。

（8）有条件者可配置电镜、超薄切片机、切片数字化扫描仪等。

第三节 病理科的基本设施

一、病理科的工作空间

病理科的常规工作需要在下列各自独立的房间内进行，并应分区设置。

1. 活检和细胞学检查
（1）污染区。
收发室、巨检和取材室、标本放置室、冷冻切片室、细胞学穿刺取材室。
（2）相对清洁区。
常规制片预处理室，常规制片室，大体标本制作、陈列室，视工作需要和技术条件设特殊染色和免疫组化室、相关技术室。
（3）清洁区。
组织病理学诊断室、细胞病理学诊断室、科内病理读片和/或会诊室、信息资料室、摄影室、办公室、病理资料档案室。
（4）相对危险区。
易燃、易爆物品储藏室，有毒试剂储藏室。

2. 尸检室及其附设用房
（1）接待室。
（2）尸检准备室。
（3）更衣室。
（4）普通尸检室。
（5）酌情设置传染病尸检室。
（6）淋浴室。
（7）标本储藏室。

3. 其他
较高技术层次的病理科还应设置以下设施：
（1）细胞遗传和分子病理学实验室。
（2）其他特殊检测实验室。
（3）图书、电子信息和学术活动室。
（4）进修病理医师教室。

二、病理科常规活检与快速活检工作基本设施

1. 病理标本巨检和取材室
（1）便于清洗和消毒的屋顶、室壁及地面装修，具备室内紫外线消毒设备，有高效通风设施。
（2）封闭式高效能通风柜橱。
（3）符合个人和环境防污染要求的上、下水系统。
（4）流水冲洗装置、冷水和热水供给系统。
（5）酌情安装自动录音设备。
（6）标本储存柜，安装排风设备，消毒后使用隔离服装。
（7）其他相关设备。

2. 常规切片的预处理室和常规（或快速）制片室
（1）排放有毒物质的室内高效通风设施。
（2）符合个人和环境防污染要求的上、下水系统。

（3）室内紫外线消毒设备、封闭式高效能通风柜橱。
（4）实验台、脱水设备（人工脱水器具和/或半自动或全封闭自动脱水机）。
（5）组织块石蜡包埋机、石蜡切片机、恒温冷冻切片机。
（6）石蜡快速切片机。
（7）一次性切片刀及其配套部件、切片刀和磨刀机。
（8）冰箱、恒温箱、烤箱和/或漂烘仪、有关试剂和试剂柜、天平、染色用器具、普通光学显微镜（用于染色质量控制）。
（9）其他相关设备。

3. 特殊染色和免疫组织化学染色实验室
（1）染色实验室。
（2）用于染色的实验室环境设施和染色的常规设备。
（3）微波炉或其他抗原修复设备。
（4）有关试剂和试剂柜。
（5）酌情配备自动免疫组化染色仪。
（6）其他相关设备。

4. 病理组织学诊断室和病理会诊室
（1）双筒显微镜，每人一台。
（2）双头和/或多头显微镜。
（3）计算机和打印机，酌情添置远程会诊系统。
（4）显微摄影设备、计算机图像分析图文报告打印系统、电子图像存储和放映设备。
（5）其他相关设备。

5. 病理档案资料室
（1）用于储存切片、蜡块和文字资料的柜具。
（2）计算机和打印机。
（3）具有一定规模的病理科应有秘书办公设施。
（4）其他相关设备。

6. 病理大体标本制作室和陈列室
（1）制作病理大体标本的工具。
（2）用于陈列病理大体标本的展览柜，配备照明装置。
（3）其他相关设备。

7. 收发室、资料室、办公室
（1）收发室。
①必要的办公设施、紫外线消毒柜。
②符合个人和环境防污染要求的上、下水系统。
③其他相关设备。
（2）资料室。
①必要的专业参考书和基本的专业期刊。
②具有一定规模的病理科应设立图书资料室。
（3）办公室：必要的办公设备。

三、细胞病理学检查工作的基本设施

1. 肿物穿刺取材室
（1）便于清洗和消毒的屋顶、室壁及地面装修。
（2）室内紫外线消毒设备。

（3）用于实施穿刺术的检查床、椅。
（4）穿刺用器械和器械柜。
（5）穿刺、急救用药物和药品柜。
（6）其他相关设备。

2. 细胞学涂片制片室
（1）用于染色的实验室环境设施和常规设备。
（2）可调速离心机。
（3）具有一定规模的病理科，酌情配备自动细胞病理学检查系统。
（4）其他相关设备。

3. 病理组织学诊断室和病理会诊室
（1）每名病理医师配备一台双筒显微镜。
（2）双头和/或多头显微镜、计算机、打印机，酌情配备远程会诊系统。
（3）显微摄影设备、计算机图像分析图文报告打印系统、电子图像存储和放映设备。
（4）独立设置（不隶属于病理科）的细胞病理学科室需要其他必要空间的基本设备。

四、尸检工作的基本设施

1. 尸检准备室
（1）尸检专用器械和柜具。
（2）参与尸检人员使用的隔离衣物和消毒器具。
（3）办公设施、消毒设施。
（4）其他相关设备。

2. 普通尸检室
（1）便于清洗和消毒的屋顶、室壁及地面装修。
（2）室内紫外线消毒设备、室内高效通风设施。
（3）设计合理、适用的尸检台，具有符合个人和环境防污染要求的上、下水系统（包括独立的污水排泄系统和污水处理池），便于清洗、消毒。
（4）适宜的照明装置。
（5）冷水和热水供给系统。
（6）其他相关设备。

3. 传染病用尸检室
传染病用尸检室严格按照关于传染病管理法规的要求建设。

五、病理学相关技术实验室的基本设施

应用塑料包埋组织切片制备、电子显微镜超微病理诊断图像分析、流式细胞分析（FCM）、聚合酶链反应（PCR）、细胞和分子细胞遗传学、病理学摄影技术和其他新开发、引进的病理学相关技术的病理科，应根据有关技术要求，建立具有必备基本设施的实验室。

第二章

病理科各项管理制度

第一节 病理科行政管理制度

一、病理科工作管理制度

（1）病理科的主要临床任务是通过活体组织病理学检查、细胞病理学检查等做出疾病的病理学诊断，同时还要开展教学、培训和科研等多项工作。

（2）出具病理诊断报告的医师应具有临床执业医师资格并具备初级以上病理学专业技术任职资格，经过病理诊断专业知识培训或专科进修学习1～3年。

（3）严格遵守医院及病理科的各项规章制度，严格遵守劳动纪律，请假需有假条，根据权限经院或科主任签字后方有效。保持通信工具通畅。

（4）按时召开并参加科务会，及时传达、落实医院各种会议和文件的精神，不断总结工作中的经验和不足，在科室内部营造质量至上、服务为本、追求精准、积极向上的工作氛围。与兄弟科室之间团结协作，互相支持，及时沟通。

（5）病理学检查申请单是疾病诊治过程中的有效医学文书，各项信息必须真实，应由主管患者的临床医师逐项认真填写并签名。临床医师应保证送检标本与相应的病理学检查申请单内容的真实性和一致性，所送检标本应具有病变代表性和可检查性，并应是标本的全部。

（6）严格按照操作规程操作，完善流程管理，坚持各种交接、查对及复验制度，并详细记录。保证常规病理诊断正确率≥95%，冰冻切片诊断正确率≥90%，切片优良率≥90%。科外人员借用切片需办理借用手续，蜡块不外借，保证病理档案资料保管完好率100%。

（7）活体组织标本应及时用固定液固定，注明科别及姓名，连同申请单及时送病理科。

（8）送检脏器和较大的标本不要切开和翻转，对较小病灶加以标记。做冰冻切片时，一般应在前1 d与病理科联系。

（9）凡各科室需要检癌细胞的分泌物，其穿刺标本必须新鲜，取材后立即送交病理科。盛检癌细胞标本的用具必须干净，以免污染，混淆诊断。

（10）病理切片应编号长期保存。有价值的病理标本要妥善保管。活检大体标本一般保存1个月。尸检大体标本一般保存半年。组织切片和蜡片以及有科研、教学价值的标本均应分类整理，长期保存。

（11）活体组织检查应于5个工作日内报告，冷冻切片随时报告（一般在30 min内），均应留副页存档。

（12）院内借片需办理登记手续，院外借片需凭医疗单位证明，经医务科批准。

（13）认真学习并严格遵照国家卫生部委托中华医学会制定的《临床技术操作规范——病理学分册》的有关要求，积极参加全国、全省及医院组织的各种业务学习、讲座和读片会，科内业务学习按计划定期进行并考核。

（14）尸检病例须有相关行政部门委托函、家属申请书、死亡证明、详细的临床病历，并签署家属知情同意书后方可进行。

（15）办公用品的领取和仪器使用、保养及试剂购买、使用等有专人负责并有记录。

（16）保持工作环境卫生、整洁，上班时间佩戴胸卡，不得在工作间接待客人及存放私人物品。

二、仪器设备管理制度

（1）仪器由专人负责保管，大型仪器和精密仪器均要有必要的操作规程和注意事项。本科仪器由技术员保管。

（2）仪器使用严格遵守操作规程，使用完毕后及时做好仪器复原与清洁工作，并按规定登记，建立健全各种仪器设备保管、使用记录。

（3）如发现问题需查明原因，并告知负责人做出处理。

（4）对各种仪器要定期维护，仪器要做到"五防"：防尘、防潮、防热、防霉、防震，保证正常使用。

（5）所有仪器设备说明书、图纸等由专人负责妥善保存。

（6）建立健全的仪器设备保管、使用记录，做好仪器设备的进、出、缺损、消耗登记，做到账物相符，分类清楚，摆放条理，整洁美观，保证正常使用。

（7）他人借用仪器必须经科主任和器械（设备）科主任同意。

（8）定期对仪器进行清查，及时与设备科联系，对损坏仪器进行维修及报废处理。

（9）计量器具按规定每年检测，准确率100%。

（10）科室万元以上设备完好率≥95%。

三、病理科院内感染管理制度

（1）每个季度组织全科人员学习一次医院感染管理、医院感染知识及医院感染的监测等。

（2）诊断医师取材穿手术衣，戴帽子、口罩和双层手套，严防自身污染和感染。

（3）取材刀柄、剪刀、镊子等用完后及时进行浸泡消毒，消毒液定期进行更换。

（4）冰冻切片送检的新鲜标本取材完后及时消毒取材台面。

（5）脱落细胞学标本和体液细胞学标本涂片后按规定进行处理。

（6）病理性医疗废物和损伤性医疗废物分类存放，并定期清理。

（7）病理性医疗废物每周清理3次，科室有专人完成交接手续，并在登记本上签字。

（8）病理科各个房间的桌面、工作台定期进行清洁及消毒，地面定期进行清洁，病理标本取材室及存放室定期进行室内空气紫外线消毒，科室院感人员及时做好紫外线灯管强度监测记录。

四、病理科消毒隔离制度

（1）科室布局合理，污染区、半污染区和清洁区划分明确，有缓冲区。各区拖布应标示清楚，分开清洗，悬挂晾干，每周用消毒液浸泡消毒处理。

（2）室内污染区应每日进行紫外线消毒，空气每天紫外线照射消毒1~2次，每次30 min，有记录。物体表面、工作台、地面、使用后的医疗器械等可用过氧乙酸或含氯消毒剂进行擦拭或浸泡消毒，有记录。

（3）工作服、手术衣要定期清洗、消毒，处理标本器具每次使用后都要进行消毒。

（4）处理标本时要求穿隔离衣、戴帽子及手套等。注意自身安全保护，传染患者尸体或烈性传染患者尸体解剖时应严格进行消毒和处理。工作人员应戴口罩、帽子、手套，穿防水隔离衣。尸检后要彻底进行终末消毒。

（5）大体标本检查室、技术室应与其他工作室隔离，便于消毒。

（6）大体标本检查前将标本分类，对有传染性（例如结核等）的标本需要延长固定时间，避免造成污染及院内交叉感染。

（7）临床送检标本应入10%中性福尔马林液中浸泡固定。传染性标本更应注意消毒，以防污染外环境。固定液不少于标本体积的 7 倍。

（8）大体标本检查室和大体标本检查台需定期进行紫外线及消毒液消毒，避免院内交叉感染。

（9）病理标本和尸检后组织器官及其他废弃物应放入专用不透水密闭容器或专用塑料袋内，按医疗废弃物焚烧处理。

（10）对已发出病理诊断的剩余标本，报告发出 2 周后按照医用垃圾处理规定进行分袋包装。

（11）院感科定期检查。

五、病理科查对制度

（1）收集标本时，所负责的技术员要注意查对患者的姓名、性别、年龄、住院号、送检单位/科室、标本与申请单所标送检部位是否一致并核实送检标本份数，检查有无固定液，并撕下联号放入标本瓶中。如申请单填写字迹潦草或有疑问时病理科可拒收标本，并请送检医师或患者核实后再送检。

（2）标本取材时应在工作单上做好记录，取材过程中及取材后，取材医师应与技术员再次核对取材的蜡块编号及蜡块总数，核实无误后技术员在工作单上签名认可，并放入脱水机中。有脱钙、再固定等应在申请单及工作单注明，标本及申请单仍由该取材医师负责。

（3）组织包埋完成后，必须当即清点蜡块数量，以防组织块在脱水、包埋过程中遗失。如不同人员分别担任组织块包埋和切片工作，应对蜡块进行交接，交接时两人同时核对蜡块数并签收。

（4）制片后，切片与申请单及工作单核对无误后交给诊断医师，如有脱片等特殊情况应在工作单上注明，由技术员负责重新制片。

（5）诊断时查对编号、标本种类、临床诊断、既往病理诊断等。有问题要及时与技术人员或临床医师联系。

（6）发报告时应查对科室、病区、姓名。送检单、切片及蜡块归档时，应由资料员登记、签收。

（7）病房报告送达各科室后由收取人员签收确认，签收簿应妥善保存，以便日后各科室核对使用。门诊病例报告由收取者在报告签收簿上签字。如遇特殊情况未能如期发出报告，应与患方说明原因，并确定下次取报告时间。

六、差错事故登记制度

（1）病理科医技人员在工作中应严格遵守《临床技术操作规范——病理学分册》的有关规定，严防差错事故的发生。

（2）严格按医院差错事故登记报告制度行事，科内建立预防差错事故小组，由科主任负责，由诊断组与技术组负责人参加。

（3）一旦发生差错事故，当事人应立即向组长、科主任汇报情况，情节严重者及时向院领导汇报。

（4）要求保护现场，科主任立即组织科内力量研究采取补救方法，以减少损失。

（5）及时组织有关人员弄清情况，分析原因，明确责任，吸取教训，制定避免发生类似事件的措施。

（6）根据具体情况，有关人员在科内进行汇报或检查，视情节严重程度及损失大小给予处罚。

（7）建立病理科差错事故登记本，逐月进行核对登记，并定期分析总结上报。

（8）定期进行防差错及安全教育，奖罚有关人员。

七、医疗安全管理制度

（1）病理诊断工作应遵循真实客观的原则。

（2）病理医师必须具备执业医师资格，并经 1~3 年的专业培训，方可进行临床病理诊断工作。

（3）病理科技术人员应具备中等专业学历以上的学历，并经过专业技术培训，方可从事病理技术专业工作。

（4）病理报告的解释权由病理报告的签发人负责。

（5）人对病理报告有疑问时，应避免与患者或患者亲属直接交流。

（6）回答病理报告查询时，一般由病理报告签发人负责解答。

（7）病理医师在取材时，应将所有剩余组织（含修剪的组织碎片）全部装入标本袋中。

（8）病理科工作人员不应在无关人员、患者及患者家属在场时评价本科技术和诊断工作中的不足，以免引起不必要的医疗纠纷。

（9）病理送检单存根一般不外借患者或病理人家属复印（必要时经病理科主任签字同意方可复印）。对复印复制的病理文字档案应进行登记。

（10）借片时，所需借的切片应经主检医师复查后方可借出，并按规定办理相关手续。病理科工作人员不接待患者或患者家属到病理科观看手术标本。必要时应由临床医师陪同，并由临床医师负责解释手术标本。

八、危急值报告管理制度

"危急值"是指当这种检验、检查结果出现时，表明患者可能正处于有生命危险的边缘状态，临床医师需要及时得到检验、检查信息，迅速给予患者有效的干预措施或治疗，就可能挽救患者生命，否则就有可能出现严重后果，失去最佳抢救机会。

1. 病理科"危急值"报告流程

（1）若该结果与临床相符，应在30 min内结合临床情况采取相应处理措施，同时及时通知病理科医师病理科工作人员发现"危急值"情况时，检查（验）者首先要确认核查检验标本是否有错、标本传输是否有误、标本检查及切片制作过程是否正常、操作是否正确。

（2）在确认检查（验）过程各环节无异常的情况下，需立即电话通知临床科室人员"危急值"结果，并在《检查（验）危急值报告登记本》上逐项做好"危急值"报告登记。病理科必须在《检查（验）危急值结果登记本》上详细记录，并简要提示标本异常外观性状显微镜下特点等。

（3）记录应有以下内容：患者姓名、性别、年龄、住院号、临床诊断、申请医师、收到标本时间、标本特点、报告时间、病理诊断、通知方式、接收医护人员姓名。

（4）对原标本妥善处理之后保存待查。

2. 病理科"危急值"项目及报告范围

（1）病理检查结果是临床医师未能估计到的恶性病变。

（2）恶性肿瘤出现切缘阳性。

（3）常规切片诊断与冷冻切片诊断不一致。

（4）送检标本与送检单不符。

（5）主管医师或值班医师如果认为该结果与患者的临床病情不相符，应进一步对患者进行检查；如认为检验结果不符，应关注标本留取情况。必要时，应重新留取标本送检进行复查。

（6）若该结果与临床相符，应在30 min内结合临床情况采取相应处理措施，同时及时通知病理科医师。

九、病理科与临床科室沟通管理制度

为了更好地为患者和临床服务，提高病理诊断水平，避免不必要纠纷和医疗差错的产生，要经常与有关临床医师进行临床—病理会诊与沟通，了解临床医师的诊断思考和患者情况，并向临床医师通报病理诊断的疑难情况、初步拟诊、延期发报告的原因及术中冰冻会诊注意事项等，并告知原因及告知预计出报告的时间。

1. 因临床送检患者的病理申请单出现如下问题

（1）患者基本资料（姓名、性别、年龄等）不全或书写不清，不能辨认。

（2）病史不全（无手术所见或不详、无既往肿瘤病史、月经史、HBsAg结果，其他）。

（3）标本来源或部位不详；标本来源与标本所见不符曾在本院做过病理检查，未提供原诊断结果或其既往病案号，需提供患者的X线、CT片或MRI片。

（4）肿瘤标本切缘不明确，需临床医师共同看标本。
（5）其他。

2. 因患者标本诊断需要

（1）送检病理标本为结核，需延长固定时间。
（2）送检病理标本为骨组织，需进行脱钙。
（3）需复查标本、重取材、多取材或做不削连切。
（4）做特殊染色，需补交费。
（5）做免疫组化染色，需补交费。
（6）病情复杂，需查资料或者组织科内会诊。
（7）病理检查结果是临床医师未能估计到的恶性病变。
（8）恶性肿瘤出现切缘阳性。
（9）某些病例需要临床医师提供详细的病史及查体以及局部病变的描述，如皮肤科疾病，病理科医师应随时与临床医师沟通。
（10）其他。

3. 术中冷冻切片

术中冰冻要求病理医师在很短时间内向手术医师提供参考性病理学诊断意见，因此它有一定的局限性，应向手术医师及患者说明适用范围、慎用范围、不宜应用的范围、冰冻的流程。

（1）适用范围。
①需要确定病变性质，以决定手术方案的标本。
②了解恶性肿瘤的扩散情况，包括肿瘤是否浸润相邻组织、有无区域淋巴结转移等。
③确定肿瘤部位的手术切缘有无肿瘤组织残留。
④确认切除的组织，例如甲状旁腺、输卵管及异位组织。

（2）慎用范围：涉及截肢或其他会严重致残的根治性手术切除的标本，需要此类手术治疗的患者其病变性质宜于手术前通过常规活检确定。

（3）不宜应用范围。
①疑为恶性淋巴瘤；过小的标本（检材长径≤0.2 cm）；术前易于进行常规活检者；脂肪组织、骨组织和钙化组织。
②需要依据核分裂象计数判断良、恶性的软组织肿瘤。
③主要根据肿瘤生物学行为特征而不能依据组织形态判断良、恶性的肿瘤。
④已知具有传染性的标本。

（4）手术前一天：向病理科递交冰冻申请单，填写患者的病史、重要的影像学、实验室检查结果和提请病理医师特别关注的问题等。尽量不在手术进行过程中临时申请冷冻。

（5）冰冻切片的报告：一般在收到标本后 30 min 内以文字的形式发出。对于难以即时诊断的病变，应向手术医师说明情况，告知需等常规石蜡切片进一步明确病理学诊断。

（6）冷冻切片结果：与常规石蜡结果不一致时，该例的病理学诊断以石蜡 HE 片诊断为准。

（7）讨论会：病理科应定期与临床科室召开临床病理讨论。

十、尸体解剖工作管理制度

（1）所有尸检，须有关行政部门的正式书面委托函、家属申请书、死亡证明以及详细的临床病历等，并按规定交足所需费用及签署知情同意书方能进行。

（2）纠纷尸检只接受上级卫生行政部门的委托，不接受当事的任何一方委托。所有手续完备后由病理科具体实施。

（3）尸体解剖应在死亡后 48 h 内（冻存尸体 7 d 之内）进行。超过此时限，一般不予接受。

（4）尸体解剖需要将患者的脏器全部或部分取出，且不能还纳，必须向死者家属和/或单位负责人说明，并在尸体解剖同意书中予以确认。

（5）尸检时态度严肃，尊重死者，尽量保持尸体外形完整和清洁。未经病理科允许，无关人员一律不得参观。对剖验过程及结果必须严守秘密。病理医师只承担临床常规的医学解剖。涉及刑事案件或医疗纠纷的尸体解剖，应到当地行政或司法部门指定的医学院校、医院或法医部门进行。

在尸检中或尸检后，如发现有涉及纠纷和刑事案件者应将标本移交相关部门保存，并有交接手续。开展尸体解剖的单位，应建立完整的尸检档案；尸体病理解剖一般在50个工作日左右向委托单位发出诊断报告。如发现死亡为烈性传染病者，应于确诊后12 h内报告医院主管单位和当地卫生防疫部门。尸体病理解剖的具体实施步骤按"尸解操作规程"执行。

十一、病理科工作量统计管理制度

（1）病理科工作量统计由技术员负责。

（2）病理科工作量主要包括：常规病理组织学检查例数、术中快速冷冻病理检查例数、免疫组织化学检查例数、细胞学检查例数，还应包括各种分子病理检查例数、尸检例数、会诊例数以及各类切片数，以上数据应按医院规定时间每月进行统计，年底进行累计。

（3）应在每月医院规定时间进行工作量统计，并报告科主任，填写报表或通过办公网上报医院有关部门。

（4）科主任应进行必要的核对，在确认数据无误后进行记录，并做必要的数据分析。

十二、病理科教学、科研管理制度

（1）组织科室全体人员业务学习，轮流讲课，加强基础理论的学习，介绍本学科进展。

（2）加强与兄弟科室的业务联系，积极参加临床病理讨论会。

（3）鼓励并支持科室工作人员参加在职学历（学位）的学习。

（4）重视科研工作，要求科室不同职称的人员积极申报各级科研课题。科研课题按期完成率大于70%。

（5）鼓励科室人员撰写并发表学术论文。

（6）认真落实医院继续医学教育及"三基三严"培训的有关规定，积极参加医院组织的学术报告、专题讲座、技术操作示教、新技术推广等活动。

十三、病理科危险化学品管理制度

1. 易燃及可燃物品

（1）主要试剂有二甲苯、乙醇等。

（2）减少可燃物品在实验室的存储量，防止火灾危险。

（3）试剂应存放在通风良好、远离火源的地方。

（4）易燃物品不得与强氧化剂一同保存。

（5）易燃物品不得放入冰箱保存。

（6）一旦发生可燃、易燃物品的瓶子打碎事件，立即用清水稀释液体，开窗通风，并通知有关部门协助做好消防工作。

2. 腐蚀、刺激化学品

（1）主要试剂有盐酸、甲醛、冰醋酸等。

（2）工作人员在搬运、分装或使用试剂时，做到轻拿轻放，做好防护措施，戴防护镜及乳胶手套。

（3）处理以上试剂时实验室需加强通风，工作人员穿防酸裙、胶鞋，接近水源。

（4）试剂存放地应贴有警示标识。

（5）上述试剂一旦误与皮肤接触，应立即除去遮挡的皮肤，用大量清水冲洗，然后请有关医生救治。

3. 病理科易燃品、剧毒化学品的登记和管理规范

（1）管理易燃易爆、剧毒物品、化学药品的工作人员必须具备高度的责任心，自觉遵守有关法律法规和医院的各项规章制度。管理人员必须将易燃易爆、剧毒物品、化学药品建立详细记录，包括领用审批单、领用记录册等。

（2）管理人员必须将易爆易燃、剧毒物品、化学药品按规定分门别类存放，并在存放处贴上标签，注明"危险"字样。

（3）任何领用易燃易爆、剧毒物品、化学样品者，必须持有分管领导签字的审批单，并办理登记领用物品名称、数量、用途、领用人签字等手续。管理人员必须严格执行领用手续。

（4）管理人员必须将易爆易燃、剧毒物品、化学药品必须做好防尘、防潮、防腐蚀、防暴晒等各项工作，严格做好预防事故工作，避免因管理疏忽而产生不良后果。

（5）管理人员要做好易爆易燃、剧毒物品、化学药品存放室的防盗、防火工作，保持存放室内整洁。要按规定在存放室内配备防盗、防火措施，照明线路应定期检查，保证安全，消除隐患。

（6）闲杂人员不得进入易燃易爆、剧毒物品、化学药品存放室，未经管理人员准许，领用人不得进入存放室。

（7）管理人员要具备保密意识，不得随意将易燃易爆、剧毒物品、化学药品的名称、数量、性能告知他人。

（8）易燃易爆、剧毒物品、化学药品存放室20米内不得持有明火、吸烟，不得在存放室50米范围内进行电焊、电割等有明火火花、带点作业。

（9）易燃易爆、剧毒物品、化学药品自然失效需要报废，管理人员必须事先提出请示申请。经审核、查验、确认可以报废，由主管领导签字，做好登记，方可报废。

（10）对因保管不慎、管理不当，造成易燃易爆、剧毒物品、化学药品丢失、损坏，管理人员应立即向主管部门、保卫处报到，不得延误时机。

（11）对因工作不慎、管理不当、造成不良后果的管理人员，要追究其责任。

十四、病理科办公用品、耗材及试剂管理制度

（1）科室所用物品、试剂等由专人负责保管。

（2）根据所用物品、试剂需求，提前做好计划，经科主任批准后请领。应严格审批程序，并保证常用物品有一定库存，方便使用。

（3）物品存放需有专门仓库，分类保管。易燃、剧毒物品及强酸独存独放，专人负责，有详细领用记录。

（4）需要冰箱保存的试剂、抗体按要求及时存放到冰箱。保证冰箱温度恒定，有调控记录。

（5）借用物品和试剂，一律通过科主任或保管人员，必须有借条并记录。若借用数量较大，则需要器械科转账办理。

（6）所有物品和试剂每年清点一次，做到账物相符。

（7）保管人员要高度负责，严格管理，保证供应，及时交接。

十五、病理科安全管理与防护措施

（1）全体工作人员必须高度重视安全工作，施行安全员负责制，负责科内日常巡视、安全监督、安全教育，并做好各种防火、防水和防盗的安全措施。

（2）任何实验都要有安全防护措施，重大设备要有安全操作规程。

（3）实验前要进行全面的安全检查，如有运行中的仪器设备，现场不能无人监守，实验完毕离开实验室之前要关好门窗，切断电源、水源和火源。

（4）实验室应通风，对有害于健康的试剂要妥善管理，使用时要有防护意识。避免乱倒乱丢，处理时应采取安全措施。

（5）病理性废物和损伤性废物分类存放，并定期清理。病理性废物每周清理3次。

（6）使用易燃、易爆气体，盛装氧、氢等气体的气瓶应与实验室相应设施隔开。使用电炉、酒精灯等要远离化学易燃物品。

（7）做易燃、易爆物品操作时要有专人负责，在专用设施内进行，周围不得放置化学易燃、易爆等危险品。

（8）实验室的重要仪器应有使用说明、用电安全规定和操作程序。易燃物质应贮存于安全的房间，放于专用柜内保存。

（9）实验室工作人员必须遵守大型仪器操作规程，污物必须按规定进行处理。

（10）病理科各个房间的桌面、工作台定期进行清洁及消毒，地面定期进行清洁，病理标本取材室及存放室定期进行室内空气紫外线消毒。

（11）医师取材穿手术衣，戴帽子、口罩和双层手套，严防自身污染和感染。取材刀柄、剪刀、镊子等用完后及时进行浸泡消毒，消毒液定期进行更换。冰冻切片送检的新鲜标本取材完后及时消毒取材台面。

（12）紧急情况处置：水灾，应及时关闭水阀；火灾，及时切断电源、火源，使用灭火器灭火，同时拨打"119"电话向消防部门报警；盗窃，保护现场，并及时向院保安部门报警。

（13）严格执行院级的安全、防火等规定，采取一切措施，确保工作人员人身安全和国家财产安全。实验室预备有相应的消防器材，所有人员均应参加安全消防培训。

第二节　病理科工作人员相关管理制度

一、病理科人员准入管理制度

（1）病理科工作人员必须具备相关专业教育经历和资质、相应的专业技术知识及工作经验，熟练掌握自己工作范围内的技术标准、方法和设备技术性能，并持有相关上岗证。

（2）从事病理科工作的人员必须进行上岗前体检并体检合格。

（3）所有工作人员必须接受相关生物安全知识、法规制度培训并考试合格。

（4）熟练掌握与岗位工作有关的方法和操作规程，能独立进行操作和对结果进行处理，分析和解决工作中的一般技术问题，有效保证所承担环节的工作质量。

（5）应熟练掌握常规消毒原则和技术，掌握意外事件和生物安全事故的应急处置原则和上报程序。

（6）工作人员在下列情况下进入工作区需经科室负责人同意：身体出现开放性损伤；患发热性疾病；呼吸道感染或其他导致抵抗力下降的情况；正在使用免疫抑制剂；妊娠。

（7）外单位来病理科参观、学习人员进入科室应经院相关部门批准，并遵守科室生物安全相关规章制度。

二、病理科工作人员健康管理制度

1. 实验室人员体检制度

（1）新从事本科室工作的人员必须进行上岗前体检，不符合岗位健康要求者不得从事相关工作。

（2）保证科室人员在身体状况良好的情况下从事相关工作，发生发热、呼吸道感染、开放性损伤、怀孕等情况时，不宜再从事致病性病原微生物的相关工作。

（3）负责人在批准外来学习、工作人员进入实验室前应了解其健康状况，必要时安排临时性体检。

2. 实验室人员免疫预防制度

（1）实验室人员应根据岗位需要进行免疫接种和预防性服药。

（2）实验室可根据工作开展情况对各类人员进行必要的临时性免疫接种和预防性服药。
（3）发生实验室意外事件或生物安全事故后应根据需要进行必要的应急免疫接种或预防性服药。
3. 发生事故后的人员管理
（1）发生意外事件或一般生物安全事故后根据相应制度进行相关人员救治、免疫接种和医学观察，发现异常应临时性调离岗位。临时调离岗位的人员在重新上岗前必须进行体检，体检结果达到岗位健康要求后方可上岗。
（2）发生重大感染事故后，由医务部采取有效措施尽量控制人员感染范围。

三、病理科医师专业水平定期考核管理制度

为进一步提高病理医师的诊断水平，完成阶段培养病理医师的任务，实现科室人才梯队的规范化建设，科室对住院医师、主治医师及副主任医师实行专业水平定期考核制度。

1. 住院医师考核
（1）住院医师在5年的两个阶段考核培训中，每年学习结束由科室进行专业理论及技能考核，考核合格后进入下一年培训，不合格者需要再培训、再考核。
（2）每个阶段完成后参加住院医师规范化培训考核，考核合格后进入下一阶段培训；不合格者延长1年的培训，再考核。

2. 主治医师考核
完成住院医师规范化培训并通过全国卫生中级专业技术职称考核后，进入主治医师培训（亚专科培训），由科室统一安排阶段培训计划。每年培训结束后再经科室统一考核，考核合格后方可进入下一阶段考核，不合格者需再培训、再考核。

3. 副主任医师考核
完成主治医师培训并通过副主任医师晋升后，进入高级职称培训周期，除能够熟练掌握大病理的诊断外，还应掌握1~2个系统疑难病例的诊断，完成下级医师的培养，指导下级医师完成科研和教学，科室每年对阶段完成工作进行考核，考核合格后方可进入下一阶段考核，不合格者需再培训、再考核。

四、病理科技术人员资格与分级授权管理制度

（1）病理科对病理技术人员实行分级授权管理制度。
（2）病理技术人员应具有中专以上卫生专业学历，并接受继续教育与技能培训。
（3）具备病理专业资质的技术人员从事制作细胞涂片、冰冻切片、石蜡切片、免疫组化及组织化学、分子检测和电镜制片等工作。
（4）病理技术人员经过相应岗位培训并考核合格后，由科主任进行相应岗位授权；考核不合格人员需再培训，合格后方可授权。
（5）科室每年对病理技术人员进行技能考核，重新再评价，合格者给予再授权；不合格者，须重新进行培训，合格后再授权。

五、病理科进修、实习人员管理制度

（1）进修生和实习生在科室学习期间，由科主任根据不同阶段的学习内容，指定专人负责带教工作。
（2）带教老师应向其详细介绍医院及病理科的各项规章制度和各种操作规程，并根据工作情况授课，认真讲解，严格要求，杜绝带教期间发生差错事故。
（3）进修生和实习生必须严格遵守医院及病理科的各项规章制度和操作规程，尊敬老师，服从科主任和带教老师的安排。
（4）进修生和实习生必须自觉遵守劳动纪律，不迟到、早退、脱岗，如确因病或因事不能上班，必须按医院教培管理机构有关规定请假、销假。

（5）借阅科室资料需向资料管理员办理相关借阅手续，必须爱护切片，有序归档。造成损失者，按程度轻重给予相应处罚。利用本科室资料做科研或撰写文章，必须经过科主任同意。

（6）进修生与其带教老师共同负责所辖卫生区的环境卫生。

（7）进修期满，写好个人进修总结交主管带教老师，并通过理论和实践考试合格后，方可填写进修生考核表。

第三章

病理活体组织常规制片技术

第一节　组织固定

临床送检的病理活体组织首先要制作成组织蜡块（或冷冻组织块），再根据需要进行切片和各种不同的染色。经冷冻切片后余下的组织还要制成组织蜡块，并将组织蜡块作为病理档案的一部分归档保存。组织蜡块的制作，一般要经过组织固定、脱水、透明、浸蜡、包埋等多个步骤，每一个步骤都相当重要，若其中的一个步骤处理不当，都会影响制作组织蜡块的质量。

将病理活体组织（包括尸体解剖组织和实验动物组织）浸泡于适宜的化学试剂，而这种化学试剂能使组织或细胞内的蛋白质凝固、沉淀成不溶性，并使组织和细胞尽可能保持原有的形态结构和所含的各种物质成分，称为组织固定。用这些化学试剂配成的溶液称为固定液。

组织固定是制片技术的重要环节，固定是否彻底，影响以后的各个制片过程。如固定不好，就无法制出一张理想的组织玻片标本。因此，在制片过程中，将组织及时固定好是一个关键步骤。

一、组织固定的目的

1. 破坏细胞内的溶酶体酶

组织离体后，失去氧的供应，细胞就会死亡并释放出溶酶体酶将细胞溶解，导致组织自溶。因此，组织固定的目的首先是立即杀死细胞并将溶酶体酶及膜结构固定，防止细胞自溶。

2. 杀死外来细菌

组织离体后失去活力，如不及时固定，将成为一个良好的细菌培养基，在室温下极易使细菌生长繁殖，导致组织腐败。

3. 尽可能保持细胞活体时的原状

活细胞时的微细结构，核在有丝分裂时的形态，细胞内含物的装置等，都要通过固定来完成。

4. 凝固、沉淀细胞内原有产物

细胞由蛋白质、糖、脂类、各种无机盐和色素等组成，在固定过程中尽可能保持各种物质的不溶性或不丢失，以利于在染色后显示出来。

5. 保持硬度和弹性

使组织保持一定的硬度和弹性，在以后的脱水、透明、浸蜡等过程中不发生较大的扭曲和变形。

6. 有利于区别各种细胞的折光率

固定使不同细胞或细胞内各种物质产生不同的折光率，在染色后有利于识别各型细胞的结构。

7. 对组织的分析性染色起媒染作用

如用含铬盐或苦味酸的固定液固定组织可使结缔组织染色特别鲜艳等。

8. 保存组织细胞内的抗原性

细胞内的抗原性能完好保存，有利于作免疫组化染色时的抗原抗体结合反应。

二、组织固定机制

组织固定是利用某些化学试剂（如甲醛）的化学特性，使组织细胞内的蛋白质发生分子间的交联（cross-link），从而使蛋白质转变成不溶性凝胶。这种凝胶使细胞器等保存良好。

蛋白质是由肽链组成，肽链中含有很多肽键（-CONH-），甲醛（H-CHO）作用于蛋白质，与蛋白质分子间进行交联，形成的亚甲基桥（-CH_2-）把许多蛋白质分子串联起来，使蛋白质变性，破坏蛋白质的立体结构，改变蛋白质的生物活性，从而达到固定的目的。

三、固定注意事项

（1）组织一定要新鲜，离体后立即投入固定液。

（2）固定的容器要足够大，并应采用广口、平底及有盖的容器，以利于取出和保持组织原形。

（3）固定液的量要足，其体积为标本体积的 10～20 倍。

（4）大标本，如肝、脾、肾、胰腺、心脏、脑、淋巴结、子宫和肿瘤等，应在不妨碍病理检查情况下切开固定，必要时选取小块组织另瓶固定。

（5）固定时应先把固定液倾入容器，然后放入标本，并把容器轻摇两下，否则标本与容器底部容易粘贴，影响固定液从底部浸透。

（6）有空腔的组织如胃、膀胱、胆囊等要切开固定，易漂浮的组织标本，如肺，其上端应用含固定液的纱布或药棉覆盖。

（7）小块黏膜和穿刺组织，如胃肠道和呼吸道腔镜取材黏膜，肝、肾、乳腺、淋巴结和前列腺穿刺组织，取材后先放在滤纸上，然后再放入固定液，以防组织收缩而丢失或弯曲断裂。

（8）固定标本瓶或胶袋必须贴有该例患者姓名、性别和年龄等资料的标签。

（9）固定时间应视组织标本的大小、厚度、当时室温和选用固定液种类而定。如用 10% 的甲醛液固定小标本时间是数小时至一晚，大标本时间是 1～2 d。

四、固定液分类

固定液分为单纯固定液和混合固定液两类。单纯固定液是采用单一种化学试剂固定（如甲醛液）；混合固定液是采用两种或两种以上化学试剂混合配成，混合的各种试剂要考虑对组织的互补作用。如固定糖原的 Gendre 液，其内有乙醇和冰醋酸，其中的乙醇可沉淀糖原，但会使组织收缩，而配以冰醋酸后，因醋酸可使组织膨胀，从而抵消乙醇对组织的收缩，有些混合液则起多种作用。

1. 单纯固定液包括以下几种

（1）甲醛液（formaldehyde）：又称为福尔马林（formalin），为甲醛（H-CHO）蒸气溶于水的饱和液，最大饱和度为 36%～40%，习惯上称为甲醛液，在配制各种浓度的甲醛液时传统作为 100% 甲醛液来计算。一般组织常用 10% 的甲醛水溶液固定，配制时取甲醛液 1 份加蒸馏水 9 份混合即成 10% 的甲醛液（实际上只含 4% 的甲醛）。甲醛有刺激性气味，腐蚀性强，其蒸气对呼吸道黏膜和眼睛有刺激性。厚度为 0.5 cm 的组织，固定时间约需 12 h，较厚组织标本固定时间可适当延长。甲醛液固定组织若时间过长易氧化为甲酸，组织呈酸性，使细胞核的染色不良，故特殊组织标本应采用中性甲醛液固定。若固定含血较多的组织，易产生甲醛色素，使组织出现深棕色无定形颗粒。这种甲醛色素，在切片脱蜡至水后置入苦味酸饱和于 95% 的乙醇内 5～30 min 即可除去。甲醛液容易发生聚合，如放置过久，甲醛液会产生白色的多聚甲醛沉淀，甲醛浓度就会降低。市售甲醛液常加入约 12% 的甲醇作为稳定剂，有助于防止多聚甲醛的形成。甲醛液对组织的渗透力较强，固定均匀，能够保存脂肪和类脂质。甲醛液配制简单，价钱便宜也是其优点，为病理活检制片所广泛采用。

中性甲醛液的配制，可取 10% 的甲醛液，加入碳酸镁至饱和后，pH 约为 7.6，如加入碳酸钙至饱和后，pH 则为 6.5。如需配制缓冲中性甲醛液，可取甲醛液 100 mL，蒸馏水 900 mL，磷酸二氢钠（$NaH_2PO_4·H_2O$）4.02 g，无水磷酸氢二钠（Na_2HPO_4）6.5 g 混合溶解后，pH 即为 7.0。

（2）乙醇（ethyl alcohol）：常简写为alcohol，俗称酒精，为无色透明液体，市售有无水乙醇和95%的乙醇两种，后者又分为试剂级和工业用乙醇两类。乙醇可沉淀白蛋白、球蛋白和核蛋白，前两者所产生沉淀不溶于水，后者所产生沉淀仍能溶于水，所以单纯用乙醇固定的组织其核染色不良。乙醇对组织具有固定、硬化兼脱水作用，能保存糖原，但又能溶解脂肪。因其对组织有硬化作用，甚少单独使用而多与其他试剂配成混合固定液。作为细胞学涂片固定，可以95%的乙醇和乙醚等份配成100 mL，再加冰醋酸5滴混合或在95%的乙醇100 mL中加入冰醋酸5滴混合后作为固定液，固定时间约15 min。前者为低温恒冷切片做HE染色的较佳快速固定液，仅固定数秒钟即可。

（3）甲醇（methyl alcohol）：又称木醇，为无色透明液体。甲醇有毒，误服少量可使眼睛失明，多用于血涂片的固定和用于配制Giemsa染液等。

2. 混合固定液包括以下几种

（1）8：1：1固定液：由80%的乙醇8份、甲醛液1份和冰醋酸1份组成。醋酸可使组织软化和膨胀，从而抵消乙醇使组织收缩和硬化的缺点。醋酸的渗透力强，短时即可渗入组织，因此，固定速度快而均匀，但可溶解红细胞，使胶原膨胀，对组织抗原也有掩盖作用，故不用做组化和免疫酶技术的组织固定，仅用于常规快速活检组织标本的组织固定。

（2）Bouin固定液：由苦味酸饱和水溶液75 mL，甲醛液25 mL，冰醋酸5 mL混合而成。苦味酸可沉淀蛋白，引起组织收缩，但不会使组织硬化；与甲醛和冰醋酸混合后，穿透速度快，固定均匀，组织收缩轻微，对细胞的微细结构显示很清晰，为一种良好的固定液，特别对Masson三色法的结缔组织和肌纤维染色有媒染作用，经其固定后的组织着色鲜艳。用此固定液也能软化皮肤和肌腱，以利于切片。小块组织固定数小时至一晚，不宜超过24 h。用Bouin液固定后组织可稍微流水冲洗或不冲洗直接转入70%的乙醇脱水，经乙醇脱水时可除去大部分苦味酸，组织留有一点黄色，对染色也无影响。苦味酸饱和液按其在水中饱和度为1.2%来配制。由于苦味酸纯品在储存时容易爆炸，故厂商加入35%的水分，这样在配制苦味酸饱和液时，加苦味酸的量就要多些。

（3）Zenker固定液：先用氯化汞5 g，重铬酸钾2.5 g，硫酸钠1 g，蒸馏水100 mL配成Zenker储备液。临用前取储备液95 mL加冰醋酸5 mL而配成的Zenker固定液。Zenker储备液可在室温保存6个月以上，Zenker固定液则需临用前配制。Zenker固定液对细胞核有良好的固定作用，对酸性染料染色有媒染作用。因此，组织经Zenker固定液固定后，细胞质和胶原纤维染色效果较好，常用于作三色染色的组织固定液。固定时间为3~18 h，穿刺等小块组织为1 h。组织固定后需经流水冲洗以除去重铬酸钾。切片中常有汞盐沉淀，可用碘乙醇液除去。

除去汞盐色素的方法是：①切片脱蜡至70%乙醇；②用0.5%的碘乙醇（碘片0.5 g加入70%的乙醇100 mL使完全溶解）浸洗除汞，时间为5~15 min；③稍水洗；④3%的硫代硫酸钠液漂白至切片无色，约1 min；⑤流水冲水5 min；⑥按常规染色。

（4）Helly固定液：由Zenker储备液（见上）95 mL，加甲醛液5 mL配制而成，需即配即用，配好的Helly固定液24 h后失效。尽管Helly固定液是由氧化剂（重铬酸钾）和还原剂（甲醛液）混合组成，但仍然是一种优良的固定液，特别适用于固定骨髓、淋巴结、脾脏和胰腺等组织或器官，对细胞质和细胞核的固定效果都十分理想。固定时间为5~24 h，穿刺等小块组织为1~2 h。组织固定后需经流水冲洗以除去重铬酸钾。切片中常有汞盐沉淀，可用碘乙醇液除去。在固定过程中，如固定液变为棕褐色或混浊，应即更换新液。

（5）Orth固定液：先用重铬酸钾2.5 g，硫酸钠1 g，蒸馏水100 mL配成储备液，临用前加入甲醛液10 mL，则配成Orth固定液。经Orth固定液固定的组织，线粒体、高尔基器和核分裂的染色效果很好。但Orth固定液不能保存，应临用前新鲜配制。

（6）Gendre固定液：它是由苦味酸饱和于95%的乙醇80 mL，甲醛液15 mL，冰醋酸5 mL混合配成。此固定液多用做保存糖原，保存的糖原呈粗大颗粒状。缺点是把糖原推向细胞的一端，造成人为的"极化现象"。小块组织固定数小时至一晚，即可直接转入95%乙醇脱水。

（7）Carnoy固定液：它是由无水乙醇6份，三氯甲烷3份和冰醋酸1份混合组成。此液常推荐用于

RNA 和 DNA 染色的组织固定，也是糖原的良好固定液，保存的糖原呈微细颗粒状。此液穿透力强，又宜于固定外膜致密不易透入的组织。小块组织固定半小时，稍大的固定 2～4 h 即可。此液可溶解脂类，不能用于固定作脂类染色的组织。

（8）B-5 固定液：先配好储备液，它是由氯化汞 24 g，无水醋酸钠 5 g，蒸馏水 400 mL 混合溶解而配成的储备液。临用时取 B-5 储备液 9 份，加甲醛液 1 份混合即可。此液是淋巴细胞的优良固定剂，可保存淋巴细胞内的抗原，利于用做免疫组化技术，也可用做特殊染色。小块组织固定 3～5 h，时间过长组织易变硬，固定后要流水冲洗。切片染色前常需用碘乙醇除去汞盐色素。

五、组织固定良好的判断

用甲醛液固定组织，根据组织的大小厚薄、致密或疏松，固定时间可由数小时至 3 d。如肾穿或肝穿组织，固定 1～2 h 已足够；若是阑尾等稍大的标本，约需固定数小时；全子宫摘除等大标本需固定 1～2 d；更大的组织，应切取小块固定。任何组织固定时间必须充分，这是制片的关键。判断组织固定是否良好，可取已固定完毕的组织标本，用刀从正中切开，如固定良好，其切面呈灰白色，质感较硬而具有弹性；若固定不好，切面可见血色，含液体较多，组织仍保留柔软状态。这样的组织，以后的脱水透明等效果也不好，不可能制出理想的玻片标本。

六、固定后水洗

组织经彻底固定后，在转入脱水之前，要求作一定时间的流水冲洗，其目的是洗去过多的固定液和尽可能清除组织与固定液作用所生成的分解产物，避免污染组织，延长脱水液的使用期。如需作银染的组织，通过流水冲洗可以除掉游离的离子及分解产物，使其在银染时底色比较清晰。

流水冲洗的时间根据所用的固定液、固定时间和组织大小而定。用甲醛液固定的组织，原则上都应流水冲洗。如为尸解或教学制片材料，固定后都应流水冲洗数小时至一晚，但外检组织标本，由于时间关系或赶在自动脱水机脱水，这样，则不经流水冲洗而勤换低浓度乙醇脱水液；若用含重铬酸钾的 Zenker 固定液，必须经流水冲洗 12～24 h，而不能直接投入乙醇内脱水，因为铬盐与乙醇会在组织内形成一种不溶性的低氧化铬沉淀；用 Bouin 固定液固定的组织，可用流水作短时冲洗，但也可直接转入低浓度乙醇，经乙醇脱水时可洗去大部分苦味酸，组织留有少量苦味酸的黄色，对一般染色并无影响；如用 Gendre 液固定肝糖原，不可用流水冲洗而直接转入 95% 的乙醇 2 次，然后转入无水乙醇脱水。

第二节 骨质脱钙

组织内含有骨质或钙化灶，需先行脱钙处理。因骨质由钙盐组成，切片时既切不成完整的切片，又损伤切片刀的刀锋，因此，在取材时如遇到骨质或钙化灶，应进行脱钙处理后，才转入脱水透明。

一、骨质脱钙方法

1. 酸类脱钙

骨组织或钙化组织内的钙盐多为不溶性，钙盐遇酸后生成一种可溶性的钙盐而游离出钙离子，经脱钙后的骨组织易于进行切片。酸类脱钙操作简单、价廉、脱钙时间较快。但脱钙时间如掌握不准确，容易破坏组织，胞核染色不良。

2. 电解脱钙

骨组织用白金丝环绕置于电解液（10% 的甲酸和 8% 的盐酸）中，白金丝作为阳电极，另一端用碳棒作为阴电极，用 6V 直流电通电进行电解，使骨中的钙盐离解出钙离子，以达到脱钙的目的。此法脱钙快，不伤害组织，染色结果尚佳，但需要安装一套特殊的设备。

3. 螯合剂脱钙

此法是利用螯合剂乙二胺四乙酸（EDTA）与钙离子发生络合反应而脱钙。此法的优点是组织不被破坏，某些酶类可以保存，但脱钙作用非常缓慢，需时约数周。

4. 离子交换树脂脱钙法

此法是用一种铵型磺化聚苯乙烯树脂铺在脱钙液容器底部约 1.5 cm 厚，将骨组织放在树脂上，加入 20% 的甲酸（不能用硝酸和盐酸等无机酸），钙盐和甲酸生成的可溶性钙盐游离出钙离子，离子交换树脂可吸附液体中的钙离子而脱钙。此法所用的脱钙液不宜使用无机酸，而应使用甲酸。用过的树脂可用 0.1 mol/L 的盐酸洗 2 次，再用蒸馏水洗 3 次后可反复使用多次。

二、脱钙液

酸类脱钙因脱钙时间快，操作简易，是临床外检常用的一种脱钙法。常用的酸类脱钙剂有以下几种。

1. 硝酸（nitric acid）

硝酸是一种强酸，脱钙作用迅速，为常用的酸性脱钙液。用做脱钙的浓度为 5%~10%，脱钙时间约数小时至一天，在脱钙过程中应多次更换新液，以保证酸的有效浓度，否则脱钙速度会慢慢降低。加温脱钙可缩短脱钙时间，但应在 37℃ 恒温箱内进行，并应在骨质转入酸液一段时间后每隔 15~30 min 检查一次，否则如脱钙过度，组织受损，染色不良，有时甚至整块骨组织溶化，就无法制片，因此这点要特别注意。用硝酸作脱钙液的缺点是如时间过长会形成亚硝酸，使溶液呈黄色，并迅即减慢脱钙速度。组织黄染后也影响以后的染色反应，故需常换新液。

2. 盐酸（hydrochloric acid）

盐酸也是一种强酸，脱钙作用快，用做脱钙液的浓度为 3%~10%，骨组织在盐酸久置后，组织受损伤，胞核染色不良，一般不单独使用盐酸作为脱钙剂。

3. 甲酸（formic acid）

甲酸属于有机酸，是一种良好的脱钙剂，但脱钙速度不如硝酸和盐酸，用做脱钙的浓度为 10%~50%，甲酸脱钙即使脱钙时间过长，对组织的破坏也较轻微。

4. 混合甲酸盐酸脱钙液

此液由甲酸 10 mL、盐酸 10 mL 和蒸馏水 80 mL 组成。此液对组织的破坏较小，但脱钙的时间较长些。

三、脱钙终点测定

骨组织在脱钙过程中，如脱钙过度，轻者可使胞核染色不良；重者组织可严重受损，胞核不着色，红染一片；如脱钙不足，切片时仍可损伤刀锋，使切片有刀痕或切片裂开。一般的经验是用针刺，用大头针轻刺经用酸脱钙的骨组织，在刺入时如手感无阻力者则脱钙完成，如手感有阻力者则仍需继续脱钙。这种方法会给组织带来损伤。理想的方法是用草酸铵测定，方法是取在脱钙过程中更换的最后一瓶脱钙酸液 5 mL，加少许浓氨水中和，然后加入草酸铵饱和液 0.5~1 mL 混合，稍摇动后静置片刻，如液体变白色混浊，说明脱钙尚不完全，这是由于草酸盐与脱钙液中的钙离子生成草酸钙沉淀；若液体仍透明，则说明脱钙已达终点。

四、脱钙后组织处理

脱钙后，组织应置于流水中冲洗半小时至数小时，以除去组织内的酸液，必要时可置入 5% 的硫酸钠中，30 min 后，流水稍冲洗即可进行常规脱水、透明等处理。一般来说，凡经过酸类脱钙的组织，胞核往往不易着色，因此，在染色时苏木精的染色时间需稍延长，伊红的染色时间需稍缩短。

第三节 组织脱水

一、组织脱水目的

组织本身含有一定量的体液，在经过固定和冲洗后，组织间隙含有多量的水分。组织制作成蜡块时要求组织首先要被熔化的石蜡液所浸透，而不能直接把含水的组织置入石蜡溶剂中，因为水与石蜡是不可能混溶的，组织内只要存留少量的水分，就会阻碍石蜡的浸透。因此，必须先将组织内的水分彻底脱除干净，才有利于下一步组织的浸蜡。

二、脱水剂的选择和要求

（1）脱水剂必须是能与水以任何比例混合，最后又能与透明剂相混溶的化学试剂。
（2）对组织的穿透性能良好，脱水快速。
（3）适当使组织硬化。
（4）价钱便宜、容易购买、操作方便。

三、组织脱水机制

组织脱水的过程是一种物理化学变化过程。乙醇作为脱水剂，是因为乙醇易溶于水，能与水以任何比例混合。组织浸泡在乙醇中后，组织内的水分就慢慢被乙醇所取代。乙醇的结构式为 CH_3CH_2OH，水的结构式为 H_2O，从结构式来看乙醇和水都含有羟基（-OH），羟基的氢氧键高度极化，氧原子带负电荷，氢原子带正电荷，这样，乙醇分子和水分子就形成氢键缔合成乙醇-水缔合分子。

为防止组织用高浓度乙醇脱水而引起骤然收缩，组织脱水常规用从低浓度到高浓度的乙醇进行处理组织，如开始用70%的乙醇浸泡，继而转入80%的乙醇，再经过2次95%的乙醇，最后经过2次无水乙醇脱水，组织内的水分随脱水剂浓度递增而递减，最后被无水乙醇所取代，组织内的水分就基本上被完全脱去了。

四、常用脱水剂的种类和特性

1. 乙醇（alcohol）

乙醇也称酒精，沸点为78℃，能与水以任何比例混合。乙醇脱水力强，在脱水过程中继续硬化组织，是一种优良的脱水剂。但高浓度乙醇对组织有强烈收缩、硬化作用，因此，在脱水过程中一般从低浓度乙醇开始，然后逐步递增其浓度。每级乙醇的脱水时间根据组织块的大小和厚薄由半小时至十多小时，原则上在低浓度乙醇脱水的时间可长些，至高浓度乙醇脱水的时间则短些。若组织在高浓度乙醇脱水的时间过长，则可使组织有较大收缩和明显变硬，给以后的切片带来困难。

根据我们的经验，一般组织经过70%的乙醇、80%的乙醇、95%的乙醇及无水乙醇四级即可达到脱水的要求；但至高浓度脱水剂95%的乙醇和无水乙醇均采用两缸试剂脱水（必要时无水乙醇可采用三缸试剂脱水），才能保证组织内部水分尽量脱除。

2. 丙酮（acetone）

丙酮的沸点为56℃，脱水力最强，速度快，但对组织收缩和变硬的作用比高浓度乙醇还大。脱水时可单独使用或与无水乙醇混合使用。组织在丙酮中的脱水时间不宜太长，在自动脱水机内常采用丙酮或丙酮无水乙醇（1:4~1:2）混合作为补充脱水剂，居于无水乙醇（Ⅱ）之后，只要时间掌握恰当，组织脱水的效果更为理想。

3. 正丁醇（n-butyl alcohol）

正丁醇沸点为117℃，有轻微毒性，对皮肤有刺激作用，吸入后可发生头痛、视力减弱等症状。正丁醇的脱水能力弱（对水的溶解度小，每100 mL水中能溶解9.1 mL），故脱水时间需延长，但对组织收缩较少，不会引起组织硬化。因正丁醇可与石蜡互溶，故组织在正丁醇脱水后可不经透明剂直接浸蜡，是一种脱水兼透明的试剂，但组织的透明度不理想。

乙醇和丙酮脱水后不能直接把组织投入石蜡浸泡，因两者不能与熔化的石蜡混合，而需再经透明剂处理后再浸蜡，所以又称非石蜡溶剂的脱水剂。而正丁醇能与熔化的石蜡混合，组织在正丁醇脱水后，可不经透明剂处理而直接投入浸蜡，所以又称脱水兼透明的脱水剂。

五、组织脱水注意事项

（1）组织脱水时一般是由低浓度乙醇至高浓度乙醇，由低至高，循序渐进；开始浓度最好是70%，因为乙醇浓度过低虽可减缓组织的过度收缩，却要增加脱水时间。但也不能在开始时骤然把组织投入高浓度乙醇脱水，因这样可引起组织快速收缩变硬，既影响切片，又使组织周边形成一个硬膜，染色后周边的细胞模糊不清。

（2）组织在由低一级浓度乙醇转入高一级浓度乙醇时，可先把装组织的金属脱水盒或塑料脱水盒放在纱布上稍吸干，再转入高一级浓度乙醇，这样可避免把过多水分带入下一缸试剂，从而延长乙醇的使用时间。如使用自动脱水机进行脱水，此步骤可省略，但换液的时间要缩短。

（3）脱水时的温度对脱水时间有一定影响：如用乙醇脱水，当温度高于40℃时，组织内的水分子与乙醇之间的分子运动加快，可缩短组织脱水时间；如室温低于15℃时，其分子运动减缓，组织脱水时间就要延长。如加温过高，虽可缩短脱水时间，但又导致组织的强度收缩变硬，造成切片困难，对诊断也有影响。因此，若需加温脱水温度，则不宜高于45℃。

（4）更换脱水剂时，凡是相同浓度的试剂，可采用试剂前移的方法：如更换无水乙醇（Ⅰ）（Ⅱ）试剂，可把无水乙醇（Ⅰ）倒去，用吸水纸将试剂缸擦干净，然后把无水乙醇（Ⅱ）倒入无水乙醇（Ⅰ）的试剂缸，无水乙醇（Ⅱ）试剂缸擦干净后加入新液，这虽然麻烦一些，但可在不影响制片质量的前提下节约试剂。

（5）脱水液要注意经常过滤，以防组织碎屑由甲例漏进乙例标本，造成组织污染，导致诊断错误。

（6）如果组织脱水不彻底，在投入透明剂后就难以彻底透明，也就导致浸蜡不好，组织浸蜡不好就难以切出理想的切片。

（7）脱水剂乙醇经回收仪处理后，可以回收再用。

第四节　组织透明

组织在无水乙醇内完全脱水后，置入石蜡前，用能与脱水剂及熔化的石蜡都能混溶的透明剂（如二甲苯）处理，透明剂能把组织内的脱水剂置换出来，组织全部为透明剂所填充，这时组织在光线下完全呈半透明状，称为组织透明。

一、组织透明目的

组织脱水后，因为脱水剂无水乙醇不能与熔化的石蜡互相混溶，石蜡不能把组织内的脱水剂置换出来，而熔化的石蜡也不可能渗入组织，因此，必须要用一种过渡的溶剂，即其既能与脱水剂无水乙醇相混溶而置换组织内的脱水剂，又能与熔化的石蜡相混溶，最后又被熔化的石蜡取代。另一方面，组织经脱水后，从理论上讲是不含水分，但是否真的完全不含水分，肉眼是看不到的。若组织经过透明后，组织全部为透明剂所填充，这时肉眼看整块组织呈透明状，没有带任何白色混浊的状态，就表示组织内的水分基本上已脱除，已完全为透明剂所取代，这对组织脱水就起到了保证作用。

二、透明剂的选择和要求

（1）透明剂必须既能与脱水剂相混溶，又能与熔化的石蜡相混溶，即在脱水剂无水乙醇和熔化的石蜡之间能起到一种"桥梁作用"。

（2）对组织的透明力强，作用快，肉眼看组织的透明度明显。

（3）不易使组织收缩硬化和变脆，无毒或毒性低。

（4）价钱便宜、容易购买、操作方便。

三、组织透明机制

透明剂都是一类挥发性的脂溶剂，其折光率多在 1.4～1.5。组织在无水乙醇完全脱水后，在转入透明剂时，组织内的无水乙醇即被抽提出来，完全为透明剂所置换和填充。因透明剂的折光率与玻璃相近，都在 1.5 左右，被其填充的组织在光线透射下就呈透明状。

四、常用透明剂的种类和特性

1. 二甲苯（xylene）

二甲苯是无色透明液体，有特殊刺激性气味，沸点为 144℃，折光率为 1.497，易燃烧，长期接触时对黏膜有刺激作用。二甲苯不溶于水，但能与无水乙醇、丙酮混合，又能溶解石蜡和树脂，是目前制作石蜡切片使用最普遍的透明剂。二甲苯对组织的透明力强，作用快；缺点如透明时间过长，可使组织变脆，影响切片。因此，组织块在二甲苯内透明时间不宜过长，以常规制片为例，在室温透明时间（用两级透明剂），组织透明时间一般以 30～60 min 为宜，肾穿等小块组织为 15～25 min。

2. 甲苯（toluene）

甲苯是无色透明液体，有特殊刺激性气味，沸点为 110.6℃，折光率为 1.496 7。甲苯的性质似二甲苯，对组织透明较慢，但组织收缩较小，在甲苯内放置稍长时间也不易使组织变硬变脆，但其毒性比二甲苯稍强。

3. 苯（benzene）

苯是无色透明液体，具有芳香性气味，沸点为 80.1℃，折光率为 1.50。苯的性质也如二甲苯，对组织的透明力较强，在蜡缸中蒸发快，对组织的收缩小，不易使组织变硬变脆，但其毒性较大，故不推荐使用。

4. 三氯甲烷（chloroform）

三氯甲烷俗称氯仿，沸点为 61～62℃，折光率为 1.45。其有特殊气味，不易燃烧，有麻醉性，长期暴露于日光中易被氧化分解为极毒的光气。三氯甲烷对组织的透明作用较弱，所需透明时间为二甲苯的数倍。它对组织的收缩作用很小，透明时间一晚以上，也不易使组织变硬变脆。缺点是不易观察组织的透明状态，因而难以判定组织的透明程度。由于三氯甲烷易蒸发，在浸蜡时残存于石蜡内的三氯甲烷极易除去。对小动物的脆嫩组织，如用二甲苯透明石蜡包埋后切片出现碎裂难切，可改用三氯甲烷作透明剂，这对切片有一定帮助。

5. TO 生物透明剂

它是由松节油提纯出来的一种二甲苯代替品。由于二甲苯有毒性，因此，可改用一些二甲苯代替品代替二甲苯作为透明剂和脱蜡剂。TO 的主要原料松节油是萜烯混合液体，无色透明，无毒性，酸价 ≤ 0.08，折光率较二甲苯小而比三氯甲烷稍大。它能与无水乙醇互溶，能溶解石蜡和中性树胶。由于它无毒性和有透明作用，透明后的组织不易变硬变脆，故切片完整易切，故可用来代替有毒性的二甲苯。其不足之处是透明和脱蜡作用都比二甲苯弱，因此，与二甲苯相比要适当延长透明和脱蜡时间，使用一段时间后会变得黏稠，影响染色操作。此外，使用时要注意这些二甲苯代替品对各种染色是否有影响。

五、组织透明注意事项

（1）在定时更换透明剂时，先把二甲苯（Ⅰ）倾去，用吸水纸把盛瓶内擦净，把二甲苯（Ⅱ）倒入二甲苯（Ⅰ），二甲苯（Ⅱ）盛瓶倾入新液。

（2）组织经无水乙醇完全脱水后转入二甲苯透明，其透明时间因组织的大小、厚薄而不同，一般为30～60 min，组织小而薄的需时短，组织大而厚的需时长，肉眼观察组织达完全透明后再放置数分钟即可转入熔化的石蜡内进行浸蜡。

（3）如组织投入透明剂内达一定时间，仍见组织内有白色混浊状态，表示组织仍存有一定水分，这说明所用的无水乙醇已含水，这时，必须把组织从二甲苯取出，置回原来的无水乙醇彻底把二甲苯洗脱（10～15 min，并轻轻搅动），然后转入新换的无水乙醇（Ⅰ）和无水乙醇（Ⅱ）重新脱水后，再转入新换的二甲苯（Ⅰ）和二甲苯（Ⅱ）再行透明。如用自动脱水机进行脱水和透明浸蜡，这一透明步骤就无法观察，需要靠经验去掌握。

（4）透明剂要注意过滤，以防止组织污染。

第四章

病理检查技术

第一节 细胞学检查技术基本概念

细胞学制片技术，包括标本的收集、涂片、固定、染色、脱水、透明、封固等。良好的制片是细胞学诊断的重要条件，高度的责任感和严格的操作流程，以及新技术的应用是提高细胞学制片质量的重要保证。

一、细胞学检查范畴

细胞病理学可分两大部分：脱落细胞学和针吸细胞学。

1. 脱落细胞学

采集人体中管腔器官表面脱落的细胞，其标本来自与外界相通的脏器，如胃肠道、呼吸道、泌尿道、女性生殖道等；其次来自与外界不相通的腔隙、脏器表面，如胸腹腔、颅脑腔、关节腔等积液。

2. 针吸细胞学

通过细针吸取的方法吸取组织中的活细胞，如乳腺、甲状腺、淋巴结、前列腺等穿刺。除了进行一般细胞形态学诊断外，尚可以进行细胞培养、细胞 DNA 检测。

二、细胞学检查程序

标本采集→涂片制作→涂片固定→涂片染色→涂片封固→涂片阅片→报告打印→玻片归档。

三、细胞学检查的特点和意义

1. 准确性

通常以阳性率来表示（诊断率、符合率、准确率）。目前国际统一标准，即用敏感性及特异性来表示。前者显示除去假阴性后的阳性率，后者显示除去假阳性后的诊断准确性。

2. 敏感性

细胞学诊断以子宫颈癌检查效果最佳，敏感性达 90% 以上。痰及尿液脱落细胞阳性率较低，为 50%~60%，细胞学诊断的特异性较高，为 98%~99%，即假阳性很低，只占 1%~2%，可疑细胞只占 5%。一个可靠的诊断技术应为敏感度越高越好，即假阳性和假阴性率越低越好。

3. 实用性

细胞学检查操作简便、创伤小、安全性高，且费用少，有利于疾病的早期发现、早期诊断和早期治疗。细胞学检查技术已不再是一种单纯的诊断方法，为观察癌前期病变的演变、指导临床用药和随访观察的重要指标。

4. 局限性

细胞学诊断有许多优点，但阳性率较低，时有漏诊和误诊。这主要与取材的局限性及制片方法不当有关；此外，缺乏组织结构也是影响诊断准确性的因素。

四、细胞学标本制作质量控制

细胞学制片是涂片技术重要的基本技能,细胞学制片的质量直接关系到诊断的准确率和阳性率高低。

细胞学送检标本大概可分为以下三大类:

一类标本是临床医师取材后马上制成涂片固定后送细胞学检查(如妇科的宫颈涂片、纤支镜刷片涂片);另一类是临床医师抽取标本后未经固定直接送到细胞室行细胞制片检查(如浆膜腔积液、痰液、尿液等);第三类主要是妇科液基细胞学标本,临床医师用特殊的刷子取材后,将刷子上的细胞放入细胞保存液中送到细胞室行细胞制片检查。

细胞学涂片制作前质控要求如下:

(1)涂片前应准备好各种用具,如干净的载玻片、固定液、吸管、玻璃棒、小镊子。
(2)各类标本要新鲜制作,4℃冰箱保存的标本不超过4h。
(3)涂片制作要轻巧,以免损伤细胞。
(4)涂片制作要均匀,厚薄要适度,掌握细胞量与溶液比例的稀释度。细胞量多的标本制片宜薄,细胞量少的标本制片宜集中。
(5)细胞应有效固定在载玻片的位置上,各类涂片制作后原则上应湿固定为佳,特殊情况下涂片亦可半湿干固定。

细胞学制作中的质控要求,详见制片流程中相关部分。

第二节 细胞学标本采集原则和方法

一、标本采集原则

(1)采集标本必须保持新鲜,以免细胞自溶,影响细胞着色和正确诊断。
(2)采集方法应简便,以减轻患者痛苦,且不至于引起严重的"并发症"或促使肿瘤扩散。
(3)正确选择取材部位,尽可能由病区直接采取细胞并获取丰富有效的细胞成分。
(4)绝对避免错号和污染(器具和玻片干净、固定液及染液过滤、每份标本一瓶)。
(5)针吸穿刺操作时有两人配合完成采集标本较好,并了解病情和影像学资料,选择恰当的体位及穿刺点。

二、标本采集前准备

(1)所有细胞学送检标本容器清洁并要求即采集即送检。
(2)送检标本必须填写细胞送检申请单,每份标本一瓶并写明患者姓名、性别和年龄。
(3)临床送检血性胸腔积液、腹水、心包液为防止标本凝固,应在容器中加入抗凝剂。可用商品化的肝素抗凝试管或用100 g/L浓度的乙二胺四乙酸钠(EDTA-Na),亦可用3.8%的枸橼酸钠,与标本量之比为1:10。

三、标本采集方法

1. 标本采集方式

(1)直观采集外阴、阴道、宫颈、穹窿、鼻腔、鼻咽、眼结膜、皮肤、口腔、肛管等部位,可用刮片、吸管吸取、擦拭或刷洗的方法。
(2)宫颈细胞采集从早期棉棒阴道后穹窿分泌物法、木制宫颈刮片法到现代的专用扫帚状刷取样法。
(3)用纤维光束内镜带有的微型网刷直接在食管、胃、十二指肠、气管、肺内支气管等部位的病灶处刷取细胞涂片。

（4）体表可触及的原发病变和体内脏器标本收集可采用针刺抽吸收集方式，用穿刺针准确刺穿皮肤进入病区域后，通过提插针方式，使针尖斜面部对病变组织进行多次切割；并同时借助针管内的持续负压将切割获得的标本吸入针芯及针管内。

2. 分泌液收集法

细胞学检查收集的分泌液包括自然分泌液：尿液、痰液、前列腺液、乳头分泌液等。

（1）尿液：男性用自然排尿，女性采取中段尿。尿量不应少于 50 mL，标本要新鲜，尿液排出后 1～2 h 内制成涂片，如不能立即制片，可在标本内加 1/10 尿量的浓甲醛液或等量的 95% 的乙醇。但尿内加入上述固定液可使细胞变形或影响制片，因此，尽可能新鲜尿液离心沉淀制成涂片。

（2）痰液：指导患者漱口、深咳痰液，约 3 口量的痰液。挑选来自肺、支气管内的带铁锈色的血丝痰，或透明黏液痰及灰白色颗粒状痰等有效成分进行薄层均匀的涂片，每例患者制片 2～3 张。

（3）前列腺液：采用前列腺按摩取分泌物直接涂片。

3. 灌冲洗收集法

此法常用于采集胃脱落细胞，例如用于胃肠、腹腔、卵巢肿瘤术后向空腔器官灌冲。冲洗一定数量的生理盐水，使肿瘤细胞脱落，然后将冲洗液抽取离心沉淀后取细胞层直接涂片。

4. 浆膜积液收集法

此法常用于胸腔、腹腔、心包腔等器官内积液的抽取，抽取胸腹水送检，通常由临床医师操作完成。送检胸腹水的容器瓶必须事前加入抗凝剂（3.8% 的枸橼酸钠），送检浆膜腔积液的量为 20～200 mL 较合适。因特殊原因不能马上制片的标本，应放入 4℃的冰箱内保存，时间不应超过 16 h。

第三节　细胞学涂片固定

一、固定目的

细胞离体后如果不及时固定，就会释放出溶酶体酶将细胞溶解，导致组织自溶，丧失原有结构。因此，细胞采集后应选用合适的固定液进行固定，使细胞内的蛋白质凝固、沉淀成不溶性，并使细胞尽可能保持原有的形态结构和所含的各种物质成分。细胞涂片的固定在细胞学制片中极为关键。细胞固定的好坏会直接影响后续的涂片和染色，进而影响细胞学诊断的准确性。

通过乙醇能迅速凝固细胞内的蛋白质、脂肪和糖类，使其保持与活细胞状态相仿的成分和结构，使细胞各部分尤其是细胞核染色后能清楚地显示细胞的内部结构。进行经典的巴氏染色，用乙醇和乙醚或甲醇固定细胞涂片是极为重要的。假如乙醇浓度不够细胞核固定不佳，易造成人为的假阴性报告。

二、固定液种类

乙醇是细胞涂片常用的固定液，可使细胞内的蛋白质、核蛋白和糖类等迅速凝固，产生不溶于水的沉淀。乙醇很少单独使用，通常与冰醋酸、乙醚等混合使用。在巴氏染色中，乙醇类固定液更是首选的固定液。

常用的固定液如下：

1. 95% 的乙醇－冰醋酸固定液

95% 的乙醇　100 mL；

冰醋酸　1 mL。

此为常用的细胞涂片固定液，冰醋酸渗透力强，可加快细胞的固定。

2. 乙醇－乙醚固定液

无水乙醇　49.5 mL；

乙醚　49.5 mL；

冰醋酸　1 mL。

此为常用的细胞涂片固定液，固定快速，尤其是作巴氏染色，为首选的固定液。乙醚容易挥发，气味较大，应密封保存。

3. Carnoy 固定液

无水乙醇　60；

三氯甲烷　30 mL；

冰醋酸　10 mL。

此固定液适用核酸、糖原、黏蛋白等的特殊染色，也适合固定含血较多的细胞标本。冰醋酸能够加强胞核染色，也能溶解红细胞，并可减低细胞由于乙醇引起的收缩。一般固定 3~5 min，再用 95% 的乙醇继续固定 15 min。

4. 甲醇固定液

此固定液用于干燥固定的涂片（血片）和某些免疫细胞化学染色。

5. 丙酮固定液

冷丙酮常用于酶的细胞化学染色和免疫荧光染色。

6. 10% 的中性缓冲甲醛固定液

此固定液主要用于固定细胞沉渣制作细胞蜡块。如果用于固定细胞涂片，固定较慢，也容易引起细胞脱落，因此不适宜直接固定细胞涂片。

三、固定方法

1. 浸泡湿固定法

（1）固定操作：将细胞涂在玻片上后，应稍晾干，但不能完全干燥，在涂片快干且还湿润时，立即浸泡在固定液中固定 15~20 min。这种固定方法也称为湿固定。

（2）注意事项：①玻片标本固定时应将玻片垂直置入固定液，避免涂片相互摩擦；②各种细胞涂片均应及时用湿固定法进行固定，否则涂片干燥后会严重影响染色效果。

2. 喷雾固定

将采集的细胞涂好片后，平放在架子上，将乙醇等固定液喷洒在涂片上进行固定，干燥后保存或待染色。染色前需要在蒸馏水中浸泡约 10 min。优点是简单快速，缺点是容易固定不均匀。

四、质量控制

1. 制作标本要新鲜

送检标本要新鲜制作，在室温下不能停留超过 2 h，脑脊液更不能超过 1 h。胸腹水、心包积液、痰液可在冰箱内放置 12~24 h。尿液在冰箱中停放不超过 2 h。

2. 湿固定的原则

制片后标本玻片尾部最易干燥，干燥后的玻片会引起细胞核膨胀和着色不清，胞质干燥后巴氏伊红、亮绿着色不鲜艳，诊断受影响。

3. 固定液要过滤

每天每次使用后的固定液要用滤纸或棉花过滤后才能重复使用，但乙醇浓度不能低于 90% 的含量，否则要更换新固定液，主要是防止交叉细胞污染。

第四节　细胞学常规染色技术

一、染色的作用

没有经过染色的细胞，难以通过显微镜观察到细胞核和细胞质内部各种细微的结构。因此，需要用不同的染料将细胞的形态结构及不同的成分显示出来，以便在显微镜下进行观察。

二、染色机制

细胞染色机制比较复杂，一般认为细胞染色主要是通过物理吸附作用和化学结合作用来使细胞核和细胞质染上不同的颜色，并且产生不同的折射率，从而能通过显微镜来观察。

1. 物理吸附作用

染料的色素成分被吸附进入组织和细胞间隙内而显色。

2. 化学结合作用

染料的助色团具有与组织细胞很强的亲和力，能够与细胞及其细胞内的相应物质结合生成有色的不溶性的化合物沉淀而显色。

三、染料分类

（1）染料根据其来源可分为天然染料如苏木精和人工合成染料如结晶紫等。

（2）染料根据所含有的发色团分为硝基染料、偶氮染料、醌亚胺染料、咕吨染料、苯甲烷染料、蒽醌染料、重氮盐和四重氮盐类和四唑盐类染料等。

（3）染料根据所含有的助色团性质分为酸性染料、碱性染料和中性染料等。

四、常规染色方法

细胞学染色方法有多种，主要有常规染色、特殊染色（或称细胞化学染色）和免疫细胞化学染色，可根据不同的检验要求和研究目的加以选择应用。

常规染色法有巴氏（Papanicolaou）法、HE 法和迈格林华 – 吉姆萨染色（MGG 染色）法等。

（一）巴氏（Papanicolaou）染色

巴氏染色起初仅用于阴道上皮雌激素水平的测定以及检测生殖道念珠菌、滴虫等病原体的感染。染色方法经过不断改良后，胞质染色液分别有 EA36、EA50 和 EA65。目前主要用于妇科细胞学涂片染色，多采用 EA36 和 EA50 染色液，是用来筛查宫颈癌及癌前病变的常用细胞学染色方法。巴氏染色也适合胸、腹水、痰液等非妇科标本的染色，常采用 EA65 染色液。

巴氏染色法染液中含有阳离子、阴离子和二性离子，具有多色性染色效能。因此，染出的细胞质具有色彩多样、鲜艳、透明性好及细胞核的核膜、核仁、染色质结构清晰的特点。巴氏染色主要有两组染液，胞核染液如苏木精和胞质染液如 EA36，以达到核质对比清晰鲜艳的目的。

1. 试剂配制

（1）改良 Lillie-Mayer 苏木精染液：

苏木精（hematoxylin）　5 g；

无水乙醇（absolute ethyl alcohol）　50 mL；

硫酸铝钾（aluminium potassium sulphate）　50 g；

蒸馏水　650 mL；

碘酸钠（sodium iodate）　500 mg；

甘油（glycerinum）　300 mL；

冰醋酸（glacial acetic acid）　20 mL。

分别将苏木精溶于无水乙醇，硫酸铝钾溶于蒸馏水（可加热至40～50℃使硫酸铝钾更容易溶解），用玻璃棒轻轻搅动使彻底溶解，待恢复至室温后，与苏木精无水乙醇液充分混合，再加入碘酸钠，最后加入甘油和冰醋酸。

（2）碳酸锂水溶液：

碳酸锂（lithium carbonate）　1 g；

蒸馏水　100 mL。

（3）橘黄 G 染液：

橘黄 G（Orange G）　0.5 g；

蒸馏水　5 mL。

用橘黄 G 0.5 g 溶于 5 mL 蒸馏水，再加无水乙醇 95 mL，然后加 0.015 g 磷钨酸，使用前过滤。存储在深棕色瓶中。

（4）0.5% 的淡绿乙醇储备液：

淡绿（light green）　0.5 g；

95% 的乙醇　100 mL；

（5）0.5% 的伊红 Y 乙醇储备液：

伊红 Y（eosin Y）　0.5 g；

95% 的乙醇　100 mL。

（6）1% 的伊红 Y 乙醇储备液：

伊红 Y（eosin Y）　1 g；

95% 的乙醇　100 mL。

（7）0.5% 的俾斯麦棕乙醇储备液：

俾斯麦棕（Bismarck brown）　0.5 g；

95% 的乙醇　100 mL。

（8）EA36 染液配方：

0.5% 的淡绿乙醇储备液　45 mL；

0.5% 的伊红 Y 乙醇储备液　45 mL；

0.5% 的俾斯麦棕乙醇储备液　10 mL；

磷钨酸（phosphotungstic acid）　0.2 g。

（9）EA50 染液配方：

0.5% 的淡绿乙醇储备液　6 mL；

1% 的伊红 Y 乙醇储备液　40 mL；

纯甲醇　25 mL；

冰醋酸　2 mL；

95% 的乙醇　21 mL；

磷钨酸　2 g。

2. 染色操作流程

（1）涂片用 95% 的乙醇，冰醋酸固定液固定 10～15 min。

（2）95% 的乙醇、80% 的乙醇、70% 的乙醇、蒸馏水分别浸泡 1 min。

（3）改良 Lillie-Mayer 苏木精染液染色 5～10 min。

（4）自来水中冲洗多余染液。

（5）1% 的盐酸乙醇液分化约 4 h。

（6）1% 的碳酸锂水溶液蓝化 1 min，自来水洗 5 min。

（7）依次置入 70% 的乙醇、80% 的乙醇、95% 的乙醇（Ⅰ）和 95% 的乙醇（Ⅱ）各 1 min。

（8）橘黄 G 液染色 1～2 min（此步可省略）。

（9）依次在 95% 的乙醇（Ⅰ）、95% 的乙醇（Ⅱ）中漂洗去掉多余橘黄 G 染液。

（10）EA36 染液染色 3 ~ 5 min。

（11）依次用 95% 的乙醇（Ⅰ）、95% 的乙醇（Ⅱ）、无水乙醇（Ⅰ）和无水乙醇（Ⅱ）脱水各 1 min。

（12）二甲苯透明，中性树脂封片。

3. 结果

角化细胞胞质呈粉红色，全角化细胞胞质呈橘黄色，角化前细胞胞质呈浅蓝色或浅绿色，细胞核呈蓝紫色，核仁呈橘红色，白细胞核呈蓝色，胞质呈淡蓝淡绿，红细胞呈橙红色。

（二）苏木精-伊红（HE）染色方法

1. 试剂配制

（1）改良 Lillie-Mayer 苏木精染液。

（2）0.5% 的伊红 Y 乙醇液。

2. 染色操作

（1）涂片从 95% 的乙醇-冰醋酸固定液内取出，80% 的乙醇浸泡 1 min。

（2）蒸馏水洗 1 min。

（3）改良 Lillie-Mayer 苏木精染液染色 5 ~ 10 min。

（4）自来水冲洗 1 min。

（5）0.5% 的盐酸乙醇液分化 3 ~ 5 h。

（6）自来水冲洗促蓝 10 min，80% 的乙醇浸洗 1 min。

（7）0.5% 的伊红 Y 乙醇液染色 1 min。

（8）80% 的乙醇浸洗 1 min。

（9）依次用 95% 的乙醇（Ⅰ）、95% 的乙醇（Ⅱ）、100% 的乙醇（Ⅰ）和 100% 的乙醇（Ⅱ）脱水各 1 min。

（10）二甲苯透明，中性树脂封片。

3. 结果

胞质呈淡红色，胞核呈紫蓝色，核仁呈红色。

（三）迈格林华-吉姆萨染色（MGG 染色）法

1. 染液配制

（1）迈格林华染液：

迈格林华（May-Grunwald）原液　1 mL；

蒸馏水　9 mL。

新鲜配制，不能保存。

（2）吉姆萨染液：

吉姆萨（Giemsa）原液　1 mL；

蒸馏水　9 mL。

新鲜配制，不能保存。

2. 染色操作

（1）涂片固定后蒸馏水洗 2 mL。

（2）迈格林华染液滴染 15 min。

（3）倒弃涂片上的染液，用自来水冲洗干净。

（4）吉姆萨染液滴染 15 min。

（5）倒弃涂片上的染液，用自来水冲洗干净。

（6）甩干水分，镜检。必要时干燥后用中性树脂封片。

3. 结果

细胞核呈紫红色，细胞质和核仁呈深浅不同的蓝色。

4. 注意事项

（1）适用于淋巴造血系统（血片）或胸、腹水等标本。

（2）必要时可干燥染片后用中性树胶封片，不宜用乙醇脱水，否则容易脱色。

五、质量控制

1. 固定好细胞涂片是染色质量的保证

细胞样本涂片完成后应及时固定，但要注意涂片含水太多，立即固定时容易使细胞脱落；太干燥又会使细胞胀大，甚至溶解，导致胞核染色不佳、结构模糊。

2. 常用 EA 染色液有 EA36、EA50 和 EA65 三种

其均由淡绿、伊红 Y、俾斯麦棕和磷钨酸组成，各自比例不同，但染色结果相似。EA36 适用于妇科标本染色，而 EA65 比较适合于非妇科的标本。

3. 橘黄 G 和 EA 类染液

通常使用 15 d，时间过久，会使胞质染色的颜色不够鲜艳，应根据染片量定期更换。

4. 配制 EA 染液时，pH 的调节对胞质分色好与差有较大影响

如 pH 偏高，则上皮细胞质染色偏红，可加少许的磷钨酸降低其 pH；如 pH 偏低，则上皮细胞质染色偏蓝或绿色，可加少许饱和碳酸锂溶液调高其 pH。

5. 细胞核在盐酸分化时要把握好时间和盐酸的浓度

着色浅或过深对细胞学的诊断都会造成严重的影响。

6. 处理

血液多和蛋白质多的液体标本，容易造成核染色过深或背景复杂，应先用缓冲液或标本清洗液处理后再制作标本涂片。

7. 建立规范的操作流程

可选用商品化的染色试剂。

8. 染色时应控制好苏木精染色时间

掌握盐酸 - 乙醇的浓度及分化时间，避免核染色过深或太浅。苏木精质量较差或使用过久的苏木精染液，会导致核浅染或核染色质不清，也会出现蓝染的结晶颗粒。

9. 应及时更换脱水透明的 100% 乙醇

或在其后增加一道苯酚，二甲苯脱水透明剂（在南方潮湿天气尤其适合选用），避免脱水不彻底引起片子出现雾状，使细胞轮廓模糊不清，不利于镜下观察。如果细胞片封片不及时，吸入空气中的水分，鳞状上皮细胞胞质出现深褐色斑点。

10. 分开固定

细胞涂片中的细胞较容易脱落，不同病例的细胞片应分开固定，避免样本之间的交叉污染；染片中有皱褶而且重叠的细胞，应考虑到在染色中有可能发生的交叉污染。

11. 涂片量较多时选用分多次染色

应该先染脑脊液和尿液等细胞量较少的标本，其次是宫颈脱落细胞标本，最后染痰、支气管冲洗、纤支镜毛刷和体液等细胞涂片，并每天过滤染色所用的试剂和染色液。

第五章

特殊染色技术

虽然20多年来免疫组化及分子生物学等技术的广泛应用使病理学研究和临床病理诊断进入了一个崭新的时代，但传统的特殊染色技术目前仍在病理诊断和实验研究中广泛使用。特殊染色之所以长期存在而未被新技术取代，一方面是因为它本身具有特异、简单、快捷、价廉等显著优点，另一方面是特殊染色本身也在发展和完善，至今还没有出现更好的、可完全替代它的直接显示细胞内外特殊化学物质（如含铁血黄素、黑色素、淀粉样物质、基底膜等）的简便易行的方法和技术。为了进一步发挥特殊染色在诊断和科研中的作用、规范各种应用型特殊染色的具体操作、明确各自的应用范围和价值，同时也展现各种特殊染色近年来在实际工作中得到的完善，我们总结了国内多家大型医院常年从事特殊染色的技师们和经常关注特殊染色的医生们的工作经验，编写了本章，希望它能成为医院病理诊断医师和病理技师以及科研单位实验人员手中的工具。

第一节 结缔组织多色染色

结缔组织遍布全身，成分复杂，主要包含细胞、纤维和基质，其中纤维组织又分为胶原纤维、弹力纤维和网状纤维，这三种纤维在HE染色中经常难以区别，特别是病理情况下出现增生、萎缩及其他相关变性时，必须借助特殊染色加以鉴别。

结缔组织特殊染色方法多数是使用混合染料或不同染料连续染色，通常能够以三种以上的颜色使结缔组织成分选择性着色，清晰地显示出胶原、软骨、黏液，以及淀粉样物质和纤维素等，这些方法被称为结缔组织多色染色法，是显示与鉴别结缔组织的重要方法。

一、Masson 三色染色法

Masson是通过改良Mallory三色法建立的结缔组织多色染色方法，该法以红蓝黑3种颜色显示结缔组织多种成分，尤其是对于胶原纤维和肌纤维的鉴别作用非常明确。

（一）固定方法

使用10%中性福尔马林液。

（二）试剂配制

1. Weigert铁苏木精液

甲液：苏木精1 g，无水乙醇100 mL；乙液：30%三氯化铁液4 mL，蒸馏水95 mL，盐酸1 mL；使用前将两液等量混合。

2. 丽春红酸性品红液

丽春红0.7 g，酸性品红0.3 g，1%冰醋酸水溶液100 mL。

3. 1%磷钼酸水溶液

磷钼酸1 g，蒸馏水100 mL。

4. 2%醋酸苯胺蓝液

苯胺蓝2 g，冰醋酸2 mL，蒸馏水98 mL。

5. 亮绿液

亮绿 1 g，1% 冰醋酸水溶液 100 mL。

（三）染色步骤

（1）切片脱蜡至水。

（2）Weigert 铁苏木精染 5 ~ 10 min。

（3）流水冲洗。

（4）1% 盐酸酒精分化数秒。

（5）流水冲洗数分钟。

（6）丽春红酸性品红液 5 ~ 10 min。

（7）蒸馏水稍洗。

（8）1% 磷钼酸水溶液处理 10 min。

（9）直接用 2% 醋酸苯胺蓝液或 1% 亮绿液复染 5 min。

（10）1% 冰醋酸水溶液处理 2 min。

（11）95% 乙醇脱水 3 次。

（12）无水乙醇脱水，二甲苯透明，中性树胶封固。

（四）染色结果

以苯胺蓝复染时胶原纤维、软骨、黏液呈蓝色，以亮绿复染时呈绿色。肌纤维、纤维素、红细胞、胞质、神经胶质呈红色，胞核呈清晰的黑蓝色（图 5-1、图 5-2）。

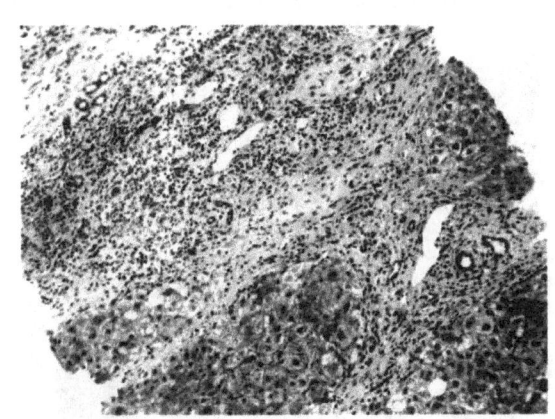
图 5-1　肝组织：Masson 三色染色 ×100

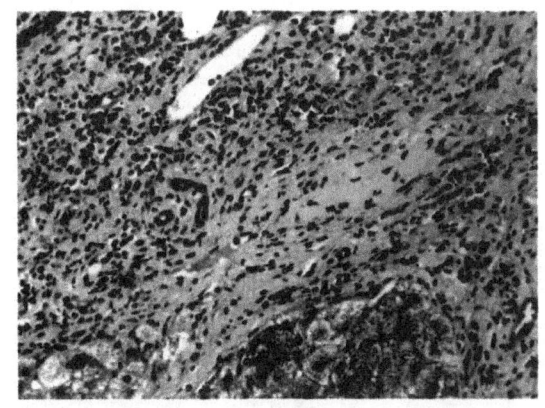
图 5-2　肝组织：Masson 三色染色 ×200

（五）注意事项

（1）为防止氧化沉淀，Weigert 铁苏木精甲、乙液应于临用前等份混合，而不要预先混合。甲液需配制后数天才可用，不宜配制过多，保存时间过长将影响染色效果。

（2）用 1% 磷钼酸处理切片时，应在镜下观察控制染色时间，肌纤维呈红色，胶原纤维呈淡红色为宜。

（3）冰醋酸水溶液用于分色，又能防止染色剂洗脱，浓度为 0.2% ~ 1.0%。

二、Pollak 三色染色法

Pollak 三色染色是由 Masson 三色染色法改良发展而来的结缔组织多色染色方法。它利用多种染料，媒染剂和促染剂同时进行染色，可使结缔组织内多种成分分别着色。

（一）固定方法

使用 10% 中性福尔马林液。

（二）试剂配制

1. Pollak 混合液

酸性复红 0.5 g，丽春红 1 g，淡绿 0.45 g，橘黄 G 0.75 g，磷钨酸 1.5 g，磷钼酸 1.5 g，冰醋酸 3 mL，50% 乙醇 300 mL。将冰醋酸加入乙醇配成冰醋酸乙醇液，而后分别以 50 mL 该液在 4 个容器中溶解下面 4 种物质：①酸性复红和丽春红；②亮绿；③橘黄 G 和磷钨酸；④磷钼酸。待完全溶解后将 4 种溶液混合过滤。

2. 0.2% 冰醋酸水溶液

冰醋酸 0.2 mL，蒸馏水 100 mL。

（三）染色步骤

（1）切片脱蜡至水。

（2）用 Weigert 铁苏木精液染色 5～10 min。

（3）充分水洗，镜下观察。过染时用 0.5% 盐酸酒精分化（70% 乙醇 99.5 mL，加 0.5 mL 盐酸），水洗返蓝，蒸馏水洗数次。

（4）Pollak 混合液染色 3～10 min。

（5）以 0.2% 冰醋酸水溶液分化数秒，时间应以镜下观察色泽适当为宜。

（6）95% 乙醇至无水乙醇脱水，二甲苯透明，中性树胶封固。

（四）染色结果

胶原纤维、黏液、软骨、神经纤维呈绿色，若以苯胺蓝代替亮绿则呈蓝色，肌肉和弹力纤维呈红色，神经轴索为粉红色，纤维素呈紫红色，红细胞呈橘红色，胞核呈清晰的黑蓝色（图 5-3、图 5-4）。

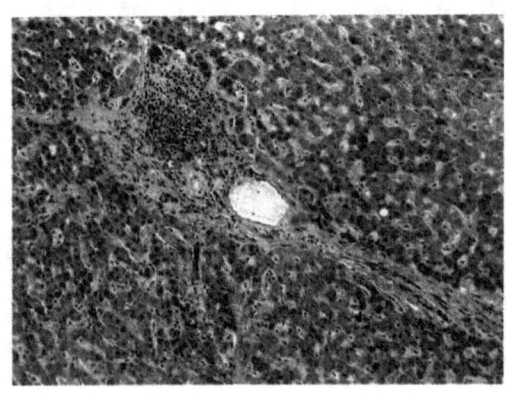
图 5-3　肝纤维化：Pollak 三色染色 ×100

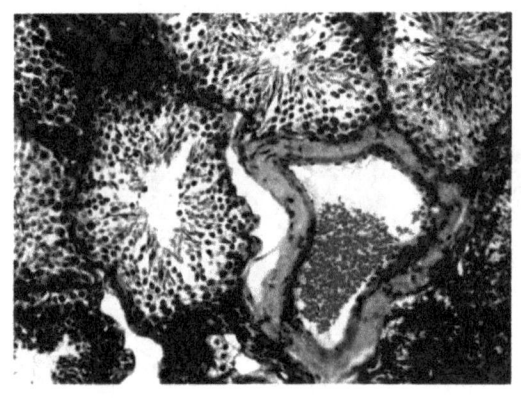
图 5-4　睾丸组织：Pollak 三色染色 ×200

（五）注意事项

（1）因 Pollak 染液内的染料属酸性染料和偶氮染料，需与磷钨酸、磷钼酸一起使用，才可获得理想的染色效果。

（2）Pollak 混合液染色时间应严格掌握，如染色时间短则红色加深，染色时间延长，则绿色或蓝色加深，用普通水洗，红色变淡。

（3）使用冰醋酸水洗，可以防止脱色，并使颜色鲜艳清晰。

第二节　胶原纤维染色

胶原纤维是由成纤维细胞产生的一种纤维蛋白。它呈嗜酸性、新生成的或少量存在时常呈明显的纤维状；成熟的和大量存在时，它是较为均质性的。它是结缔组织中起支持作用的重要部分，具有一定的韧性和坚固性，能抵抗一定的牵引力而不致撕裂。判定梭形细胞肿瘤是纤维肉瘤还是平滑肌肉瘤时，可以使用胶原纤维染色。虽然在 HE 染色切片上可以识别，但胶原纤维特殊染色可以用不同颜色将其清晰地显示出来，利于病变和病程的判定，在显示器官损伤、修复、纤维化程度等方面具有重要作用。常用于显示胶原纤维的特殊染色方法有 Van Gieson 苦味酸酸性复红染色法、Masson 三色染色法和 Mallory 三色染色法。

一、Van Gieson 苦味酸酸性复红染色法（VG 染色法）

VG 染色是显示胶原纤维的传统优良方法，它利用酸性品红和苦味酸分别对于胶原纤维和肌纤维具有亲和力强的特点，可以将胶原纤维和肌肉分别染成红色和黄色，因而主要用于和肌纤维的鉴别。

（一）固定方法

使用 10% 中性福尔马林液。

（二）试剂配制

1. Weigert 铁苏木精

甲液：苏木精 1 g，无水乙醇 100 mL；乙液：30% 三氯化铁液 4 mL，蒸馏水 95 mL，盐酸 1 mL；使用前将两液等量混合。

2. Van Gieson 染液

甲液：1% 酸性品红水溶液；乙液：苦味酸饱和水溶液（饱和度约 1.22%）；两溶液分瓶盛放，临用前取甲液 1 份，乙液 12 ~ 20 份混合后使用。

3. 1% 盐酸酒精液

70% 乙醇 99 mL，盐酸 1 mL。

（三）染色步骤

（1）切片脱蜡至水。

（2）入 Weigert 铁苏木精染液 5 ~ 10 min。

（3）流水稍洗。

（4）10% 盐酸酒精迅速分化。

（5）流水冲洗。

（6）Van Gieson 染液染 1 ~ 2 min。

（7）倾去染液，直接用 95% 乙醇分化和脱水。

（8）无水乙醇脱水，二甲苯透明，中性树胶封固。

（四）染色结果

胶原纤维呈鲜红色，肌纤维及红细胞黄色，胞核蓝褐色（图 5-5、图 5-6）。

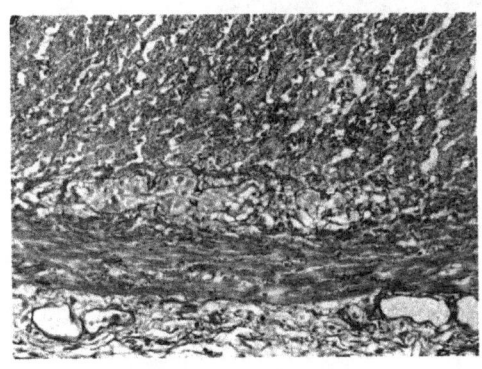

图 5-5　动脉：VG 染色法 ×100

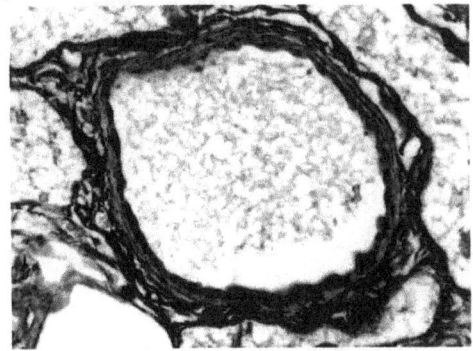

图 5-6　动脉：VG 染色法 ×50

（五）注意事项

（1）为防止氧化沉淀，Weigert 铁苏木精甲乙液应于临用前等份混合，而不要预先混合。甲液需配制后数天才可用，不宜配制过多，保存时间过长将影响染色效果。

（2）Van Gieson 染液分甲乙液，临用前以 1∶12 混合配制，如肌纤维着色不佳，也可将比例增至 1∶20。混合后应马上使用，否则染色效果下降，因为酸性品红不易着色。

（3）由于酸性品红容易被水洗掉，苦味酸的黄色则易被 95% 乙醇洗脱，故 VG 染色后经水和乙醇时动作要迅速。

（4）染 VG 后，可不水洗直接进入无水乙醇分化，使染色鲜明艳丽。

二、胶原纤维染色改良法

此方法克服了原 VG 法易褪色和对比度差的缺点。

（一）固定方法

使用 10% 中性福尔马林液。

（二）试剂配制

（1）丽春红染色液：0.5% 丽春红水溶液 10 mL，苦味酸饱和液 90 mL。

（2）维多利亚蓝 B 染色液：维多利亚蓝 B 0.5 g，70% 乙醇 100 mL。

（三）染色步骤

（1）切片常规脱蜡至水。

（2）70% 乙醇稍洗后，浸入维多利亚蓝 B 染色液中 15 min。

（3）95% 乙醇液分化数秒。

（4）蒸馏水洗 2 次。

（5）丽春红染色液滴染 5 min。

（6）直接用无水乙醇分化与脱水。

（7）二甲苯透明，中性树胶封固。

（四）染色结果

胶原纤维呈红色，肌肉呈黄色（图 5-7）。

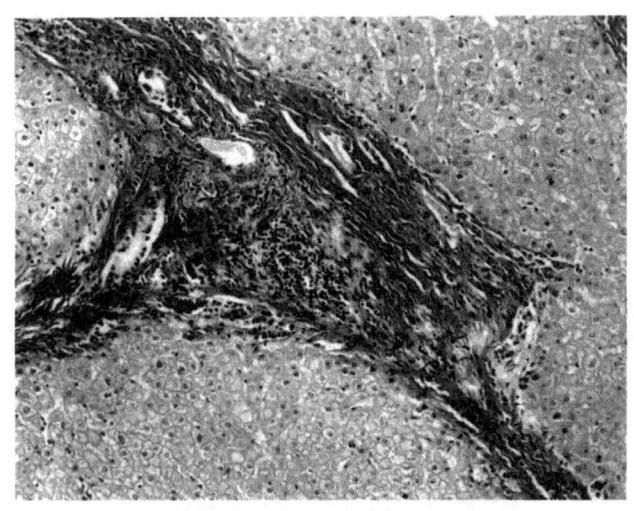

图 5-7 胶原纤维染色改良法 ×200

（五）注意事项

（1）切片厚度 6 μm 较好。

（2）因维多利亚蓝 B 染色液内含有乙醇，切片在染色缸内浸染为好，以避免染液挥发。

（3）丽春红染色后，不能与水接触，直接用无水乙醇脱水。

第三节 网状纤维染色

网状纤维为分支交织成网的纤细纤维，其化学成分为网状蛋白。网状纤维在形态上及染色上与普通的胶原纤维不同，用电镜观察无法区别二者，故网状蛋白可视为一种特殊类型的胶原蛋白。网状蛋白在氨基酸组成上与胶原甚为相似，但含有较多的糖和脂肪。由于网状纤维在化学上与胶原纤维紧密相关，在某些病理条件下有可能转化为胶原纤维，网状纤维在 HE 染色切片上不易染出。VG 染色不显色或微粉红色，PAS 反应呈淡紫红色，镀银染色则为黑色，故又称为嗜银纤维。它存在于各种组织中，是淋巴结、肝、脾、心、肾等实质脏器的网状支架。

网状纤维的特殊染色，可以用来显示病变组织网状支架的破坏情况。组织、脏器网状支架的保留、塌陷或完全破坏，网状纤维的多少、粗细、疏密或有无断裂，对于判断病变的性质、程度及其发展与转归具有重要意义。尤其在肿瘤病理诊断中，网状纤维染色对于鉴别来源于上皮组织和间叶组织的恶性肿瘤具有重要价值。来源于间叶组织的恶性肿瘤（肉瘤），其瘤细胞之间往往有较多网状纤维；来源于上皮组织的恶性肿瘤（癌）则网状纤维仅包绕于癌细胞团（癌巢）的周围，而不伸入癌巢内癌细胞之间。此外，利用网状纤维的多少及分布状态，在鉴别来源于同一胚叶的各种肿瘤方面亦有帮助，如区分血管外皮瘤与血管内皮瘤、淋巴细胞肉瘤与网状细胞肉瘤等。网状纤维的染色方法很多，但都为浸银染色。这些方法的染色原理为：

1. 网状纤维染色

常用的银染液多数为氨银液，氨银液中的银氨络合物较易被组织吸附，与组织的蛋白质相结合，再经甲醛作用还原成为银而沉积于网状纤维内及其表面，因此得以着色。

2. 氯化金的调色作用

组织经银液浸染及甲醛还原后，经氯化金作用可使多余的银与氯作用产生氯化银，然后再用硫代硫酸钠洗去组织上未还原的银盐，从而使组织内各种成分显示得更为清晰，已与网状纤维结合的银盐被固定得更加牢固。

3. 银染色前处理的作用

切片在浸银之前用高锰酸钾氧化及草酸还原适当，可使组织切片达到漂白及分化，从而使银的浸润均匀，背景清晰。

4. 其他

有的染色法先用铁明矾等处理，是作为浸银染色法的感应剂而应用，亦利于组织切片在银溶液中浸染。

一、Foot 染色法

（一）固定方法

使用 Zenker 液为佳，10% 中性福尔马林液亦可。

（二）试剂配制

氨性银溶液：10% 硝酸银水溶液 10 mL，碳酸锂饱和（1.25%）水溶液 10 mL。将上两液混合，立即产生沉淀。倾去上清液，用蒸馏水反复洗涤沉淀物 3～4 次后，加入蒸馏水至 25 mL，然后逐滴加入 26%～28% 的浓氨水，每加一滴均需充分搅拌，照此慢慢滴入，直至沉淀物接近几乎全部溶解为止，大约需 20 滴。最后再加蒸馏水至 100 mL，滤过后使用。要求滤过时尚能滤出一点未溶尽的沉淀物微粒为宜，须注意避免氨水过量。

（三）染色步骤

（1）切片按常规脱蜡至蒸馏水（Zenker 液固定的要进行脱汞）。

（2）入 0.25% 高锰酸钾水溶液 5 min。

（3）蒸馏水洗 2～3 次。

(4) 1% 草酸水溶液，至漂白为止。
(5) 自来水充分洗，蒸馏水洗 2 次。
(6) 入 Foot 氨性银液内于 56℃温箱中 15 min 或更长一些，直至切片呈现棕黄色。
(7) 蒸馏水速洗 2 次。
(8) 20% 福尔马林水溶液还原 5 min。
(9) 蒸馏水洗 3 min。
(10) 0.2% 氯化金水溶液调色，镜下观察，至网状纤维呈黑色并且清晰、背景为灰白色止。
(11) 自来水洗。
(12) 5% 硫代硫酸钠（海波）水溶液 1～5 min，自来水充分洗涤。
(13) 根据需要，可用 VG 染液、伊红等染液复染。
(14) 酒精脱水，二甲苯透明，中性树胶封固。

（四）染色结果

网状纤维呈黑色或黑褐色，其他组织为复染的颜色（图 5-8、图 5-9）。

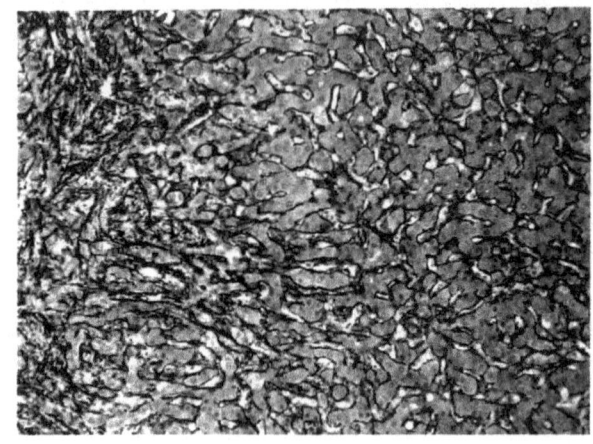
图 5-8　肝组织：Foot 法 ×100

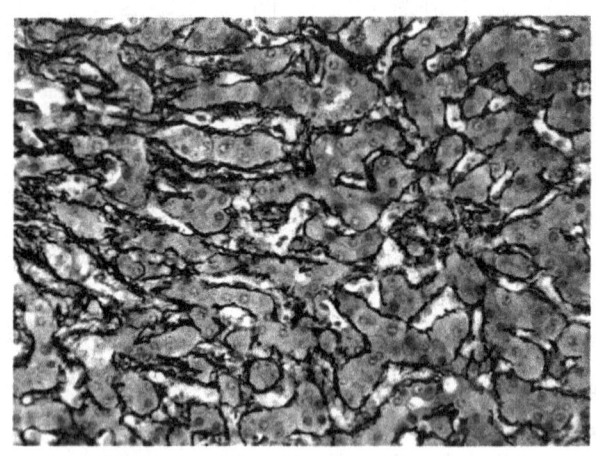
图 5-9　肝组织：Foot 法 ×200

二、Gordon-Sweet 法

（一）固定方法

使用 Zenker 液为佳，10% 中性福尔马林液亦可。

（二）试剂配制

1. 酸性高锰酸钾液

0.5% 高锰酸钾水溶液 47.5 mL，3% 硫酸水溶液 2.5 mL。

2. 氨性银溶液

取 10% 的硝酸银水溶液 5 mL 置于量筒内，一滴一滴地加入浓氨水，即产生沉淀。须逐滴加入并随时搅拌，当所产生的沉淀又被浓氨水所溶解但尚未溶尽时，再加入 3% 氢氧化钠水溶液 5 mL，此时溶液又产生沉淀。为使沉淀溶解，再一滴一滴地加入浓氨水并不断搅拌，直至沉淀物接近几乎全部溶解仅有极少微粒时止。最后加双蒸水至 50 mL，过滤到清洁的棕色试剂瓶内。

（三）染色步骤

(1) 切片常规脱蜡至水（Zenker 液固定的要进行脱汞）。
(2) 酸性高锰酸钾液氧化 1～5 min，蒸馏水洗。
(3) 1%～2.5% 草酸漂白，自来水洗，蒸馏水洗。
(4) 用 2%～2.5% 铁明矾水溶液作用 10～15 min，蒸馏水洗 2～3 次。
(5) 氨性银溶液染 10～30 s，蒸馏水速洗 2 次。
(6) 10% 福尔马林液还原 0.5～1 min，水洗数次。

(7)以 0.2% 氯化金调色 1～2 min，镜下观察分化程度，水洗数次。
(8)入 5% 硫代硫酸钠水溶液 5 min，自来水充分水洗。
(9)酒精脱水，二甲苯透明，中性树胶封固。

（四）染色结果

网状纤维呈黑色，胶原纤维呈灰色（图 5-10）。

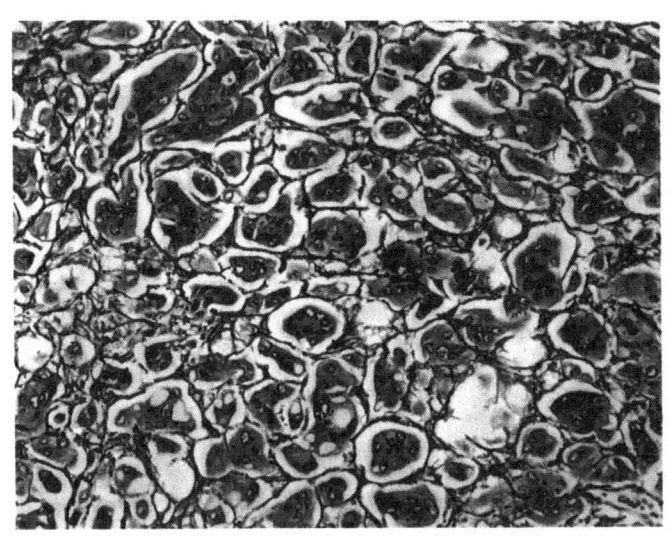

图 5-10　淋巴结：Cordon-Sweet 染色法 ×200

（五）注意事项

(1)银染色系化学反应过程，要求所使用的试剂、溶液及器皿均需达到洁净，以避免水和容器因不干净带来的杂质与银发生化学反应，而影响染色质量甚至造成脱片使染色失败。

(2)配制氨银溶液时，氨水必须新鲜，所滴加的浓氨水必须严格控制，这是染色成败的关键。需精心操作，注意不能过量，应边加边摇动使沉淀物溶解至肉眼仅能见到一些微粒为止。

(3)配好后的氨银液很敏感，受光或空气作用后均易解离析出银盐，故宜用棕色玻璃瓶盛装并密封避光保存，一般置于冰箱可保存数天至数周，如见银盐析出，则应重新配制。

(4)切片经铁明矾液和氨银液作用后水洗时间要恰当，时间过长会减弱银的还原性，网状纤维不够黑；时间过短，又会使银的还原不够均匀，一般以数秒为宜。

(5)福尔马林的浓度与使用时间：用福尔马林还原，是浸银染色各法通用的，所用浓度与时间大不相同。其浓度自 1%～20%，时间由 1～30 min。经实践认为，一般用 5%～10% 的福尔马林处理 2 次，每次 3～5 min 即可。

(6)使用高锰酸钾氧化及草酸漂白处理时间不能过长，过长可使切片脱落。

(7)网状纤维染色要求切片厚度 5～6 μm 为佳，切片过厚容易脱片，且影响观察。

(8)作为网状纤维染色，一般用 10% 中性福尔马林液固定组织为宜，不可采用含汞盐和四氧化锇的固定液，否则会导致切片内非特异性的银沉淀。

三、醋酸氨银染色法

（一）固定方法

使用 10% 中性福尔马林液。

（二）试剂配制

10% 硝酸银水溶液 20 mL；10% 醋酸钠水溶液 4 mL。

将两液混合摇匀后呈乳白色，并且产生一种乳凝块状悬乳颗粒，再逐滴加入浓氨水，边加边振荡或搅拌，直至溶液接近变为清亮时为止，然后加蒸馏水至 40 mL 即可使用。

（三）染色步骤

（1）切片厚 4 ~ 6 μm，脱蜡至水。

（2）0.5% 高锰酸钾水溶液氧化 5 min。

（3）水洗。

（4）1% 草酸水溶液漂白为止。

（5）蒸馏水洗 3 次。

（6）50% 硝酸水溶液媒染 10 min。

（7）蒸馏水速洗。

（8）入醋酸氨银液浸染或滴染 5 min。

（9）蒸馏水速洗。

（10）10% 中性福尔马林液还原 2 min。

（11）自来水洗 2 min。

（12）0.2% 氯化金调色 2 min。

（13）自来水洗 2 min。

（14）5% 硫代硫酸钠 1 min。

（15）自来水洗 5 min。

（16）必要时复染。

（17）酒精脱水，二甲苯透明，中性树胶封固。

（四）染色结果

网状纤维呈黑色，其他组织为复染的颜色。

（五）注意事项

（1）配制醋酸氨银液时，滴加浓氨水千万不要过量，在液体稍清亮时为宜。

（2）所用的容器必须清洁干燥。

（3）10% 中性福尔马林液还原时可用两次液体交换，显出黑色为止。

（4）如需复染，时间不宜过长，过染会覆盖网状纤维组织。

第四节　弹力纤维染色

弹力纤维在皮肤、血管壁、肺等部位含量最为丰富，病变时表现为弹力纤维的破坏、增生、断裂与崩解。在 HE 染色中和胶原纤维相似，都染成红色，量少时二者较难区别，此外，病变所致弹力纤维异常增生也常使其在 HE 切片上不易识别，都需借助弹力纤维的特殊染色方法来鉴别。

一、维多利亚蓝 - 苦味酸天狼猩红染色

（一）固定方法

使用 10% 中性福尔马林液。

（二）试剂配制

1. 维多利亚蓝染色液

维多利亚蓝 2 g，糊精 0.5 g，间苯二酚 4 g，蒸馏水 200 mL。配制时将上述物质混合后加热煮沸，边煮边搅拌，约 5 min。另一容器取 30% 三氯化铁水溶液 25 mL，另行加热煮沸后慢慢倒入前液，继续煮沸 3 min，不断搅拌至溶液呈胶体状。冷却过滤，将滤纸连同残渣置 60℃ 恒温箱烤干。残渣呈深蓝色细颗粒状粉末，再溶于 400 mL 的 70% 乙醇液中。然后加浓盐酸 4 mL 和间苯二酚 5 g，放置成熟后使用。

2. 天狼猩红染色液

0.1% 天狼猩红水溶液 15 mL，苦味酸饱和水溶液 85 mL。

（三）染色步骤

（1）切片脱蜡至水。

（2）70% 乙醇洗 2 min，维多利亚蓝染色液中 1～2 h。

（3）95% 乙醇分化数秒。

（4）蒸馏水洗 2 遍。

（5）用天狼猩红染液滴染 15 min。

（6）急速水洗。

（7）用无水乙醇冲洗多余染液 2 次。

（8）切片在空气中或冷风干燥。

（9）二甲苯透明，中性树胶封固。

（四）染色结果

弹力纤维呈蓝绿色，胶原纤维呈红色，背景呈淡黄色（图 5-11）。

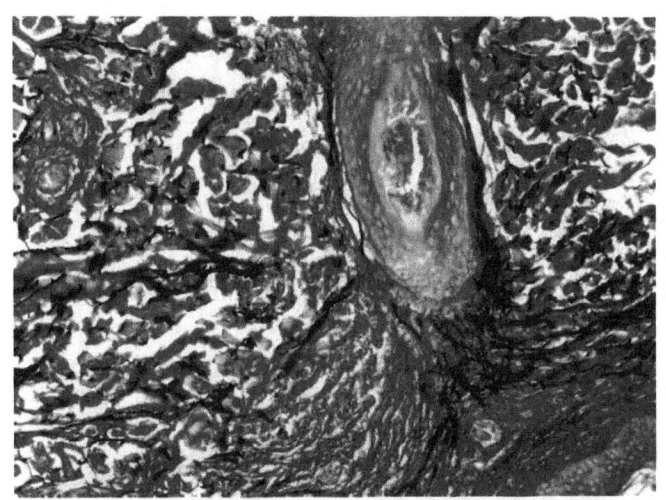

图 5-11　皮肤：维多利亚蓝 - 苦味酸天狼猩红染色法 ×200

（五）注意事项

（1）维多利亚蓝染液室温保存，可以长达数年，反复使用而不影响染色效果。

（2）维多利亚蓝染后用 70% 乙醇分化，之后立即浸入水中，镜下观察颜色深浅，如颜色较深，可以再分化，此步骤操作对染色效果至关重要。

（3）天狼猩红复染后急速水洗。

二、Verhoeff 铁苏木精染色法

该法染色快，操作简便，染色保存持久，粗大的弹力纤维染色效果良好，但对于纤细纤维效果欠佳。

（一）固定方法

使用 10% 中性福尔马林液。

（二）试剂配制

1. Verhoeff 铁苏木精染液

5% 苏木精无水乙醇贮存液 20 mL（苏木精 5 g，无水乙醇 100 mL），10% 三氯化铁水溶液 8 mL（三氯化铁 10 g，蒸馏水 100 mL），Verhoeff 碘溶液 8 mL（碘 2 g，碘化钾 4 g，蒸馏水 100 mL）。临用前将上述 3 种贮存液按比例混合摇荡使用。

2. 2%三氯化铁水溶液

三氯化铁 2 g，蒸馏水 100 mL。

3. 5%硫代硫酸钠水溶液

硫代硫酸钠 5 g，蒸馏水 100 mL。

4. Van Gieson 染液

甲液：1%酸性品红水溶液；乙液：苦味酸饱和水溶液。两溶液分瓶盛放，临用前取甲液 1 份，乙液 12 ~ 20 份混合后使用。

5. Curtis 苦味酸丽春红溶液

1%丽春红水溶液 10 mL，饱和（约 1.22%）苦味酸水溶液 86 mL，1%醋酸水溶液 4 mL。

（三）染色步骤

（1）切片脱蜡至水。

（2）蒸馏水洗，用 Verhoeff 染液染色 15 ~ 30 min，至颜色呈深黑色。

（3）流水冲洗。

（4）2%三氯化铁水溶液分化 10 ~ 20 s，镜下观察弹力纤维清晰为止。

（5）流水充分冲洗。

（6）用 95%乙醇处理数秒，洗去切片上的碘液，使黑色弹力纤维更清晰。

（7）流水冲洗 2 ~ 3 min。

（8）50%硫代硫酸钠水溶液 5 min。

（9）流水充分水洗，蒸馏水冲洗。

（10）Van Gieson 染液或 Curtis 染液复染。

（11）95%乙醇快速分化。

（12）无水乙醇脱水，二甲苯透明，中性树胶封固。

（四）染色结果

弹力纤维呈黑蓝色，胶原纤维呈红色，肌纤维、纤维素、神经胶质呈黄色（图 5-12、图 5-13）。

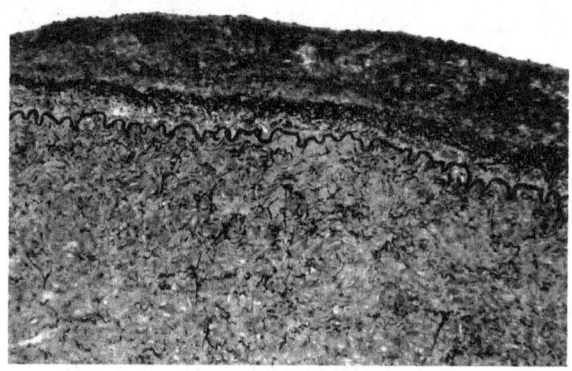

图 5-12　主动脉斑块：Verhoeff 铁苏木精染色法 ×100

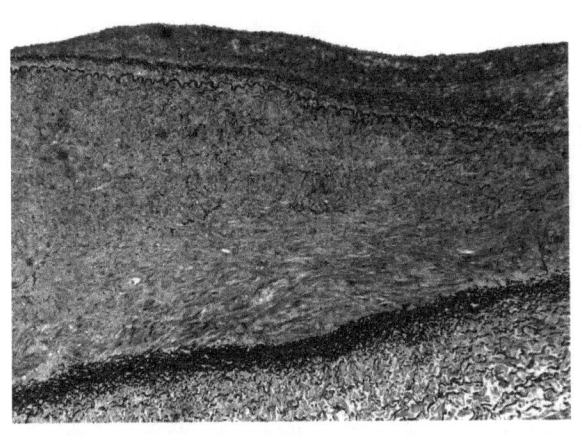

图 5-13 主动脉斑块：Verhoeff 铁苏木精染色法 ×50

（五）注意事项

（1）Verhoeff 染液需要新鲜配制，使用前将贮存液混合，只可用一次。

（2）用 2% 三氯化铁水溶液分化是关键的一步，通过镜下观察控制染色时间，以弹力纤维清晰、其他组织呈浅黄色为准。

（3）用 95% 乙醇脱碘数秒，镜下观察，如分化过度，可返回第 2 步重染。

（4）VG 复染时，时间仅限于数秒，不能超过 1 min。苦味酸有脱色作用，可使弹力纤维染色变浅。

第六章

免疫组织化学技术

免疫组织化学技术是在常规 HE 染色和组织化学染色的基础上，根据抗原、抗体反应原理而发展起来的染色技术，广泛应用于病理学研究和临床病理诊断，是临床病理诊断中重要的辅助技术之一，对于判断肿瘤的来源、分类、预后和鉴别诊断以及指导和评估临床治疗起着重要作用。许多在常规 HE 染色和组织化学染色难以诊断的疾病，通过应用免疫组织化学技术大部分可得到确诊，故免疫组织化学技术的应用有助于提高临床病理诊断水平。

第一节 免疫组织化学技术概论

免疫组织化学技术又称免疫细胞化学技术，简称免疫组化，是把组织学、细胞学、生物化学和免疫学结合起来的一门技术，利用免疫学反应和化学反应在组织切片或细胞涂片上原位显示组织细胞中的抗原以及抗原的分布和含量，以了解相关抗原在组织和细胞中的变化及其意义，即将形态和功能结合起来研究组织细胞的生理和病理改变及其机制。

一、抗原

1. 抗原

抗原是指一种引起免疫反应的物质，即能刺激人或动物机体产生特异性抗体或致敏淋巴细胞（具有抗原性），并且能够与由它刺激所产生的这些产物在体内或体外发生特异性反应的物质（具有反应原性）。完全抗原的基本性质是具有免疫原性和反应原性；只具有反应原性而没有免疫原性的物质，称为半抗原。

正常和病变的组织细胞中存在各种不同的抗原，在临床病理诊断中用特异性的抗体通过免疫组织化学技术检测这些相应的抗原是否表达，通过观察检测结果和分析比较来辅助病理诊断。

2. 抗原决定簇

抗原决定簇是抗原表面特有的具有活性的分子结构，与相应抗体结合引起免疫反应，是抗原、抗体特异性结合的基础。一种抗原可以有多个抗原决定簇，抗原决定簇多少，决定与抗体结合的多少。充分暴露组织细胞的抗原决定簇是提高抗原、抗体结合敏感性的重要手段之一。

二、抗体

1. 抗体

抗体是指人或动物机体在抗原物质诱导下产生的，并能够与相应抗原特异性结合发生免疫反应的免疫球蛋白。所有抗体都是免疫球蛋白，但并非所有的免疫球蛋白都是抗体。每种抗体仅识别特定的目标抗原。

2. 抗体的种类

在临床病理诊断中，免疫组织化学技术主要是用特异性抗体在组织切片或细胞涂片中检测组织细胞内相应的抗原，这些特异性抗体直接与组织细胞中的抗原结合，称为第一抗体，都是人工制备和商品化的抗体。虽然很多抗体都能自己制备和标记，但其特异性和敏感性常引起怀疑而很少应用在病理诊断中，通常采用的是商品化抗体。

克隆是指由一个细胞分裂增殖形成具有相同遗传特征的细胞群。常用的商品化抗体主要是单克隆抗体和多克隆抗体。

（1）单克隆抗体：是来源于一个B淋巴细胞克隆的抗体，是应用细胞融合杂交瘤技术，用抗原免疫动物（小鼠）通过体外培养制备出来的。单克隆抗体仅与抗原的其中一个决定簇结合，因此，其免疫反应更具特异性。过去制备单克隆抗体是由免疫小鼠制备的，所以几乎所有的单克隆抗体是小鼠单克隆抗体。每一种单克隆抗体都有克隆号，如抗体GFAP的克隆号是6F2，抗体CD57的克隆号是NK-1；同一种抗体也分不同的克隆号，所标记的细胞也有所不同，如克隆号为UCHLI的CD45 RO抗体标记绝大多数胸腺细胞静止期及成熟活动期T细胞、成熟的单核细胞等，而克隆号是OPD4的CD4-RO抗体与UCHLI相似，但不标记单核细胞。

（2）多克隆抗体：是用抗原直接免疫动物产生抗血清而成，是由多个B淋巴细胞克隆产生的抗体（多种单克隆抗体的混合）。多克隆抗体可与抗原中的多个不同决定簇结合，因此，其免疫反应比单克隆抗体更具敏感性而特异性差。过去制备多克隆抗体是通过免疫兔制备的，所以绝大多数的多克隆抗体是兔多克隆抗体。多克隆抗体则没有克隆号。

近年来已经成功地通过在转基因兔中获得骨髓瘤样肿瘤并建立稳定的兔杂交瘤融合细胞系，生产出兔单克隆抗体。由于兔产生的抗体能识别更多的抗原决定簇，因此，兔单克隆抗体和小鼠单克隆抗体相比具有更高的敏感性。此外，兔产生的抗体比小鼠等其他动物产生的抗体具有更高的亲和力。研究发现，兔的免疫系统能够对小鼠不能识别的小的抗原决定簇产生亲和力。因此，兔单克隆抗体和兔多克隆抗体相比具有更高的特异性。可以说兔单克隆抗体集中鼠单克隆抗体（特异性高）和兔多克隆抗体（敏感性高）的优点，应用更加广泛。

3. 免疫组化检测系统

为了提高检测抗原的敏感性，在特异性抗体与组织细胞中的抗原结合后，往往再加入另外一种抗体称为第二抗体（第二抗体），与抗原-抗体结合物中的第一抗体结合。接着也可以继续加入第三种抗体（第三抗体）与第二抗体结合，以进一步放大抗体与抗原结合物，达到提高检测抗原敏感性的目的。免疫组化检测系统（试剂盒）就是配有这些第二抗体、第三抗体试剂和其他一些辅助试剂的试剂组合。

三、免疫组织化学技术的基本概念

免疫组织化学技术是利用免疫学抗原、抗体反应的原理，用标记的特异性抗体（或抗原）对组织细胞内相应的抗原（或抗体）进行检测的一种技术，借助光学显微镜（免疫酶组织化学技术）、荧光显微镜（免疫荧光组织化学技术）和电子显微镜（免疫电镜技术）可观察组织细胞内标记物显示出的特异性的抗原-抗体结合物即阳性反应。在临床病理诊断中应用的免疫组织化学技术主要是免疫酶组织化学技术和免疫荧光组织化学技术。

四、免疫组织化学技术的特点

1. 特异性强

免疫组织化学技术具有较高的特异性，因为抗原、抗体反应是特异性最强的反应之一，商品化的单克隆和多克隆抗体特异性较强，具有较高识别抗原的能力。

2. 敏感性高

免疫组织化学技术具有较高的敏感性。不同的免疫组织化学技术方法可以不同程度地把抗原-抗体结合物特异性地放大；或者采用各种增加敏感性的方法，可以检测出组织细胞中极少量的抗原。此外，不断研发出的检测试剂盒使得免疫组织化学技术更具敏感性。

3. 定性、定位、定量准确

免疫组织化学技术可以将组织细胞中相应的抗原进行定性、定位和定量。通过观察染色结果阳性或阴性来定性抗原，通过观察染色结果呈色的强弱来定量抗原，通过观察阳性结果呈色的位置来确认抗原的定位是在细胞膜、细胞质、细胞核还是在基质。应用细胞光度计和荧光显微光度计（对含荧光染料的染色）可以准确地测定抗原的含量，应用组织细胞图像分析仪更可以对组织细胞中的目的抗原进行阳性细胞数量、分布、含量等多项指标的统计分析。

4. 方法相同

免疫组织化学技术中，检测组织细胞中各种不同的抗原，均可采用同一种检测方法和操作步骤。

5. 应用范围

应用免疫组织化学技术，可以检测组织石蜡切片、组织冷冻切片、细胞涂片、细胞印片和培养细胞中的相应抗原。

五、免疫组织化学技术的局限性

作为临床病理诊断的辅助技术，免疫组织化学技术有利也有弊，高质量的免疫组化染色结果能辅助病理医师更准确地进行病理诊断，提高病理诊断水平；非特异性的免疫组化染色结果可能会引起漏诊和误诊，甚至造成错误的病理诊断。因此，正确掌握免疫组织化学技术，严格按照规程操作，重视染色质控，使做出的每一张免疫组化染色片都符合诊断要求尤为重要。

虽然免疫组织化学技术的发展和应用逐步代替了许多特殊染色和组织化学技术方法，但无法完全取代。在临床病理诊断中，在诊断神经纤维的脱髓鞘、淀粉样变等病变，糖原的积聚以及卵巢的卵泡膜细胞瘤和纤维瘤的鉴别诊断需要脂肪染色等方面，都难以用免疫组化技术来解决。

病理诊断主要是依据常规 HE 染色切片，免疫组化技术只是一种辅助手段。是否需要加做免疫组化染色、选择哪一种抗体和选择哪一个组织蜡块切片染色，由病理医师根据需要来决定。许多免疫组化染色结果有助于病理诊断，有些结果对临床治疗或预后有重要的指导意义。

目前还没有一种抗体能作为某一种肿瘤或某种疾病的特异性标记，也就是说抗体不具备绝对的特异性。随着免疫技术的不断发展，基因工程抗体将是解决抗体特异性不高的一种有效途径。

六、常用的免疫组织化学技术及其机制

在临床病理诊断中应用的免疫组织化学技术主要有以下两种。

1. 免疫酶组织化学技术

通过酶标记抗体或酶与抗体结合→与相应组织抗原结合→通过酶组化反应来显色定位→显微镜观察。

2. 免疫荧光技术

将抗体标记上荧光素→抗体与相应组织抗原结合→形成有荧光素的抗原–抗体结合物→激发光（荧光）照射荧光素发出可见荧光→荧光显微镜观察。

第二节 免疫酶组织化学技术

在临床病理诊断中应用的免疫组织化学技术主要是免疫酶组织化学技术，首先用酶或荧光素标记特异性第一抗体（第一抗体）或连接抗体（第二抗体或第三抗体），然后使这些抗体与组织细胞中相应的抗原或抗原–抗体结合物结合，再通过酶参与显色剂的化学反应或激发荧光素而使抗原–抗体结合物呈色，在显微镜下可观察到这些呈色，从而能在组织切片或细胞涂片中检测组织细胞内相应的抗原。

一、抗体标记酶及其性质

免疫酶组织化学技术中酶标抗体就是将特定的酶与抗体稳定地结合。酶标记的抗体有特异性第一抗体，更多的是标记第二抗体或第三抗体。理论上选择标记抗体的酶时应考虑组织细胞中最好不存在相同或同类型的内源性酶，但实际并非如此，这需要在免疫组化染色中采取一些措施避免这些内源性酶的干

扰。用于标记抗体的酶有很多，一般要符合以下要求。

（1）分子量不大，容易获得，是商品化的试剂。

（2）能够与抗体牢固结合，结合后不容易解离，而且与抗体结合后不会抑制抗体的活性。

（3）催化的底物是容易获得和保存的试剂。

（4）催化底物发生反应所形成的反应物必须具有一定的颜色，该颜色越鲜艳、越深越好，容易被观察到。反应物要稳定，不容易褪色或被染色所显示出来的物质要具有稳定性，尽可能不被制片过程中所用的化学试剂和封片剂等溶解，不会在反应部位向周围扩散。

二、常用的抗体标记酶

1. 辣根过氧化物酶（horse radish peroxidase，HRP）

这是属于过氧化物酶类的酶，来源于深根性植物辣根。由于辣根过氧化物酶存在于植物，具有活性高、分子量小、稳定和容易制备出高纯度酶的特点，所以在免疫组化技术中最常用于标记抗体。但是辣根过氧化物酶和存在于人体和动物的其他过氧化物酶一样具有相同催化某些化学反应的性质，而且这些过氧化物酶能耐受甲醛固定、乙醇和二甲苯以及石蜡的浸泡，在石蜡切片中酶的活性依然很高。因此，辣根过氧化物酶的催化反应会受到人体或动物中存在的内源性过氧化物酶的干扰。内源性过氧化物酶主要存在于血细胞、甲状腺、乳腺和唾液腺等。氰化物可抑制过氧化物酶的活性。利用过氧化物酶能催化氧化氢（H_2O_2）把联苯胺氧化成蓝色或棕褐色产物。

2. 碱性磷酸酶（alkaline phosphatase，AKP，ALP，AP）

这是属于水解酶类的酶，容易分离纯化稳定。在免疫组化技术中常用于标记抗体。其广泛存在于人体和动物的组织中，常见于具有活跃运转功能的细胞中，如毛细血管内皮、肝、骨骼、肾皮质和肾上腺等。因此，碱性磷酸酶的催化反应会受到人体或动物中存在的内源性碱性磷酸酶的干扰。在石蜡切片制片过程中，受各种因素影响，酶将部分或全部失去活性。氰化物、砷酸盐、左旋咪唑等可作为碱性磷酸酶抑制剂。

第三节　免疫酶组织化学技术染色操作准备

免疫酶组织化学技术染色操作与常规的制片技术有许多相同之处，但在操作上也有其特殊性。免疫组化染色操作，包括组织切片制备的各个环节，都会成为影响免疫组化染色结果的因素。这些环节不管哪一个出现失误都会影响染色结果的准确性，从而可能影响病理诊断的准确性。因此，在免疫组化技术中做好前期准备工作，并进行规范操作和质量控制极其重要。

一、检测标本选择

免疫组织化学技术适用于检测组织细胞的冷冻切片和石蜡切片以及细胞涂片；部分抗体只能用于冷冻切片和细胞涂片，大部分抗体可用于石蜡切片；而适用于石蜡切片的抗体也适用于冷冻切片和细胞涂片。冷冻切片能很好地保存组织抗原，抗原丢失少，但形态结构差，定位不很清晰；石蜡切片组织形态结构好，定位清晰，但在组织的固定、脱水、包埋等过程中容易破坏组织抗原，使抗原的免疫活性有所降低。因此，在检测石蜡切片组织抗原时，尽可能保存组织抗原的免疫活性十分重要。

二、组织固定

1. 组织取材

无论用于冷冻切片还是石蜡切片的组织，取材越新鲜越好。组织离体以后应及时取材并立即进行冷冻切片，切片可于 -20℃或 -80℃保存，如行石蜡切片应立即进行固定，尽可能保存组织细胞内的抗原成分和原有的形态结构，防止组织抗原弥散。肿瘤组织取材应避开坏死灶。

2. 组织细胞固定

最常用的固定方法是用固定液浸泡组织。固定液有多种，不同的固定液具有不同的作用，至今还没有一种固定液能用于所有染色的组织固定。常用的固定液有甲醛液：最常用、用途最广，又称福尔马林（formalin）液。它是甲醛气溶于水的饱和液，最大饱和度为36%～40%，但配制一定浓度的甲醛液时，以100%浓度计算，按甲醛和蒸馏水1:9的比例配成浓度为10%的甲醛固定液。甲醛液对组织的固定作用是它与蛋白质分子进行交联而成。甲醛作用于蛋白质，使蛋白质变性，破坏了蛋白质的立体结构，改变蛋白质的生物活性，从而达到固定的目的。因甲醛易氧化成甲酸，因此多会偏酸性，所以最好是配成中性甲醛液，这可用中性磷酸盐缓冲液代替蒸馏水来配制，也可在10%的甲醛液内加入碳酸钙至饱和。目前公认最适合用于免疫组化染色的组织固定液为10%的中性缓冲甲醛液（pH7.2～7.4），固定时间为4～6h，一般不超过24h。固定时间不足，组织结构不佳，组织抗原弥散；固定时间过长，可封闭或破坏组织抗原。甲醛液适合于制作石蜡切片的固定。冷冻切片和细胞涂片常用的固定液为冷无水丙酮（4℃）、95%的乙醇和纯甲醇，固定时间为10～20min。

10%的中性甲醛液的配制：

（1）10%的中性缓冲甲醛液：

浓甲醛　100 mL；

0.01 mol/L PBS缓冲液（pH7.2）　900 mL。

（2）10%的中性甲醛液：

浓甲醛　100 mL；

蒸馏水　900 mL；

碳酸钙　加至饱和。

三、组织石蜡切片制备

在临床病理诊断中，是否需要进行免疫组化染色，要根据组织细胞的HE染色片的观察结果而定。如果需要，则将制作HE片的蜡块重新切片来进行免疫组化染色，也就是说免疫组化染色组织石蜡切片的制备就是常规HE组织石蜡切片的制备，但是组织固定是否采用10%的中性缓冲甲醛液、组织浸蜡温度是否过高等都会影响免疫组化染色结果。石蜡切片厚度为3～4μm。

四、载玻片处理

组织切片贴在载玻片上进行免疫组化染色，由于染色过程操作步骤及洗片次数较多，容易出现脱片现象，因此将载玻片硅化或涂胶是必要的。较常用效果较好操作简便的是进行玻片硅化。

（一）硅化玻片的制备

1. 材料准备

需要的材料包括载玻片、玻片架（染色抽）、试剂缸、氨丙基三乙氧基硅烷（aminopropyltriethoxysilane，APES，SIGMA产品）、无水乙醇和蒸馏水。

2. 操作步骤

（1）载玻片经酸洗，冲洗干净后烤干，插在玻片架上。

（2）将载玻片浸泡在2%的APES无水乙醇溶液1～2min。

（3）分别在无水乙醇（Ⅰ）和（Ⅱ）浸洗1～2min，洗去未结合的APES。

（4）烤干备用。

配好后的APES液最好一次使用完，如有沉淀则不能再用。一般要浸泡，而不能涂抹玻片。制备好的硅化玻片应看不到APES的痕迹，因此，可在玻片侧面用铅笔画线做记号，与普通载玻片区别。传统的硅化玻片制备方法是用丙酮配制APES液，第3步浸洗玻片也是用丙酮。用无水乙醇代替丙酮，硅化玻片的效果一样，可避免丙酮气味大和挥发性强的缺点。

（二）多聚赖氨酸玻片的制备

1. 材料准备

需要的材料包括载玻片、玻片架（染色抽）、试剂缸、多聚赖氨酸（polylysine，SIGMA产品）和蒸馏水。

2. 操作步骤

（1）载玻片经酸洗，冲洗干净后烤干，插在玻片架上。

（2）将载玻片浸泡在0.01%的多聚赖氨酸水溶液中30 s。

（3）取出烤干或室温晾干备用。

商品化的多聚赖氨酸有粉剂和水溶液两种，大多是购买0.1%的水溶液，临用前按1:9稀释成0.01%的水溶液使用，配好后最好一次使用完，如有沉淀则不能再用。多聚赖氨酸可以浸泡玻片，也可以涂抹玻片，但涂抹容易引起不均匀。制备好的多聚赖氨酸玻片应看不到多聚赖氨酸的痕迹，因此，可在玻片侧面用铅笔画线做记号，与普通载玻片区别。

五、组织切片

免疫组化染色组织切片要求薄切，一般为3~4 μm，如淋巴结等细胞密集的组织，要切3 μm厚。一个组织蜡块要做多种抗体染色，则应做连续切片，使每张切片的组织细胞成分尽可能相同，利于观察相同组织细胞结构不同抗原表达。切片贴在防脱片的硅化载玻片上，62~65℃烤片60~120 min。

六、缓冲液的应用

在免疫组化染色过程中，用缓冲液浸洗切片是不可少的操作步骤，充分浸洗切片是增强特异性染色和减少非特异性染色的重要手段之一。

（一）缓冲液的作用

1. 使抗原、抗体反应在合适的pH值环境中进行

抗体的酶标记、抗体的稀释和抗原、抗体的结合反应等过程都在一定的pH值环境中进行，因此，在加入抗体前用合适pH的缓冲液浸洗组织切片，有助于组织细胞中抗原、抗体或抗体之间牢固结合，从而提高抗原检测的敏感性。

2. 除去组织细胞中抗原、抗体或抗体之间的非特异性结合

在免疫组化染色时，组织细胞中所含的蛋白质容易与抗体进行蛋白质相互间的连接。此外，抗体和组织中存在的电荷也容易引起相互间的吸附，这些都是非特异性的结合，是造成非特异性背景染色的原因之一，但这些非特异性结石并不牢固。在切片中加入抗体反应后通过用缓冲液反复多次浸洗切片，可以洗去这些非特异性结合，减少非特异性染色。过度浸洗切片或缓冲液使用不当也会引起抗原、抗体之间或抗体之间的非特异性结合或造成抗体标记酶的解离。

（二）常用缓冲液的配制

在免疫组化染色中，最常用、配制简单的首选缓冲液是磷酸盐生理盐水缓冲液PBS（phosphate buffer saline），用于稀释抗体和浸洗切片，配制如下：

0.01 mol/L PBS （pH7.2~7.4）；

$Na_2HPO_4 \cdot 12H_2O$ 4.6 g；

$NaH_2PO_4 \cdot 2H_2O$ 0.26 g；

NaCl 8.5 g；

蒸馏水 加至1 000 mL。

配制时要注意磷酸盐试剂所含的结晶水，结晶水含量不同，所需重量就不同。各种试剂称量准确，充分溶解，必要时，可用1 mol/L NaOH水溶液或1 mol/L HCl水溶液调整pH值。

吐温20（tween 20）具有扩散和抗静电的作用，也是一种非离子表面活性剂。用含0.05%吐温20的PBS浸洗组织切片后再滴加抗体，有助于加入的抗体在切片的组织面上均匀扩散分布，避免由于静电和张力的作用，使抗体在组织面中隆起，引起组织边缘非特异性染色的现象。

七、抗原修复

经甲醛液固定、石蜡包埋的组织在固定过程中，组织中的抗原蛋白与甲醛产生交联，组织蛋白和抗原蛋白也会产生蛋白之间的相互连接，使组织中抗原的决定簇被封闭，抗体难以和抗原充分结合。因此，要进行组织切片前处理，即抗原修复（antigen retrieval，AR），目的是打开组织抗原蛋白与甲醛的交联和蛋白之间的相互连接，充分暴露出组织抗原，以提高组织抗原的检出率。但是否会引起假阳性，主要是依据阳性的准确定位、内外对照的结果、组织细胞形态学的观察和具有丰富经验的判断。是否需要进行抗原修复，首先要参照第一抗体说明书的要求进行新抗体或新批次抗体的预实验对照，更重要的是在预实验和平时操作的基础上建立实验室的操作标准，严格执行。抗原修复通常可以提高免疫组化染色的阳性率，但并非所有的抗体染色前都需要进行。不当的抗原修复会引起假阳性或假阴性的结果。

常用的抗原修复方法主要有以下几种。

（一）蛋白酶消化

用于蛋白酶消化的蛋白酶有多种，包括胰蛋白酶、胃蛋白酶、链酶蛋白酶和蛋白酶 K。抗原修复的效果与所用的蛋白酶、酶的浓度、消化的时间和温度密切相关。过度的消化会破坏组织结构，使阳性定位不明确，也达不到抗原修复的目的。应用蛋白酶消化的抗原种类较少，其抗原修复的作用可以被热修复代替而较少应用。常用的是胰蛋白酶消化。

1. 0.1% 胰蛋白酶消化液（pH7.8）的配制

胰蛋白酶（trypsin） 0.1 g；

0.1% 的氯化钙水溶液（pH7.8） 100 mL。

必要时可用 0.1 mol/L NaOH 水溶液调 pH 值至 7.8。

2. 胰蛋白酶消化操作

将切片置入预热 37℃ 的胰蛋白酶消化液，消化 30 min。胰蛋白酶消化液新鲜配制，当天可重复使用。

（二）热处理

用于抗原修复的热处理方法很多，包括一般（电炉、电磁炉）加热、微波炉加热和高压锅加热。用于热处理的液体有多种，包括蒸馏水、柠檬酸缓冲液、EDTA（乙二胺四乙酸）液等。抗原修复的效果与所用的加热方式、缓冲液的种类、修复的时间和温度密切相关。

1. 常用的抗原修复液

（1）0.01 mol/L 柠檬酸缓冲液（pH6.0）：

柠檬酸（$C_6H_8O_7 \cdot H_2O$） 0.38 g；

枸橼酸钠（$Na_3C_6H_5O_7 \cdot 2H_2O$） 2.41 mL；

蒸馏水 加至 1 000 mL。

必要时可用 0.01 mol/L 柠檬酸水溶液或 0.01 mol/L 枸橼酸钠水溶液调 pH 值至 6.0。

（2）Tris-EDTA 液（pH8.0）。

a：1 mol/L Tris-HCl 缓冲液（pH8.0）：

Tris 121.14 g；

蒸馏水 990 mL。

用约 4.2 mL 浓盐酸调 pH 值至 8.0，最后用蒸馏水补足 1 000 mL。

b：0.5 mol/L EDTA（pH8.0）：

EDTA 18.61 g；

蒸馏水 90 mL。

用 1 mol/L NaOH 调 pH 值至 8.0，最后用蒸馏水补足 100 mL。

c：EDTA 储备液：

1 mol/L Tris-HCl 缓冲液（pH8.0） 100 mL；

0.5 mol/L EDTA（pH8.0） 20 mL；

蒸馏水　880 mL。

d：Tris-EDTA 液（pH8.0）：

EDTA 储备液　1 份；

蒸馏水　9 份。

2. 常用的抗原修复法

（1）微波加热法：将切片浸泡在抗原修复液如 0.01 mol/L pH6.0 的柠檬酸缓冲液内，用微波炉最大功率（850～1 000W）加热 10 min，停止加热后自然冷却。

（2）高压加热法：用高压锅加热抗原修复液如 0.01 mol/L pH6.0 的柠檬酸缓冲液至沸腾，放入切片，切片完全浸泡在修复液内，盖紧高压锅盖，继续加热至减压阀喷气，开始计时 90～120 s，停止加热后自然冷却。

八、内源性酶消除

在免疫组化技术中，选择标记抗体的酶时，很难找到一些完全符合要求的酶。辣根过氧化物酶和碱性磷酸酶最常用于标记抗体，这些酶容易标记抗体，与抗体结合牢固，一直广泛应用于免疫组化技术中，唯一的缺点是会受组织细胞中内源性过氧化物酶和碱性磷酸酶的干扰，但可以采取一些简单措施加以排除，保证免疫组化染色结果的可靠性。

（一）消除内源性过氧化物酶

组织中的粒细胞、单核细胞及红细胞等存在内源性过氧化物酶，这些酶和辣根过氧化物酶一样，可与显色剂 DAB、AEC 起反应而造成假阳性，因此，在显色前需除去这些内源性过氧化物酶。

消除内源性过氧化物酶的方法是用 3% 的过氧化氢水溶液作用 15 min 或用 0.3% 的过氧化氢水溶液作用 30 min，也可用过氧化氢甲醇液来处理，但甲醇有一定的毒性，也容易挥发，因此，采用过氧化氢水溶液即可。消除内源性过氧化物酶的操作可以在加第一抗体之前，也可以在加第一抗体之后进行。

（二）消除内源性碱性磷酸酶

碱性磷酸酶广泛存在于人体和动物的组织中，这些酶也容易和显色剂固红、固蓝和 NBT/BCIP 起反应而造成非特异性染色。因此，用于标记抗体的碱性磷酸酶，其催化反应会受到人体或动物中存在的内源性碱性磷酸酶的干扰。但在石蜡切片制片过程中，受甲醛固定和浸蜡等各种因素影响，尤其是经过加热抗原修复处理后，碱性磷酸酶部分或全部失去活性。

一般不需要特别进行消除内源性碱性磷酸酶，常在显色剂中加入左旋咪唑来抑制内源性碱性磷酸酶。在商品化的固红、固蓝和 NBT/BCIP 显色剂中一般会含有碱性磷酸酶的抑制剂左旋咪唑。

九、内源性生物素消除

人体组织细胞中存在着内源性生物素，在肝肾等组织中含量丰富。免疫组化技术常用的一些检查系统如 ABC 和 LSAB 含有卵白素（avidin）和生物素（biotin）。在应用这些免疫组化检测系统检测组织细胞中的抗原时，内源性生物素容易与其中的卵白素和链霉菌抗生物素蛋白结合，引起假阳性，这些假阳性在细胞质内定位清晰，一般没有背景染色，因此，更容易造成错误的判断。组织经甲醛液固定后其内源性生物素一般都会被封闭，但组织石蜡切片经热修复以后，不仅被封闭的抗原，而且内源性生物素也被重新暴露出来，因此，未经固定的冷冻切片和进行抗原修复后的石蜡切片在使用含卵白素和生物素的免疫组化检测试剂盒进行免疫组化染色时，都容易因内源性生物素的干扰而引起非特异性染色。因此，在加第一抗体之前或在加第一抗体之后需要消除内源性生物素。方法是用 15% 的鸡蛋清-PBS（鸡蛋清 15 mL 加 PBS 至 100 mL）或 0.05% 的卵白素处理切片 15～30 min。最好的方法还是采用目前常用的不含卵白素或生物素的酶标聚合物免疫组化检测试剂盒，如 EnVision 等。这样既不需要另外进行封闭内源性生物素的操作，又可以避免内源性生物素的干扰。

十、内源性色素消除

组织中经常会出现一些色素，有机体自身产生的内源性色素如黑色素、含铁血黄素、脂褐素和胆色素等；有来自体外的外源性色素如肺的炭尘等；也有人为的色素如甲醛色素等。这些色素在组织细胞内或细胞间往往呈黄棕色、棕褐色或棕黑色，容易与DAB显色结果相混淆，需要进行鉴别。一些色素难以去除，如含铁血黄素、脂褐素、胆色素和炭尘等，需要借助特殊染色或根据其形态鉴别，常见的黑色素和甲醛色素可以在免疫组化染色前除去。

（一）甲醛色素的消除

（1）切片常规脱蜡至水。
（2）浸泡在苦味酸饱和于95%的乙醇液处理10~30 min，镜下观察甲醛色素消失为止。
（3）流水冲洗10 min，除去切片上苦味酸的黄色。

（二）黑色素的消除

（1）切片常规脱蜡至水。
（2）0.25%的酸化高锰酸钾水溶液（0.5%的高锰酸钾水溶液和0.5%的硫酸以1∶1混合）处理1~4 h。水洗去高锰酸钾液。
（3）2%的草酸水溶液漂白1~2 min，除去高锰酸钾的颜色，水洗后镜下观察色素是否除去，如还没有完全除去，重复第2步和第3步。

也可以用10%的过氧化氢水溶液去除黑色素，同时也可以消除内源性过氧化物酶，但去除黑色素效果没有用酸化高锰酸钾好。

十一、实验对照设立

免疫组化染色结果受多种因素的影响，因此，在染色过程中，设立对照非常必要，以确保染色结果的可靠性。加入对照片染色是免疫组化实验室质量控制的重要手段。对照主要有阳性对照和阴性对照。

1. 阳性对照

阳性对照的意义主要是要证实第一抗体和检测试剂盒效价是否可靠，染色操作是否正确，抗体敏感性的高低，以避免试剂失效或操作失当而出现假阴性和假阳性，确保染色结果的可靠。可选用已知染色中度阳性以上的组织切片染色，阳性切片应呈阳性。每一种抗体染色都要用一张阳性片作为对照，最好是选择含多种肿瘤组织的组织芯片作为阳性对照，可观察到不同肿瘤组织的阳性表达，这样比每一种抗体用一种相应的阳性组织效果更好。同时组织中的内对照也是很好的阳性对照，可作为阳性对照的依据。

2. 阴性对照

阴性对照的意义主要是确保没有非特异性染色的假阳性结果。可选用已知染色阴性的组织切片染色或采用空白对照实验，即用PBS代替第一抗体，其结果应为阴性。一般来说，阴性对照和阳性对照应同时进行，其中阳性对照呈阳性时，阴性染色结果才有意义。在用同一种条件如同一种抗原修复方法、同一种检测试剂盒染色时，即使对不同的组织进行不同的抗原检测，一般都只需要用一张阴性片，而不需要对每种抗体配多张相应的阴性片。

十二、血清封闭

在免疫组化染色时，加入的第一抗体（蛋白质）容易被带电荷的结缔组织所吸附，造成非特异性背景染色。避免这种现象的办法是在加第一抗体前，用正常的非免疫动物血清封闭组织中能和抗体吸附结合的位点，阻止组织对抗体的非特异性吸附，减少非特异性背景染色。使用的正常血清与所用的第二抗体密切相关，如果使用的第二抗体是羊抗兔的IgG，则需要用正常羊血清；如果使用的第二抗体是兔抗鼠的IgG，则需要用正常兔血清，一般试剂盒都会提供合适的配套血清。常用的第二抗体主要有羊抗兔和羊抗鼠IgG，所以，正常的羊血清可以满足鼠抗人和兔抗人的单克隆抗体和多克隆抗体。实际上，目前所用的商品化第一抗体尤其是单克隆抗体特异性和纯度较高，不会与组织细胞中非抗原决定簇结合，因此，一般不需要进行血清封闭处理。但为了避免抗体不纯或自行配制第一抗体稀释液等因素，尤其是多克隆抗体染色，往往会用血清封闭步骤。许多检测试剂盒如 EnVision 等没有配备正常血清，因此，在加第一抗体前也就不需要加正常血清封闭。

要注意的是在滴加血清封闭后，甩去组织片的血清即可，不用 PBS 洗，直接滴加第一抗体孵育切片。因封闭血清和组织的结合不牢固，所以滴加血清孵育切片后，用 PBS 洗去血清，再加第一抗体，则血清与组织的结合会因 PBS 洗涤而解离，失去血清封闭的作用。

十三、抗体使用

（一）第一抗体与检测试剂盒的配套

临床病理诊断中常用的第一抗体主要是鼠和兔的单克隆抗体及兔的多克隆抗体，一般试剂瓶标签上都有标示，如 monoclonal mouse anti-human（鼠抗人单克隆抗体）、monoclonal rabbit anti-human（兔抗人单克隆抗体）和 polyclonal rabbit anti-human（兔抗人多克隆抗体）。单克隆抗体还有相应的克隆号，如 Clone：UCHL1（克隆号：UCHL1）。不同动物种属来源的抗体，要与相应动物种族的第二抗体相匹配，如鼠单克隆抗体就要选择抗鼠免疫球蛋白第二抗体的试剂盒相配套，如 EnVision K4001 HRP/Mouse 试剂盒；兔单克隆抗体和兔多克隆抗体就要选择抗兔免疫球蛋白第二抗体的试剂盒相配套，如 EnVision K4002 HRP/Rabbit 试剂盒。目前大多数的检测试剂盒其第二抗体既有抗鼠免疫球蛋白也有抗兔免疫球蛋白，如 EnVision K5007 HRP/Rabbit/Mouse 试剂盒，这样不管是鼠抗还是兔抗的第一抗体，都可以使用同一个试剂盒，操作十分方便。

（二）抗体染色前抗原修复的条件

商品化的第一抗体说明书上都有介绍该抗体染色前是否需要进行抗原修复，如果需要，一般也只说明是热修复还是酶消化，没有进一步详细说明抗原修复的条件。因此，实验室使用新品牌或新批号的抗体前，应参考说明书要求进行预实验，确定抗原修复的条件，如用热修复还是酶消化、加热条件是微波炉还是高压锅、使用哪一种抗原修复缓冲液、缓冲液的 pH 值是多少等。

（三）抗体的稀释

不同的第一抗体都有不同的最佳工作浓度，因此，使用新品牌或新批号的浓缩抗体前，应根据说明书要求的稀释度或自行用连续的组织阳性片或组织芯片，不同梯度稀释度的抗体进行染色，通过观察比较不同稀释度抗体的染色结果的特异性和敏感性，选择出最佳第一抗体稀释度，然后对抗体进行稀释。梯度稀释度的设计一般参照抗体说明书，如说明书建议稀释度为 1：100，则抗体稀释度的梯度为 1：50、1：100、1：200、1：400 和 1：800。一般来说，抗体的实际最佳稀释度要比说明书要求的高。使用新品牌或新批号的即用型抗体前同样需要用连续的组织阳性片或组织芯片进行染色，通过观察染色结果的特异性和敏感性来判断其效价是否最佳。浓缩型抗体保存的时间较长，反之，稀释后的抗体保存的期限较短，即用型抗体效价不如浓缩型抗体稳定，即用型抗体经过一定时间后应注意其效价是否有所降低，以避免抗体的敏感性降低而出现假阴性染色结果。最好使用浓缩型抗体，如日常工作量不多时，可将抗体按 1：(5～20) 稀释保存，染色前再稀释成工作液。抗体稀释液可用商品化的抗体稀释液，也可以用 0.01 mol/LPBS（pH7.4），在 PBS 中加入 1% 的 BSA（牛血清白蛋白）和 10% 的正常血清后稀释抗体，对减轻非特异性背景染色有所帮助。最好使用商品化的抗体稀释液，使用和第一抗体同一公司生产的抗体稀释液。

（四）抗体的保存

抗体应于低温保存，第一抗体可分成小包装于 -20℃ 保存，使用时存放在 4℃，不宜反复存放于 4℃ 和 -20℃ 之间。检测试剂盒一般存放于 4℃，不宜于 -20℃ 保存，如长时间不用可存放于 -20℃，解冻使用后则不要再存放于 0℃ 以下，因为反复冻融会使与抗体结合的抗体标记酶容易离解，导致检测的敏感度降低。应每天对存放抗体冰箱的温度进行检查，避免因停电或冰箱故障造成抗体失效。

十四、显色与显色剂

（一）显色

免疫组化染色在抗原、抗体结合后，抗原-抗体结合物是无色的，无法在显微镜下看到抗原-抗体结合物，需要利用抗体中标记的酶催化显色剂的化学反应（氧化还原反应），使显色剂被氧化或还原成有颜色的难溶性沉淀，即显色反应。由于抗原-抗体结合物中的抗体连接有标记酶，显色的氧化还原反应是在抗体标记酶的部位发生形成有色的沉淀物，即在抗原-抗体结合物中形成有色的沉淀物，沉淀物的部位就是抗原、抗体结合的部位，从而可以确定抗原存在的位置。

（二）显色剂

一般来说，凡能直接或间接被抗体标记酶催化形成有颜色的不溶性沉淀的物质（底物）都可以做显色剂。在免疫组化染色中，用于显色的显色剂有多种，常用的显色剂有3，3'-二氨基联苯胺四盐酸盐（3，3'-diaminobenzidine tetrahydrochloride，DAB）、3-氨基-9-乙基咔唑（3-amino-9-ethylcarbazole，AEC）、固红（fast red TR salt）、固蓝（fast blue BB salt）、新复红（new fuchsin）和5-溴-4-氯-3-吲哚基磷酸酯二钠盐（5-bromo-4-chloro-3-indolyl phosphatedisodium salt，BCIP）/硝基四氮唑蓝（nitroblue tetrazolium，NBT）即BCIP/NBT等。这些显色剂可以自行配制，也可以选用商品化的显色剂，商品化的显色剂包括有底物和底物缓冲液，不同的显色剂所用的底物缓冲液有所不同。如DAB显色剂包含有液体的DAB和含过氧化氢的底物缓冲液，使用前只需要按一定的比例和实际用量将两者混合即可，使用方便，也不会造成浪费。

在临床病理诊断免疫组化染色中，常用DAB做显色剂，在多重染色中，增加选用AEC（红色）和固蓝（蓝色）已足够。

常用显色剂的配制：

1. DAB显色液

（1）试剂准备：DAB，过氧化氢，0.05 mol/L Tris-HCl缓冲液（pH7.6）。

（2）配制方法：

DAB　2 mg；

0.05 mol/L Tris-HCl缓冲液（pH7.6）　10 mL；

30%的H_2O_2水溶液　10 μL。

先用0.05 mol/L Tris-HCl缓冲液（pH7.6）溶解DAB，再加入H_2O_2水溶液。固体DAB试剂为灰白色粉剂，容易被空气氧化成棕色颗粒，因此，DAB宜密封于4℃的冰箱保存。配好的DAB显色剂应是无色澄清液体，如果带有棕色或混浊，应用滤纸过滤后使用。DAB显色液需要新鲜配制，用后不能再保存。一般显色3～10 min，在镜下控制，阳性结果呈深浅不一的棕色。如果免疫染色定位在细胞核，用苏木精复染时要浅染，避免盖住阳性细胞核DAB的颜色。DAB显色后，组织片可经二甲苯透明，用中性树胶封片，可长期保存。DAB是最常用的显色剂，但其可能会致癌，故要避免接触皮肤和污染环境。用剩的DAB显色液应集中回收处理，不能直接排到生活污水中。

2. AEC显色液

（1）试剂准备：AEC，二甲基甲酰胺（N，N-dimethylformamide），过氧化氢，0.02 mol/L醋酸盐缓冲液（pH7.4）。

（2）配制方法：

AEC　2 mg；

0.02 mol/L醋酸盐缓冲液（pH7.4）　10 mL；

30%的H_2O_2　10 μL。

AEC不容易溶解，可先用二甲基甲酰胺溶解AEC，再加入醋酸盐缓冲液和H_2O_2。AEC显色液需要新鲜配制，用后不能再保存，一般显色3～10 min，在镜下控制，阳性结果呈深浅不一的红色。用苏木精复染要浅染，避免盖住AEC的颜色。AEC显色后，组织片不能经二甲苯透明，因此，只能用水溶性胶封片。

在1滴DAB或AEC显色液中加入1μL第二抗体，如果混合液呈棕色（DAB）或红色（AEC），则显色液正常；如果混合液仍然澄清，则显色液不能用。最大的原因可能是显色液中没有加H_2O_2，也有可能第二抗体的标记酶不是HRP。

（三）显色机制

1. 辣根过氧化物酶

这是一种过氧化物酶，能催化多种物质被过氧化氢（H_2O_2）氧化。DAB的显色反应是在HRP的催化下，H_2O_2将DAB氧化成还原型的DAB，还原型的DAB呈棕色的不溶性沉淀（图6-1）。

$$DAB + H_2O_2 \xrightarrow{HRP} DAB（还原型）\downarrow + H_2O$$

图6-1　DAB的显色反应

2. 碱性磷酸酶

这是一种水解酶，可催化水解萘酚磷酸酯释放出萘酚和重氮盐偶联而显色。固蓝/固红的显色反应是在AP的催化下，萘酚AS-MX磷酸酯被水解为萘酚，萘酚和固蓝/固红起偶联反应，在AP的活性部位形成蓝色/红色的不溶性沉淀（图6-2）。

$$萘酚\ AS\text{-}MX\ 磷酸酯 \xrightarrow{AP} 萘酚 + 固蓝/固红 \\ \downarrow \\ 蓝色/红色\downarrow$$

图6-2　固蓝/固红的显色反应

选用不同的显色剂需要配套使用不同的酶标抗体检测试剂盒，不同的显色剂可呈不同的颜色（表6-1）。免疫组化检测试剂盒标识是LSAB/HRP/Rabbit，表示LSAB法，抗体标记酶是辣根过氧化物酶，第二抗体为兔免疫球蛋白，用于检测兔单抗或兔多抗的第一抗体；EnVision/AP/Mouse则表示EnVision法，抗体标记酶是碱性磷酸酶，第二抗体为鼠免疫球蛋白，用于检测鼠单抗的第一抗体。

表6-1　不同显色剂免疫组化检测结果的颜色

显色剂	所用检测系统中抗体的标记酶	阳性结果颜色
DAB	HRP	棕色
AEC	HRP	红色
固蓝	AP	蓝
固蓝	AP	红色
新复红	AP	红色
BCIP/NBT	AP	紫蓝色

合理选用酶标抗体检测系统和显色剂，可进行多重免疫组化染色，在同一切片上清晰地显示组织细胞中多种抗原呈多种不同颜色的表达。

十五、背景复染与复染试剂

（一）背景复染

免疫组化染色显色后，阳性结果定位在相应的组织细胞中，这时需要将阳性结果周围的组织细胞进行染色，将组织细胞结构显示出来，以便观察阳性结果与周围的组织细胞成分的关系，使免疫组织化学染色结果定位更为清晰。

(二)复染试剂

免疫组织化学染色结果根据显色剂的不同而呈不同颜色,有棕色、蓝色和红色。因此,复染细胞核的颜色也需要根据免疫组化染色结果不同而选择不同的细胞核复染剂。常用的细胞核复染试剂有苏木精、甲基绿和核固红三种,不同的复染试剂染色结果中颜色不同,其中苏木精呈蓝色,甲基绿呈绿色,核固红呈红色。应根据颜色对比清晰的原则进行搭配,常用的是 DAB 显色呈棕色,Maver 苏木精复染细胞核呈蓝色(表6-2)。

表6-2 显色剂与复染剂的正确配套使用

显色剂与染色结果颜色	复染剂与细胞核颜色
DAB – 棕色	苏木精 – 蓝色,甲基绿 – 绿色
AEC – 红色	苏木精 – 蓝色
固蓝 – 蓝色	核固红 – 红色
固红 – 红色	苏木精 – 蓝色

复染试剂的配制:

1. Mayer 苏木精染色液

苏木精(hematoxylin)　0.1 g;

蒸馏水　100 mL;

碘酸钠(sodium iodate)　20 mg;

硫酸铝铵(aluminum ammonium sulphate)　5 g;

柠檬酸(citric acid)　0.1 g;

水合氯醛(chloral hydrate)　5 g。

取一个洁净三角烧瓶,内盛蒸馏水 100 mL,稍加热至 50℃,加入苏木精 0.1 g,轻轻摇动使完全溶解,再加入碘酸钠 20 mg 和硫酸铝铵 5 g,用玻璃棒轻轻搅动使硫酸铝铵彻底溶解。最后加入柠檬酸 0.1 g 和水合氯醛 5 g,此时染液呈淡紫红色,过滤于小口砂塞瓶内,放置于 4℃的冰箱中可保存 1~2 年。此染液无氧化膜形成,对细胞核染色很清晰,不着染胞质和纤维成分,故染色后不需盐酸乙醇分化,染色时间 3~8 min。

2. 核固红染色液

核固红(nuclear fast red)　0.1 g;

硫酸铝(aluminum sulphate)　5 g;

蒸馏水　100 mL;

麝香草酚(thymol)　50 mg。

取洁净三角烧瓶两只,一只盛蒸馏水 30 mL,稍加热至约 50℃,加入核固红,用玻璃棒轻轻搅动使其溶解。另一只盛蒸馏水 70 mL,加入硫酸铝,待完全溶解后与核固红液混合,待恢复至室温后过滤,再加入麝香草酚。室温保存,如存放太久出现沉淀,可过滤后使用。

3. 甲基绿染色液

甲基绿(methyl green)　1 g;

蒸馏水　100 mL。

甲基绿为绿色粉末,在商品的甲基绿中,常有少量的甲紫或结晶紫成分。但是,也有人认为甲紫乃是甲基绿的衰败产物,甲基绿在储存过程中会不断产生甲紫。因此,在配制试剂时,必须先将甲基绿所含的甲紫或结晶紫抽提出来,才能使细胞核染成绿色,否则细胞核也呈蓝色。

抽提方法是将甲基绿溶于蒸馏水,倾入分液漏斗,加入与甲基绿水溶液体积相当的三氯甲烷(也可相应多些)充分摇荡混合。甲紫和结晶紫溶于三氯甲烷中而呈紫蓝紫红色,甲基绿不溶于三氯甲烷。因三氯甲烷的比重大,连带溶解其中的甲紫和结晶紫下沉于分液漏斗底部。旋动分液漏斗下部的砂塞,慢慢把下沉带紫红色的三氯甲烷移去，再加入新的三氯甲烷，如此反复更换三氯甲烷，直到三氯甲烷无紫红色为止，再次移去三氯甲烷即可得到提纯的甲基绿液，于4℃的冰箱保存。

甲基绿复染细胞核，颜色鲜艳，特别适用于显微照相，但容易褪色。

十六、封片与封片剂

免疫组化染色后需要进行封片，才能在镜下观察。免疫组化染色中，DAB显色形成的沉淀物较稳定和不易褪色，染色后切片可按常规脱水透明，中性树胶封片。AEC、固蓝、固红和BCIP/NBT等显色所形成的反应物容易褪色，因此，一般显色后不能用乙醇脱水、二甲苯透明、中性树胶封片，而是直接用水溶性胶封片，染色结果可以保存数天或数周。水溶性胶可自行配制如甘油明胶等，效果最好的是用商品化的水溶性胶。与中性树胶封片相比，水溶性胶封片的缺点是透光率低，切片保存时间短。

甘油明胶配制方法：

明胶（gelatin）　10 g；

苯酚（phenol）　0.5 mL；

蒸馏水　50 mL；

甘油（glycerinum）　50 mL。

先将明胶加入蒸馏水中，于37℃的温箱或水浴箱加热使明胶完全溶解，加入甘油，最后加入经加热溶解为液体的苯酚，充分混合后4℃保存，用前加热溶解后使用。

十七、染色结果的观察

（一）对照片结果的观察

观察染色结果时，首先要观察阳性对照片和被检测组织内对照的结果是否有相应抗原的正常表达，阴性对照或被检测组织内纤维结缔组织是否没有显色反应，如果是，则表示染色结果可靠；否则，要考虑染色结果不可靠，有假阴性和假阳性的可能。一般来说，阴性对照和阳性对照同时进行或其中有阳性染色结果时才有意义。要特别注意的是染色结果呈阴性并非都是抗原不表达，要考虑是否与组织中的抗原受到破坏有关。

（二）阳性结果定位的观察

免疫组化染色阳性结果应定位在细胞中相应的部位，如在细胞膜表达的抗原阳性结果应定位在细胞膜上，在其他部位的阳性反应均为非特异性染色。阳性结果可定位于细胞膜、细胞质、细胞核或基质中，也有同时定位在两个部位如细胞膜和细胞质。不同的抗原在组织细胞中的定位有所不同，如LCA和UCHL1等定位在细胞膜，Keratin和Lysozyme等定位在细胞质等，PCNA和ER、PR等定位在细胞核，C-erbB-2定位在细胞膜和细胞质。

（三）非特异性结果的观察

组织的周边、刀痕、皱褶等部位往往呈阳性反应，但绝大多数都是非特异性染色，组织内纤维结缔组织也往往呈成片的非特异性染色。血管内的红细胞如果呈DAB反应，则染色受内源性过氧化物酶的影响。过度的抗原修复会导致抗原在组织细胞中定位发生改变，常常表现为细胞核的非特异性着色。

第四节　常用的免疫组织化学染色方法

免疫组织化学染色方法（免疫组化染色方法）有多种，临床病理诊断要求使用敏感性高和特异性强的免疫组化技术方法。近年来，由于抗体制备技术不断地改进和提高，不同公司生产的检测试剂盒在特异性和敏感性方面各有特点，各实验室可以根据自己的实际情况合理选用。

一、免疫组化染色方法的分类

根据所加抗体的次数分为一步法、二步法和三步法。一步法属于直接法，而二步法和三步法为间接法。一般来说，抗体与抗体的连接步骤少，干扰染色结果的因素少，染色特异性高，但由于没有将抗原－抗体结合物放大，所以染色敏感性低；二步法和三步法，连接抗体步骤多，能把抗原－抗体结合物进行特异性放大，因此敏感性高，但由于在放大抗原－抗体结合物过程中，影响染色结果的因素增多，因此，染色特异性相对低。

1. 一步法

抗体标记酶直接标记在第一抗体上，染色时，滴加第一抗体与组织细胞抗原结合，形成抗原－抗体结合物，然后加入显色剂显色。常用的一步法为 EPOS 一步法（图 6-3）。

2. 二步法

抗体标记酶标记在第二抗体上，染色时，滴加第一抗体与组织细胞抗原结合，形成抗原－抗体结合物，然后加入第二抗体与第一抗体结合，把抗原－抗体结合物放大，最后加入显色剂显色。第二抗体上的标记酶与显色剂起反应，形成有色沉淀定位在组织细胞中。常用的二步法有 LDP 法（图 6-4）。

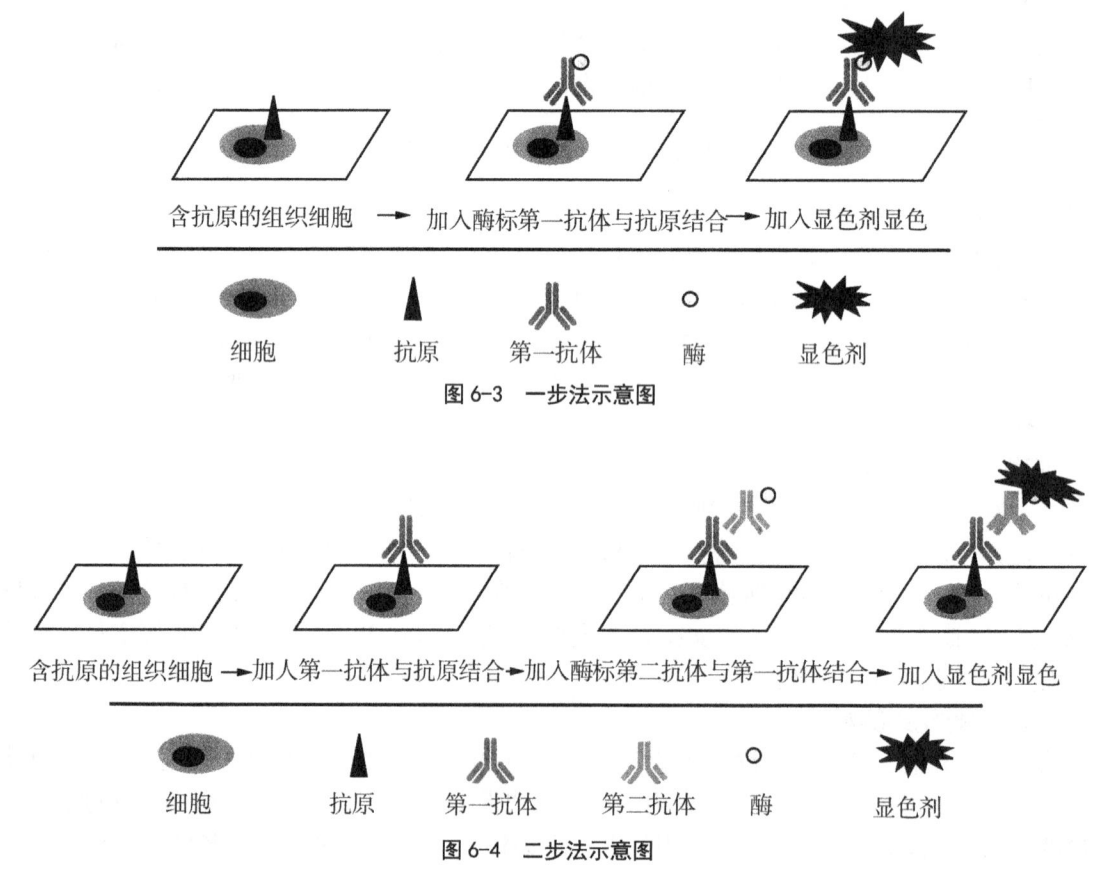

图 6-3　一步法示意图

图 6-4　二步法示意图

3. 三步法

第二抗体标记有生物素（biotin），第三抗体为链菌素（streptavidin），抗体标记酶标记在第三抗体上。染色时，滴加第一抗体与组织细胞抗原结合，形成抗原－抗体结合物；然后加入第二抗体与第一抗体结合，把抗原－抗体结合物放大；再加入第三抗体，第三抗体链菌素通过生物素与第二抗体连接，把第一抗体和第二抗体结合物放大，最后加入显色剂显色。第三抗体上的标记酶与显色剂起反应，形成有色沉淀定位在组织细胞中。常用的三步法有 LSAB 法等（图 6-5）。

免疫组化染色方法还根据使用不同的检测系统命名有多种不同的方法，早期使用的是 PAP 法、

APAAP 法和 ABC 法。目前常用的有 EPOS 法、LDP 法、LSAB 法（S-P 法）和 CSA 法等。采用同类技术，不同厂商生产的检测试剂盒在染色机制和操作步骤等方面基本类似，可根据自己的实际情况合理选用。

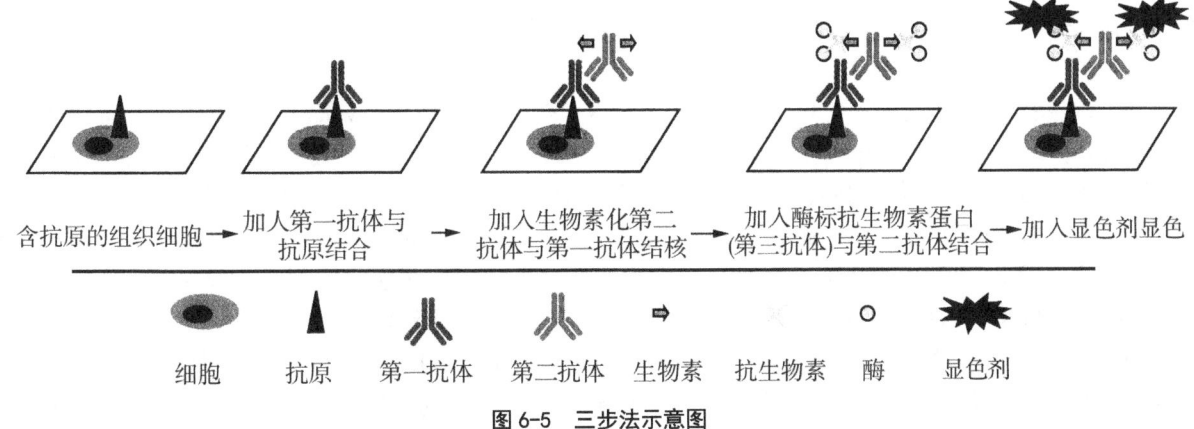

图 6-5 三步法示意图

二、免疫组化染色方法采用的技术

随着免疫组化技术不断地发展，新技术日益被广泛应用。在众多免疫组化技术中，要在组织细胞中检测某一种抗原，都是首先选择目的抗体与组织细胞中相应的抗原结合，在直接法中抗体与抗原结合后就可以显色观察。为了增加检测抗原的敏感性，使组织细胞中含量较低的抗原也能被检测出来，需要用放大技术（间接法）将抗原-抗体结合物进一步放大。该放大技术就是抗原、抗体结合后不直接加显色剂显色，而是利用一种或多种抗体和复合物（泛指第二抗体和第三抗体）与抗原-抗体结合物连接，形成抗原-第一抗体-第二抗体-第三抗体结合物再进行显色。在临床病理诊断中所用的免疫组化染色方法多采用以下技术。

（一）直接法

免疫组化直接法较为简单，用抗体标记酶标记在特异性第一抗体上，不需要检测试剂盒。染色时用酶标第一抗体直接与抗原特异性结合，然后就可以加显色剂显色。常用的是使用 EPOS 一步法的第一抗体，如 monoclonal mouse anti-human actin、EPOS、HRP 以及一些荧光第一抗体。由于 EPOS 一步法中抗体与抗原结合后，根据第一抗体所用的标记酶选择相对应的显色剂进行显色，没有再加入其他抗体连接，连接的抗体和操作步骤少，因此，比间接法具有更高的特异性。EPOS 一步法虽然是一步法，没有将抗原-抗体结合物进一步放大，但是由于采用了先进的聚合物技术，增加了其敏感性。但生产这类酶标第一抗体的厂商不多，抗体种类较少，抗体标记酶也主要是 HRP，所以很少使用。

（二）间接法

1. PAP/APAAP 复合物技术

PAP（过氧化物酶抗过氧化物酶，peroxidase anti-peroxidase）复合物技术是在抗酶抗体中加入过量的辣根过氧化物酶（HRP），使 HRP 充分结合在抗酶抗体上形成可溶性的 PAP 复合物。HRP 不是通过标记抗体的方法标记在抗体上，因此，PAP 法为非标记抗体法。用于制备 PAP 复合物的免疫动物主要是鼠和兔，所以制备出的 PAP 复合物分别为鼠（mouse）PAP 复合物和兔（rabbit）PAP 复合物。因此，PAP 法检测试剂盒主要有两种，分别与鼠的第一抗体（mouse anti-）和兔的第一抗体（rabbit anti-）配套使用，试剂盒含有正常马血清或羊血清，抗鼠 IgG 或抗兔 IgG 的第二抗体和鼠或兔的 PAP 复合物。第二抗体中的 IgG 有两个 Fab 片段，一个首先与特异性第一抗体结合形成特异性的抗原-抗体结合物，另外一个与后加入的 PAP 复合物结合，PAP 复合物结合的 HRP 催化最后加入的 DAB 或 AEC 显色剂的显色反应。要注意的是第一抗体和试剂盒的正确配套使用，按马血清-鼠第一抗体-马抗鼠第二抗体-鼠 PAP 或羊血清-兔第一抗体-羊抗兔第二抗体-兔 PAP 配套使用。否则，抗原、抗体连接不上，而使染色失败。

APAAP（碱性磷酸酶 – 抗碱性磷酸酶，alkaline phosphatase anti-alkaline phosphatase）复合物技术与 PAP 的机制和操作步骤基本相同，所不同的是 APAAP 法是用碱性磷酸酶代替 PAP 法的辣根过氧化物酶，在染色前无须用 H_2O_2 处理组织切片消除内源性过氧化物酶，另外需要选用固蓝、固红和 BCIP/NBT 等作为显色剂。

2. 抗生物素蛋白 – 生物素技术

（1）抗生物素蛋白 – 生物素（avidin-biotin）技术：抗生物素蛋白（avidin）和生物素（biotin）具有很强的亲和力，结合速度快，相互结合牢固而不容易解离，其生物活性也不会受到影响。抗生物素蛋白除了能和生物素结合外，还能与抗体标记酶和荧光素等结合。利用抗生物素蛋白和生物素这些特点，发展了抗生物素蛋白 – 生物素技术，具有代表性的是 ABC 法（avidin-biotin complex，ABC），ABC 法比 PAP 法更加敏感，因此，取代 PAP 法一直被广泛应用。ABC 法属于三步法，检测试剂盒主要包含正常血清及第二抗体、抗生物素蛋白（试剂 A）和生物素化酶（试剂 B），使用前将试剂 A 和试剂 B 等量混合配制成 AB 复合物。第二抗体为生物素化的抗鼠或抗兔 IgG，能分别和鼠或兔第一抗体特异性结合，AB 复合物是用生物素与酶（辣根过氧化物酶或碱性磷酸酶）结合获得的生物素化酶，生物素化酶再和抗生物素蛋白形成抗生物素蛋白 – 生物素 – 酶复合物而成。染色时第二抗体中的 Fab 片段和第一抗体结合，生物素和 AB 复合物中的抗生物素蛋白结合，最后通过 ABC 复合物上的酶参与显色反应而形成有色的不溶性沉淀物。根据结合在 AB 复合物上的酶选用合适的显色剂。

（2）链菌抗生物素蛋白 – 生物素（streptavidin-biotin）技术：链菌抗生物素蛋白（streptavidin，SA）是从链霉菌属蛋白分离出来的一种蛋白质，性质与抗生物素蛋白类似，与生物素具有很强的亲和力，除了能和生物素结合外，还能与抗体标记酶和荧光素等结合。SA 比 AB 复合物有更多的结合点，它仅标记过氧化物酶或碱性磷酸酶而本身没有与生物素结合。SA 分子相互间并不连接，因而分子量较少；AB 复合物分子之间会互相连接，形成一种具有三维结构类似晶体的大分子量复合物。由于 SA 分子量较小，穿透组织的能力比 AB 复合物大，反应的速度快。AB 复合物中抗生物素蛋白有四个和生物素亲和力极高的结合点，其中一部分与生物素酶结合物的生物素连接，只留下一部分结合点与第二抗体上的生物素连接。SA 也有四个和生物素亲和力极高的结合点，其本身没有连接生物素，四个结合点都可以与第二抗体上的生物素连接，这样 SA 比 AB 复合物更容易和更多地与第二抗体上的生物素结合，因而 SA 的敏感性比 AB 高，反应所需的时间比 AB 短。用链菌抗生物素蛋白代替抗生物素蛋白建立了链菌抗生物素蛋白 – 生物素技术，具有代表性的是 LSAB（labelled streptavidin-biotin）法。LSAB 法比 ABC 法更加敏感，因此，近年来 LSAB 法取代 ABC 法被广泛应用。LSAB 法属于三步法，检测试剂盒主要包含正常血清、生物素化第二抗体、链菌抗生物素蛋白（第三抗体）。第二抗体为生物素化的抗鼠或抗兔或抗羊 IgG，能分别和鼠或兔或羊第一抗体特异性结合，SA 标记的酶有辣根过氧化物酶，也有碱性磷酸酶。染色时第二抗体和第一抗体结合，SA 与第二抗体的生物素结合，使抗原 – 第一抗体 – 第二抗体 – 第三抗体形成一个标记有 HRP 或 AP 的复合物，最后通过 SA 上的酶参与显色反应而形成有色的不溶性沉淀物。根据结合在 SA 上的标记酶选用合适的显色剂。LSAB 不像 ABC 法那样临用前配制 AB 复合物，操作更简便。不同厂商都有生产基于链菌抗生物素蛋白 – 生物素技术的检测试剂盒，但名称有所不同，如 LSAB 试剂盒、SP 试剂盒。

3. CSA（催化信号放大，catalyzed signal amplification）法

采用链菌抗生物素蛋白 – 生物素技术，应用生物素化酪胺作为放大试剂来放大检测信号。第二代的 CSA Ⅱ 为非生物素系统，用荧光素化酪胺代替生物素化酪胺作为放大试剂，不受内源性生物素干扰，操作步骤更少，所以目前多采用第二代的 CSA Ⅱ 检测系统。第二抗体与抗原 – 抗体结合物连接后，加入荧光素化酪胺，在标记 HRP 抗鼠 / 兔第二抗体附近，由过氧化物酶作用下形成大量的荧光素沉积物，这些沉积物与再加入的抗荧光素 –HRP 抗体结合形成更大的复合物，最后 HRP 参与 DAB 显色反应而显色。由于 CSA 法加入了催化信号放大试剂，使信号不断放大，因此敏感性特别高。

4. 聚合物技术

聚合物（polymer）技术是新发展的一种免疫组化技术，利用一种名为右旋糖酐-70聚合物的独特结构，将辣根过氧化物酶或碱性磷酸酶和鼠/兔的免疫球蛋白一起结合在葡聚糖骨架上，形成酶标-第二抗体复合物，称为酶标聚合物技术（labelled dextran polymer，LDP）。由于葡聚糖骨架可以连接多个第二抗体，使每个聚合物有超过20个位点与第一抗体结合，每个聚合物上也能标记上多达100个分子的酶，使第二抗体可充分和第一抗体特异结合，形成较大分子的抗原-第一抗体-第二抗体结合物，在显色时也有充足的酶参与显色反应，如EnVision试剂盒。因此，LDP技术的染色法是二步法，但敏感性高于ABC、LSAB等三步法。如EnVision试剂盒，其中只有一瓶第二抗体，染色时不需要用正常血清封闭，第二抗体只需孵育切片10～30 min，比ABC、LSAB等方法第二抗体和第三抗体各孵育30 min节省了时间，染色步骤少，操作简便。此外，LDP技术中的第二抗体不存在生物素，克服抗生物素蛋白-生物素技术中检测系统内含有的生物素与组织细胞中内源性生物素起交叉反应的现象，非特异性背景染色极低。应用聚合物技术的二步法还有EnVision和PowerVision等检测试剂盒。由于LDP技术具有操作步骤少、染色时间短和不含生物素等优点，已经成为临床病理诊断免疫组化染色的主流技术，被广泛应用。

EPOS一步法（增强聚合物一步法，enhanced polymer one step）也是利用聚合物技术，将辣根过氧化物酶标记在葡聚糖聚合物上，然后再与第一抗体连接而形成EPOS第一抗体。染色时，直接用EPOS第一抗体特异性和组织细胞抗原结合后，连接在第一抗体上的辣根过氧化物酶参与DAB的显色反应。由于聚合葡聚糖的骨架上能连接多个分子第一抗体，标记上的酶数量也较多。因此，EPOS第一抗体能充分和组织细胞中相应的抗原结合，在显色时有充足数量的酶与显色剂起反应；并且EPOS一步法克服了直接法不敏感的缺点，具有较高敏感性，也有直接法高特异性的特点。此外，EPOS第一抗体没有生物素的存在，不存在与组织中内源性生物素起交叉反应的现象，染色背景清晰。

三、常用免疫组化染色方法操作

用于临床病理诊断的免疫组化染色方法很多，但考虑到方法的特异性和敏感性、操作简单方便和价格等因素，多采用的是LSAB（S-P）法和EnVision（EnVision/PowerVision）法。而EPOS一步法染色步骤少，操作更简单；CSA法最为敏感，适合检测抗原含量低的组织标本。

（一）EnVision法

1. 特点

EnVision法为采用聚合物技术的二步法，是非生物素检测系统，可避免内源性生物素干扰，不需要进行封闭内源性生物素操作，加第一抗体前也不需用正常血清封闭，具有敏感性高、操作简便和非特异性染色少的优点，已成为最常用的方法之一（图6-6）。

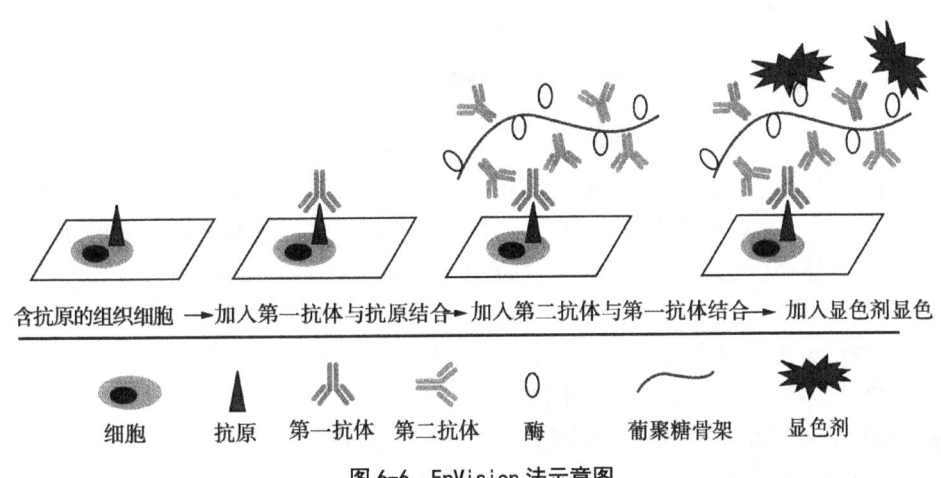

图6-6 EnVision法示意图

2. 试剂盒

只有 EnVision/HRP/ 抗鼠 / 抗兔第二抗体工作液。不同编号的试剂盒有所不同，有的还配有过氧化物酶阻断剂和显色剂。也可选择 EnVision/AP/ 抗鼠 / 抗兔第二抗体。

3. 染色步骤

（1）石蜡切片脱蜡至水，冷冻切片和细胞涂片固定后蒸馏水洗。

（2）必要时进行抗原修复，修复后蒸馏水洗。

（3）3% 的 H_2O_2 水溶液处理 10 min，蒸馏水洗，PBS 洗 5 min。

（4）滴加第一抗体工作，孵 30～60 min，37℃；或孵育过夜（约 16 h），4℃。

（5）PBS 洗 5 min，3 次。

（6）滴加 EnVision/HRP/ 鼠 / 兔第二抗体，孵育 10～30 min，37℃。

（7）PBS 洗 5 min，3 次。

（8）DAB-H_2O_2，显色 1～5 min，蒸馏水洗终止显色。

（9）Mayer 苏木精染色液复染细胞核 3～5 min，蒸馏水洗 5～10 min。

（10）常规脱水透明，中性树胶封片。

4. 结果

阳性结果呈深浅不一的棕色，细胞核呈蓝色。

（二）LSAB（S-P）法

1. 特点

LSAB 法采用链菌抗生物素蛋白 – 生物素技术，其中链菌抗生物素蛋白与生物素具有很强的亲和力。二步法染色，加入的第二抗体和第三抗体可将抗原 – 抗体结合物不断放大，敏感性较高。高纯化的抗体技术使背景更加清晰。为含生物素检测系统，需注意封闭内源性生物素。第二抗体含有抗鼠、抗兔和抗羊免疫球蛋白，适用于与鼠抗、兔抗和羊抗等第一抗体配套使用，价格较便宜（图 6-7）。

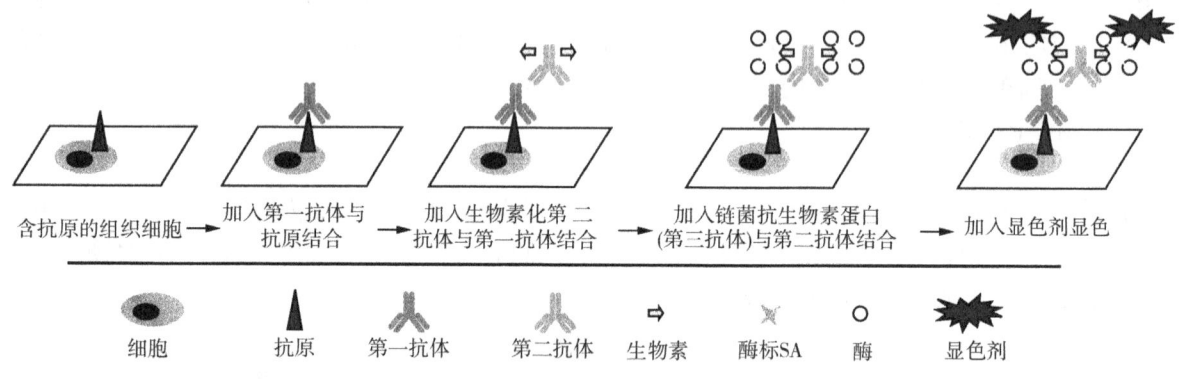

图 6-7 LSAB（S-P）法示意图

2. 试剂盒

包含生物素标记的抗鼠 / 抗兔 / 抗羊免疫球蛋白（biotin-mouse/rabbit/goat IgG）工作液，标记 HRP 的链菌抗生物素蛋白（streptavidin/HRP）工作液。不同编号的试剂盒有所不同，有的还配有过氧化物酶阻断剂和显色剂。也可选择标记 AP 的链菌抗生物素蛋白（streptavidin/AP）。

3. 染色步骤

（1）石蜡切片脱蜡至水，冷冻切片和细胞涂片固定后蒸馏水洗。

（2）必要时进行抗原修复，修复后蒸馏水洗。

（3）3% 的 H_2O_2 水溶液处理 10 min，蒸馏水洗，PBS 洗 5 min。

（4）正常血清封闭后直接滴加第一抗体工作液，孵育 30～60 min；或孵育过夜（约 16h），4℃。

（5）PBS 洗 5 min，3 次。

（6）滴加鼠 / 兔 / 羊第二抗体，孵育 20～30 min，37℃。

（7）PBS 洗 5 min，3 次。
（8）滴加链菌抗生物素蛋白/HRP（第三抗体），孵育 20～30 min，37℃。
（9）PBS 洗 5 min，3 次。
（10）DAB-H_2O_2 显色 1～5 min，蒸馏水洗终止显色。
（11）Mayer 苏木精染色液复染细胞核 3～5 min，蒸馏水洗 5～10 min。
（12）常规脱水透明，中性树胶封片。

4. 结果

阳性结果呈深浅不一的棕色，细胞核呈蓝色。

（三）EPOS 法

1. 特点

EPOS 法采用聚合物技术的一步法，敏感性高。第一抗体不含生物素，可避免内源性生物素干扰，不需要进行封闭内源性生物素操作，加第一抗体前也不需用正常血清封闭。其最大的优点是操作步骤少，染色快速，几乎没有非特异性背景染色。缺点是抗体种类不多，第一抗体只有标记 HRP（图 6-8）。

2. 试剂盒

不用检测试剂盒，只需要选用 EPOS 第一抗体即可。

3. 染色步骤

（1）石蜡切片脱蜡至水，冷冻切片和细胞涂片固定后蒸馏水洗。
（2）必要时进行抗原修复，修复后蒸馏水洗。
（3）3% 的 H_2O_2 水溶液处理 10 min，蒸馏水洗，PBS 洗 5 min。
（4）滴加第一抗体工作液，孵育 45 min，37℃。
（5）PBS 洗 5 min，3 次。
（6）DAB-H_2O_2 显色 1～5 min，蒸馏水洗终止显色。
（7）Mayer 苏木精染色液复染细胞核 3～5 min，蒸馏水洗 5～10 min。
（8）常规脱水透明，中性树胶封片。

4. 结果

阳性结果呈深浅不一的棕色，细胞核呈蓝色。

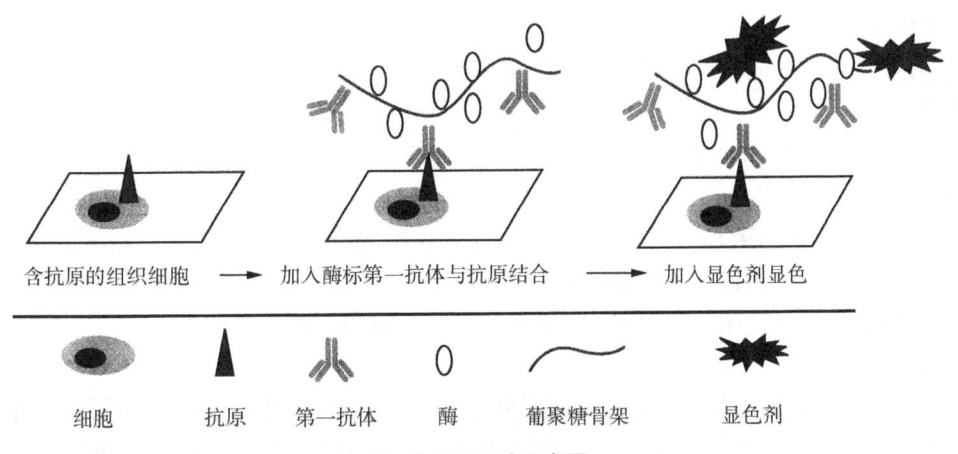

图 6-8　EPOS 法示意图

（四）CSA Ⅱ法

1. 特点

CSA Ⅱ法应用荧光素化酪胺作为放大试剂，使抗原-抗体结合物信号不断放大，因此，有极高的敏感性，比 EPOS 一步法、EnVision 二步法和 LSAB（S-P）法都高。它特别适用于检测较弱的组织抗原，但操作步骤较多。

2. 试剂盒

过氧化物酶阻断剂 3% 的 H_2O_2，无血清蛋白阻断剂，抗鼠 Ig/HRP（第二抗体），荧光素化酪胺（放大试剂），抗荧光素 /HRP 抗体（第三抗体），DAB 原液和 DAB 稀释液。

3. 染色步骤

（1）石蜡切片脱蜡至水，冷冻切片和细胞涂片固定后蒸馏水洗。
（2）必要时进行抗原修复，修复后蒸馏水洗。
（3）3% 的 H_2O_2 水溶液处理 5 min，蒸馏水洗，PBS 洗 5 min。
（4）滴加无血清蛋白阻断剂孵育 5 min，甩去阻断剂，不洗切片。
（5）滴加第一抗体工作液孵育 5 min，PBS 洗 5 min，3 次。
（6）滴加抗鼠 Ig/HRP 第二抗体孵育 15 min，PBS 洗 5 min，3 次。
（7）滴加荧光素化酪胺孵育 15 min，PBS 洗 5 min，3 次。
（8）滴加抗荧光素 /HRP 抗体孵育 15 min，PBS 洗 5 min，3 次。
（9）$DAB-H_2O_2$ 显色 1～5 min，蒸馏水洗终止显色。
（10）Mayer 苏木精染色液复染细胞核 3～5 min，蒸馏水洗 5～10 min。
（11）常规脱水透明，中性树胶封片。

4. 结果

阳性结果呈深浅不一的棕色，细胞核呈蓝色。

四、自动免疫组化染色机的应用

免疫组化染色手工操作存在着一定的局限性，从第一张片开始滴加试剂到最后一张，很难保证每张片子的时间一样，特别是染片量大的时候。而且免疫组化染色过程步骤繁多，一旦误加试剂，就导致染色结果的错误，甚至由于假阴性的结果，造成诊断医师的错误判读，影响病理诊断的准确性。

免疫组化染色机的发展经历由半自动到全自动的过程。半自动免疫组化机一般是从滴加抗体孵育开始到最后显色复染，都在机器上完成，而烤片、脱蜡及抗原修复等操作仍然需要人工或由其他机器完成。全自动染色机具有独立加热模块，能够完成从烤片开始到苏木精复染的免疫组化染色全过程，自动化程度高，操作人性化。

自动免疫组化机的加液方式主要有以下几种。

1. 开放式加液

液体直接滴加在组织表面，较容易干片或染色不均匀。

2. 油膜覆盖

油膜浮在试剂表面，防止液体挥发，但清洗油膜时需要较多液体。

3. 高分子盖片

如 Bond 免疫染色机上使用 Covertile（盖瓦）覆盖在组织上，通过真空吸引，轻柔加液，抗体覆盖组织均匀，不容易产生气泡，而且对组织保护效果较好。

有些自动免疫组化机对抗体的使用有一定的限制，主要有以下两种方式。

1. 开放式

第一抗体和第二抗体检测系统及其他机载试剂全部开放，试剂选择自由度高，但是染色过程中影响因素较多，需要做好染色预实验，选择合适的第一抗体与检测系统组合以及合适的抗体孵育时间等。

2. 半封闭式

第一抗体和部分相关试剂开放，可以自由选择相应第一抗体，但检测系统和部分相关试剂只能由厂商配套提供，较适合于染色机的配套程序，可以更好地保证染色机操作的染色质量以及染色结果的稳定性和重复性。

全自动免疫组化机染色操作过程中人为因素更少、操作简便、染色程序编辑灵活，实现对每张玻片能够个性化染色，满足科室对免疫组化个性化染色的要求，染色质量稳定可靠，试剂使用与消耗能够实时追踪管理。功能上可以随着用户染色要求实现功能的扩展，如进行免疫组化双重染色和多重染色以及原位杂交检测等。

自动免疫组化染色机的应用有利于规范化和标准化操作和染色质量控制，保证染色结果的准确性，也减轻技术人员的工作负担。染色机通过连接实验室信息化管理系统可以实现科室与医院临床科室间的信息共享，这也是未来病理科室的发展趋势之一。

五、免疫组化染色质量控制

免疫组化染色从组织取材固定到染色后封片，经过多个步骤的操作，每一个步骤操作不当都会影响染色结果，进而影响病理诊断的准确性。因此，有必要对染色进行质量控制，确保有高质量的染色结果。

（1）组织离体后应及时固定，最理想的固定液为10%的中性缓冲甲醛液（pH7.2～7.4），固定时间为4～6h，不超过24h。固定不足或过度固定都不利于免疫组化染色。

（2）石蜡切片脱蜡要彻底，脱蜡不干净会造成局灶性阳性等染色不均匀的现象，甚至染色失败。

（3）是否进行抗原修复，可参考第一抗体说明书或实验室预实验结果来定。许多抗原检测进行抗原修复时，可以用热处理方法替代蛋白酶消化方法。不当的抗原修复会导致抗原定位发生改变，即应该细胞质阳性的则出现细胞核阳性等；也会引起假阳性或假阴性的结果。

（4）使用的第二抗体为HRP/鼠/兔，不需要考虑所用的第一抗体是鼠抗还是兔抗。

（5）在临床病理学诊断时，是否需要行免疫组化染色作为辅助诊断，如需要，选用多少种抗体、用哪一种抗体和哪一种克隆的抗体由诊断医师来决定。但技术员应了解和记录同一种抗体中染色效果最好的厂牌和批号，每次使用新批次的抗体，都应该先做预实验来检测抗体的效价。如果更换不同类型的检测试剂盒，因敏感性不同，第一抗体的稀释度或第一抗体的孵育时间有可能不同，即使是即用型第一抗体都有可能需要稀释。第一抗体稀释度越大，背景染色越少，所以应选用较敏感的检测试剂盒，以提高第一抗体的稀释度。

（6）不同试剂盒标记的酶可能不同，应合理选用，与第一抗体和显色剂配套使用。在HRP系统，可用AEC代替DAB显色，阳性结果呈深浅不一的红色。在AP系统可选用固蓝或固红显色剂，阳性结果呈深浅不一的蓝色或红色。除DAB显色外，用其他显色剂显色后，都不能用乙醇脱水、二甲苯透明和中性树胶封片，只能用水溶性胶封片，而且不能长时间保存切片。除非行双重染色，一般应首选DAB为显色剂（表6-3）。

表6-3 不同试剂盒与第一抗体和显色剂的配套使用

试剂盒	配套使用的第一抗体	所用显色剂
HRP/鼠	鼠源单克隆抗体	DAB、AEC
AP/鼠		固蓝、固红、BCIP/NBT
HRP/兔	兔源单克隆抗体和兔源多克隆抗体	DAB、AEC
AP/兔		固蓝、固红、BCIP/NBT
HRP/鼠/兔	鼠源单克隆抗体、兔源单克隆抗体和兔源多克隆抗体	DAB、AEC
AP/鼠/兔		固蓝、固红、BCIP/NBT

（7）手工染色时，抗体孵育切片应在37℃进行，使每次染色抗体孵育都能在恒定的温度下进行，不受室温的影响。在低温如4℃进行第一抗体孵育切片，时间可以延长至16～24h，通常是过夜，更有利于与抗原、抗体充分结合。

（8）滴加抗体要完全覆盖组织：在加抗体前用含0.05%吐温的PBS浸洗切片，可有效避免由于抗体表面张力的作用，在组织表面隆起而引起组织边缘出现假阳性的现象。

（9）加抗体前后均应用PBS充分浸洗切片，不必担心过多浸洗使抗原-抗体结合物解离。一般用3缸PBS，并保证第3缸PBS是新的，有利于减少非特异性染色。

（10）加抗体前要尽可能甩干切片上的PBS，残留的PBS对加入的抗体稀释度是很高的，会直接影响染色结果。

（11）在整个染色操作过程中，应避免切片完全干燥，否则会增加背景色和导致染色失败。

（12）染色过程中设立阳性和阴性对照非常重要，以验证抗体和检测试剂系统效价是否稳定、实验操作是否正确，从而确保染色结果的可靠性。用于阳性对照的组织蜡块和组织切片要注意经常更新，组织蜡块和组织切片保存一段时间后，有可能会出现组织抗原的丢失现象。

（13）Mayer苏木精染色液仅着染细胞核，所以不用酸分化。如果阳性定位在细胞核，复染要稍浅。如果用甲基绿复染，细胞核呈绿色。滴加甲基绿前要将切片上的水分甩干，有利于细胞着染。

（14）组织切片背景深与下列因素有关，应注意避免。

①第一抗体浓度太高。

②抗体孵育时间过长。

③抗体孵育温度过高。

④DAB显色剂中DAB浓度过高或H_2O_2太多。

⑤正常血清封闭之后、滴加第一抗体之前用了PBS洗切片。

⑥抗体纯度不高。

⑦抗体孵育切片后洗不干净。

⑧内源性过氧化物酶的干扰。

⑨内源性生物素的干扰。

⑩在染色过程中发生干片现象。

（15）使用自动免疫组化染色机，可使染色操作自动化和标准化。但要注意对机器的维护和保养，使机器保持在正常的状态下工作。

第七章

特殊组织制作技术

第一节 胃肠镜、食管镜活检制作技术

目前，我国消化道肿瘤的发病率呈逐年上升趋势，胃癌和结直肠癌是继肺癌之后，发病率和死亡率都位居前列的恶性肿瘤。因此，针对消化道肿瘤的早期诊断、早期治疗是提高癌症患者康复率和生存率的重要措施。随着纤维胃镜和电子胃镜、肠镜的普及，食管镜、胃肠镜活检标本日益增多，且同一病人经常取多块标本，由于活检的标本较小（尤其是食管镜标本，有时仅仅是一小片黏膜），通常把钳取的数块标本放在一起脱水、包埋制成一个蜡块，这样虽然省事，但带来了两个缺点：一是在一个蜡块内的几个标本不能位于同一平面；二是每块标本的包埋方向也很难做到正确无误，从而直接影响了切片质量和诊断的准确性。为了配合临床病理诊断需求，针对胃肠镜、食管镜小标本组织切片制作流程，必须制定一套切实可行的、质控严格的操作规范。

一、食管和胃的正常解剖学

食管为一肌性管状结构，在成人长约 25 cm，内衬黏膜为非角化性复层鳞状上皮。基底层为 1~4 个细胞厚度。黏膜固有层由疏松结缔组织组成，在食管的远端部分，包含被称为（食管）贲门腺的黏液腺。与胃肠道其他部位相比，食管黏膜肌层相对较厚，特别是在食管的远端。

胃大体上分为贲门、胃底、胃体、幽门窦和幽门几个部分。这与胃黏膜的 3 种主要组织学类型即贲门、胃底和幽门（胃窦）黏膜有些对应关系（但不能等同起来），各型胃黏膜之间存在移行区域。所有的胃腺均有两种主要成分：小凹和分泌部分（腺节）。小凹是胃癌发生的最重要的部位。胃黏膜的另外两种成分是固有层和黏膜肌层。黏膜肌层由内环外纵两层组成，并有细小的平滑肌束与之连续向上长入黏膜固有层直达表面上皮下方。

二、固定前处置

首先，胃镜/食管镜活检标本应在腔镜室活检时，将标本从活检钳中取出时用拨针将黏膜铺开，分辨出黏膜面及固有层面（带血点为下），而后用镊子夹一小块滤纸膜贴附于黏膜组织表面，用拇指轻压一下，使黏膜表层贴附于滤纸膜上，保持平坦。

另一种方法是用塑网代替滤膜，使黏膜平铺于 2 层塑料网之间，然后置于脱水盒中进行固定。

三、固定

将附有黏膜组织的滤膜放入装有 10% 中性福尔马林液标本管中固定。

四、脱水前处置

脱水前将活检标本从标本瓶中取出，分离组织与滤膜，将已固定好的组织用粗滤纸包好放入脱水盒中，入脱水机进行脱水或手工脱水，或将固定后的组织块置于两片海绵片之间，把夹有标本的双层海绵

放入塑料脱水盒内进行脱水。脱水时,应在 80% 乙醇中放入少许伊红搅匀,以便在脱水过程中使小块活检标本着伊红色,易于包埋面的识别。

五、脱水方法

(一)脱水时间

(1) 10% 中性福尔马林,2 h。
(2) 80% 乙醇,40 min。
(3) 90% 乙醇,40 min。
(4) 95% 乙醇Ⅰ,1 h。
(5) 95% 乙醇Ⅱ,2 h。
(6) 95% 乙醇Ⅲ,3 h。
(7) 100% 乙醇Ⅰ,20 min。
(8) 100% 乙醇Ⅱ,40 min。
(9) 二甲苯Ⅰ,5 min。
(10) 二甲苯Ⅱ,20 min。
(11) 石蜡Ⅰ,5 min。
(12) 石蜡Ⅱ,25 min。

(二)注意事项

(1) 手工脱水每步骤须控干液体。
(2) 严格控制脱水时间。
(3) 严格控制液体浓度,防止组织过硬、过脆。
(4) 为避免标本过硬,可在无水乙醇后浸入香柏油片刻,软化后再透明。

六、包埋

用鸭嘴镊打开脱水盒中的滤纸包,从中取出食管镜标本或胃黏膜标本,放入包埋机冷台上的包埋模具中,加入少许蜡,待黏膜标本在蜡底部立埋凝固后,抽出镊子,再放上脱水盒充满蜡移至大冷台,待完全冷却后卸下蜡块修去多余蜡边,即可上机切片。

七、切片与染色

切片前,将已修好的蜡块放在冷台上冷冻,使组织与石蜡温度一致,以利切片。切片时做连续切片(厚度为 3~4 μm),每张玻片上捞 5~6 片组织,切片控干后 70~80℃烘烤 30 min,常规 HE 染色,树胶封片。

前述的活检标本制作方法:用拨针平铺食管镜/胃镜黏膜小标本,而后用滤膜贴附标本,由于此种方法操作简捷,平铺贴膜技术易掌握,适合在数量较大的普查工作中使用(图 7-1)。以往一直将扭曲成团的内镜活检标本不加任何处理直接放入固定液中,黏膜不能平铺展开,包埋时难以定向定位,故切片质量不佳,常因出现黏膜不全、断裂或平切导致影响对病变的判断(图 7-2)。采取上述方法可获得满意的食管镜/胃镜黏膜活检切片,镜下观察,可见黏膜组织层次分明,结构清晰,获得了切片的最佳观察效果(图 7-3)。

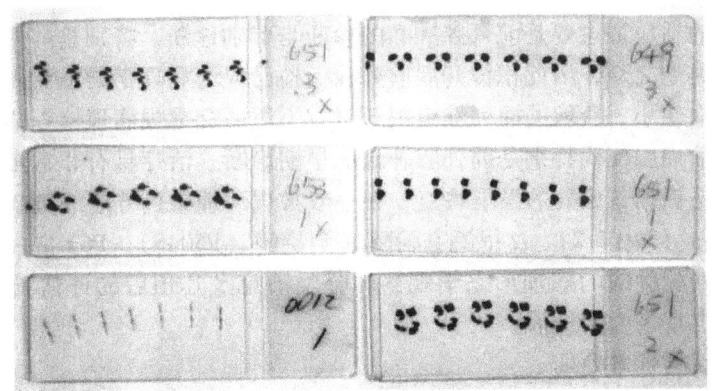

图 7-1　切片要捞多个切面

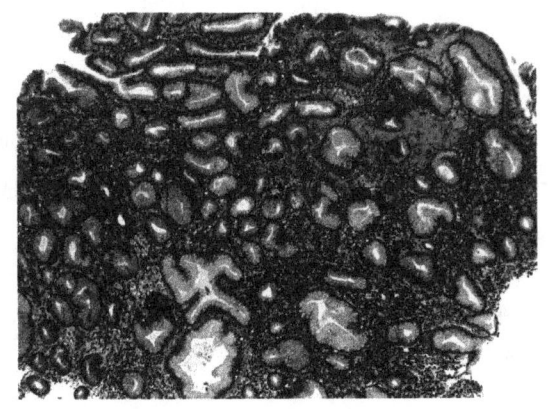

图 7-2　胃黏膜活检包埋不正确 ×100

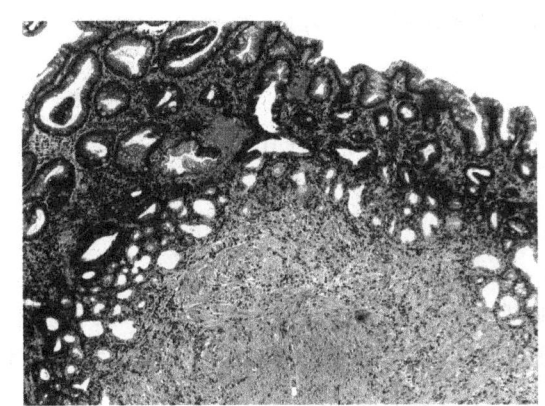

图 7-3　胃黏膜活检包埋正确 ×100

第二节　前列腺穿刺活检制作技术

一、前列腺穿刺活检的意义

前列腺疾病的诊断，传统上主要是依据患者的临床症状进行肛肠指诊检查，化验检查：尿液前列腺液化验镜检以及血清中 PSA（前列腺特异性抗原）含量，物理学检查：X 线平片、CT、磁共振、细针吸取细胞学（FNA）。早期进行的直肠指诊经会阴穿刺及直肠指诊经直肠前列腺穿刺取活检法由于其准确度太低现已很少使用，前列腺穿刺对患者损伤小且准确度高，较传统方法对癌症的检出率明显提高。

前列腺疾病一般分为前列腺的炎症、良性增生、瘤样病变和肿瘤等。1989 年，Hodge 提出的经直肠超声引导前列腺穿刺活检术已被广泛认同，成为标准术式。近些年来国内外随着这项工作的逐渐开展，对前列腺疾病的认识有了显著的提高，前列腺病学的研究也有了迅速发展，对该病的诊断分类分级也随之更加明确。

前列腺穿刺活检的适应证主要是前列腺肿瘤的诊断与鉴别诊断，特别是前列腺癌的早期诊断，其病理形态即有几十种类型之众，因此积极开展前列腺活检已成为病理学的重要内容之一。

前列腺穿刺活检损伤小，获取的前列腺组织新鲜，不但适合常规病理检查，还适合其他现代先进方法的研究，对前列腺疾病特别是前列腺肿瘤的早期诊断、治疗具有非常重要的作用。

前列腺活检病理是根据其疾病的发展特点，在一般常规病理染色方法的基础上，吸收了免疫组化染色如高分子量角蛋白（34βE12）、α 甲酰基辅酶 A 消旋酶（P504S）、P63 蛋白等，这些技术对各类前列腺疾病特别是前列腺肿瘤的病理形态学观察和分类治疗及其预后的评估具有重要作用，对其病因、发病机制的研究也有极大的价值。

二、前列腺穿刺活检标本处理

1. 目前发现前列腺癌的常规方法是超声引导下经直肠穿刺活检

对直肠指诊或超声检查中发现的病变进行直接穿刺活检应与标准化方案的系统性穿刺活检相结合。六点方案穿刺法分别在前列腺两侧叶的尖部、中部及基底部进行穿刺取样。其穿刺点位于前列腺每一叶的中间区域，与中线及前列腺两侧缘距离相等，而前列腺癌大多位于前列腺外侧区。有人建议对六点穿刺法进行修改。近来研究表明，10～13点系统穿刺活检法的前列腺癌检出率比传统的6点穿刺法高35%，这与前列腺外周区靠外侧部位取样机会增多有关，很多前列腺癌位于该部位。

2. 如何处理穿刺活检

前列腺穿刺活检应分别标明其穿刺部位。如果在同一部位穿两针，可包埋在一个蜡块里。但在一个蜡块中包埋两针以上的活检标本，在切片时不易切全。若发现有可疑前列腺癌的非典型区域，应以该区域为重点再次穿刺活检。前列腺及其周围结构的正常组织学在基底部与尖部有所不同，因此病理医师需要了解前列腺穿刺活检部位。

三、光学显微镜镜检标本的制作

光学显微镜观察是前列腺活检的最基本的方法，但是与一般病理检查比较，其制片染色又有独特的要求。首先，因为前列腺标本较长较细，有时是一个蜡块包埋2条穿刺组织，所以制片从固定、脱水、透明、浸蜡、包埋、切片、染色等都有较严格的要求。

1. 穿刺组织的固定

前列腺穿刺组织的固定常用的固定液为缓冲甲醛（40% 12 mL，水88 mL，磷酸二氢钠0.4 g，磷酸氢二钠13 g，pH7）。前列腺组织在上述固定液内于室温下固定1 h以上。

2. 脱水、透明、浸蜡、包埋

梯度酒精脱水以80%酒精50 min、95%酒精（Ⅰ）30 min、95%酒精（Ⅱ）30 min、95%酒精（Ⅲ）30 min、无水酒精（Ⅰ）30 min、无水酒精（Ⅱ）30 min、二甲苯（Ⅰ）15 min、二甲苯（Ⅱ）15 min、优质石蜡（熔点58～60℃，Ⅰ）30 min、优质石蜡（Ⅱ）30 min、优质石蜡（Ⅲ）1 h、优质石蜡（Ⅳ）1 h。

3. 包埋

包埋时要求前列腺穿刺一定要与包埋盒底面保持平行。具体做法是准备一支3号钢钉，将钢钉头向下放入包埋机镊子预热孔内预热，包埋前列腺穿刺标本时用包埋镊子将组织轻轻夹出，平铺包埋盒底面后用钢钉头部平面轻轻将组织压平压实、浇蜡、冷却、取出蜡块。

4. 切片

将蜡块修成小长矩形块置于专用冷台上冷却5 min，在优良的切片机上，以锋利的切片刀切出4 μm的切片，2～4片连续切片，捞在洁净的载玻片上。由于前列腺穿刺活检的标本很细，当HE切片中发现少量可疑腺泡或细胞巢时，再重新切片做免疫标记常常发现可疑癌的成分已经切完，这时会使病理医师的诊断处于左右为难的境地，有些病人不得不重复穿刺活检。因此，应对所有前列腺穿刺活检病例在做HE切片的同时预留6张连续切片，以备其他染色的需要。

四、常规HE染色方法

（一）常规染色

（1）切片常规脱蜡入水。

（2）Harris苏木精5～15 min（视苏木精新旧程度而定）。

（3）自来水充分水洗。

（4）1%盐酸酒精分化数秒。

（5）自来水洗。

（6）0.5%～1.0%氨水返蓝数秒。

（7）自来水洗至蒸馏水。
（8）1% 伊红染胞质 1～2 min。
（9）水洗一次数秒。
（10）脱水、透明、封固。

（二）染色结果

细胞核、细胞质内颗粒（细胞器）紫蓝色，细胞质、基底膜、平滑肌及纤维组织粉红色（图 7-4、图 7-5）。

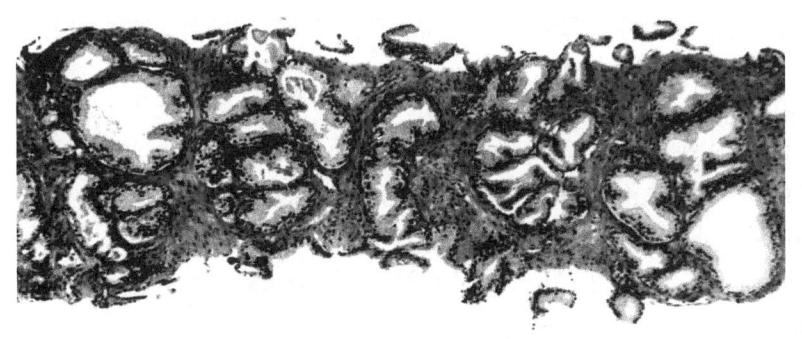

图 7-4　前列腺穿刺 HE 染色 ×50

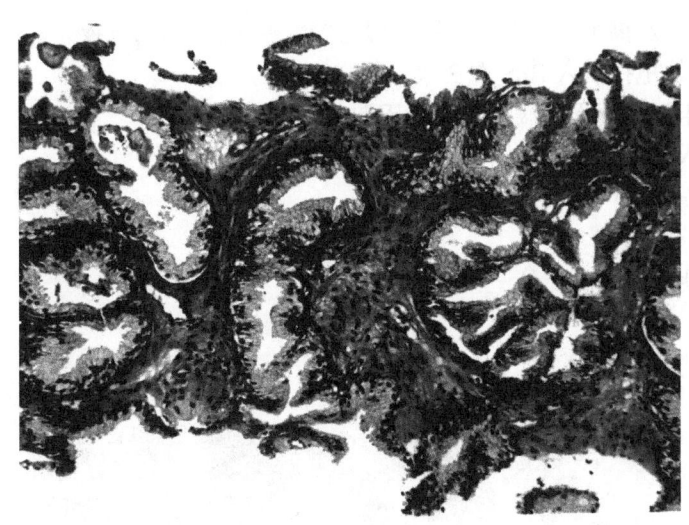

图 7-5　前列腺穿刺 HE 染色 ×100

五、免疫组织化学染色

（一）免疫组化的意义

免疫组化是诊断前列腺癌的五大要素之一，尤其是 HE 切片难以判断良恶性的可疑病例，免疫组化常有决定诊断的意义。

正常前列腺腺泡周围有完整的基底细胞层，基底细胞消失是诊断癌的重要依据，它的重要性甚至超过肌上皮细胞消失对诊断乳腺癌的重要性。前列腺癌腺泡或导管周围如果存在基底细胞层，即使上皮细胞核仁增大已经达到癌的标准也只诊断高级别的 PIN，不诊断癌。在 HE 切片中基底细胞是否存在常难以判断，幸运的是前列腺分泌细胞和基底细胞有不同的免疫表型，分泌细胞阳性的标记主要是低分子量的 CK（包括 CK8 和 CK18），基底细胞阳性的标记主要是高分子量 CK（包括 34βE12、CK5/6）和 P63。前列腺癌的免疫表型类似分泌细胞，而几乎所有良性前列腺腺泡和导管周围都有基底细胞围绕，因此前列腺组织内形态结构和生长方式可疑的腺泡或上皮细胞巢，如果低分子量细胞角蛋白及 PSA、

PAP 阳性，而基底细胞标记 34pE12、CK5/6 和 P63 阴性，也就是说前列腺来源的腺泡周围基底细胞层消失是诊断前列腺癌的有力证据。几乎所有前列腺癌，不论其分化程度高低，腺泡周围的基底细胞均消失。

（二）免疫组织化学常用抗体

高分子量角蛋白（34βE12）的免疫组化染色可使不能确诊的前列腺癌病例从 6% 降至 2%，因此有必要在切片时存留一些用于做免疫组化染色的空白切片备用。前列腺活检中 2.8% 的病例是靠这些备用切片确诊的，从而使病人免于再次活检。P63 是一种核蛋白，与 P53 有同源性的基因编码，P63 与高分子量角蛋白在诊断前列腺癌时具有相似的应用意义，P63 的优点是①可标记 34βE12 阴性的基底细胞；②不易产生类似于 34βE12 染色的不稳定性；③由于其染色结果可使细胞核呈阳性且背景低，因此阳性结果易于鉴别。

此类染色一般用于前列腺增生与肿瘤的诊断与鉴别诊断，常用的种类有 34βE12（高分子角蛋白）、P63 蛋白、P504S（α 甲酰基辅酶 A 消旋酶）。

（三）染色方法

（1）组织切片后置 60℃烤箱内烤片 45 ~ 60 min。
（2）经烤片后的切片置于二甲基苯Ⅰ5 min、苯Ⅱ5 min 脱蜡。
（3）梯度酒精脱苯至水。
（4）切片于 EDTA 修复液内置于高压锅内 100℃，抗原隔水修复 5 ~ 7 min，冷却至室温。
（5）切片水洗 3 次。
（6）切片入 3% 过氧化氢 15 min 消除内源性过氧化物酶。
（7）蒸馏水洗 3 次，PBS 洗 3 次。
（8）将切片组织周围水擦干，滴上一抗置于湿盒内室温 1 h 或 4℃过夜。
（9）将切片上的一抗甩掉后入 PBS 洗 3 次，每次 3 min。
（10）将切片周围组织水擦干，滴上二抗置于湿盒内室温 15 min。
（11）甩去二抗，入 PBS 水洗 3 次，每次 3 min。
（12）DAB 显色数分钟。
（13）水洗后复染苏木精。
（14）常规脱水透明封固。

（四）染色结果

阳性物质棕褐色，胞核蓝色（图 7-6、图 7-7）。

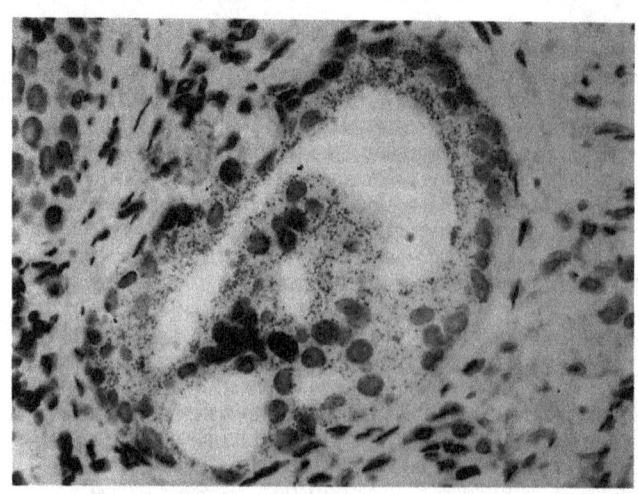

图 7-6　前列腺癌穿刺免疫组织化学染色 P504S

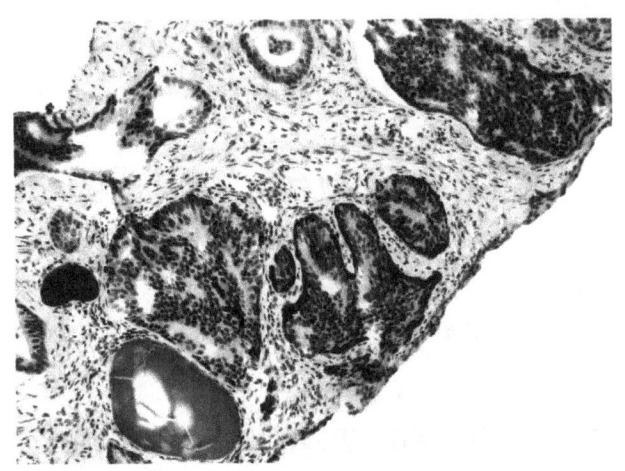

图 7-7 前列腺癌穿刺免疫组织化学染色 34βE12

第三节 心内膜心肌活检制作技术

一、心内膜心肌活检的应用和意义

1962 年 Konno 和 Sakakibara 发明了一种心脏活检导管，并应用心导管进行心内膜心肌活检（Endomyocardial biopsy，EMB），随后几经改进，目前心内膜心肌活检 EMB 已成为心脏较为安全简便的检查技术。其特点是能直接通过活检取得心肌组织做病理检查，对心肌疾病的诊断能提供一些无创伤性检查所不能提供的有诊断价值的资料，还可以对病程的经过作动态观察，有利于指导治疗和判断预后。国内自 1981 年以来已广泛开展此项工作。心内膜心肌活检可通过静脉和动脉分别进入右心或左心，钳取心肌组织进行活检。一种方法是用导管经静脉进入右心室，通过室间隔右侧的不同部位取得心肌组织。另一种方法是将导管经动脉进入左心室，取左心室心肌进行活检。目前由于右心活检技术操作比较容易，此方法较为多用，在临床上亦大多采用右心活检。由于心肌活检可以造成一定的心肌损伤，属于创伤性检查，故应严格地掌握其适应证。虽然右心活检的并发症和危险性较少，但也可发生右心室压力或容量负荷的增加，累及心肌。如病变心肌主要累及左心室时，则应采用左心活检。左心活检的指征，常为病变累及左心室的某些心内膜心肌发生纤维化，如硬皮病的心肌损害、左心放射性损伤、婴幼儿的心内膜纤维弹力组织增生症、二尖瓣和主动脉瓣病变所致的左室功能障碍和各种形式的心肌肥厚等。此时一般不采取心房壁或右室游离壁，因为这部分的心室壁较薄，取材时有引起穿孔的危险性。

二、心内膜心肌活检的适应证

（1）监测和确定心脏移植后的排斥反应，对排斥反应的病变程度进行分级，并可随访其病程演变及其预后情况。

（2）监测某些药物对心肌的损伤（如抗肿瘤药物蒽环类或阿霉素性心肌病变等），进行确诊和分级，通过一系列心肌活检指导临床用药。

（3）确诊某些有特殊形态学改变的心内膜心肌病变，如心内膜心肌纤维化、心内膜纤维弹力组织增生症、心肌淀粉样变和心肌结节病等。

（4）协助临床诊断或进一步了解原发性心肌病，以及缩窄性心包炎等。

（5）帮助或随访心肌病的诊断。

（6）诊断或随诊继发性心肌病，如贮积性疾病等。

（7）诊断心肌原发或继发性肿瘤。
（8）有助于特发性心肌病、胸痛和/或心律失常的诊断。
（9）某些研究方面的应用，包括对活检组织进行生化、组织化学、形态分析、药理学、免疫学和病原学等研究。

三、心内膜心肌活检诊断的疾病

目前经 EMB 诊断的疾病有：心脏移植排斥反应及排斥反应程度的分级、心肌炎、蒽环类抗肿瘤药物的心肌损伤及分级；心脏淀粉样变、心脏结节病、Fabry 病、心内膜心肌纤维化、心内膜纤维弹力组织增生症、放射损伤、贮积病、心脏肿瘤、感染、血管炎、心肌缺血、嗜酸性粒细胞综合征、Lyme 心肌炎。

四、心内膜心肌活检的并发症和局限性

心肌活检组织在组织采取过程中也可发生一过性胸痛或心律失常（多为房性或室性早搏），偶尔可出现一过性短阵性心动过速。个别病例也可发生栓塞、心脏破裂或穿孔、心包积血或心肌梗死等严重并发症。右心室室间隔心肌活检较左心室活检安全、迅速、容易，较少有发生栓塞的危险。

同时 EMB 也有一定的局限性，如各种类型心肌病的病理形态变化缺乏特异性，因此，在鉴别诊断时必须结合临床进行综合分析。有时由于 EMB 所取心肌活检量较少，活检阴性并不能完全排除其他疾病。有些 EMB 标本尚应排除人为的误差。

五、心内膜心肌活检的标本制作

（1）活检组织活检病理标本经 10% 中性福尔马林固定，用滤纸包好，编号。
（2）80% 乙醇脱水 10 min。
（3）95% 乙醇脱水 Ⅰ～Ⅲ 各 10 min。
（4）无水乙醇脱水 Ⅰ～Ⅲ 各 10 min。
（5）二甲苯透明 Ⅰ～Ⅱ 分别 10 min。
（6）56～58℃ 石蜡浸蜡 10 min。
（7）58～60℃ 石蜡浸蜡 15 min。
（8）石蜡包埋。
（9）连续石蜡切片 4～5 μm：每个组织块要切 6 张切片（每个切片至少需 3 个组织面），分别将第 1、3、5 号切片做 HE 染色。
（10）将第 2、4、6 号切片分别做 PTAH（磷钨酸苏木素）、弹力+VG、masson 三色染色（图 7-8 至图 7-13）。

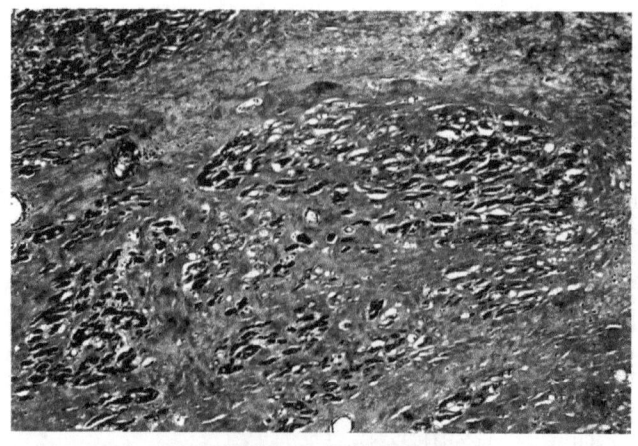

图 7-8　心脏移植后慢性排异 - 心肌纤维化 -masson 染色 ×10

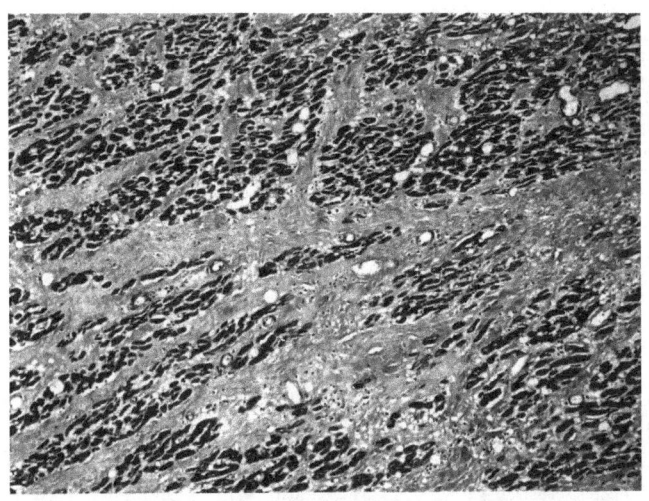

图 7-9　心脏移植后慢性排异-心肌纤维化-masson 染色 ×10

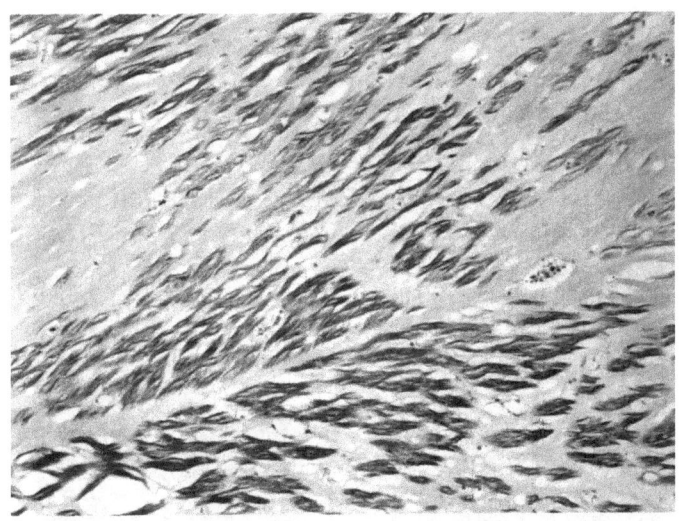

图 7-10　心脏移植后慢性排异-心肌纤维化-PTAH 染色 ×40

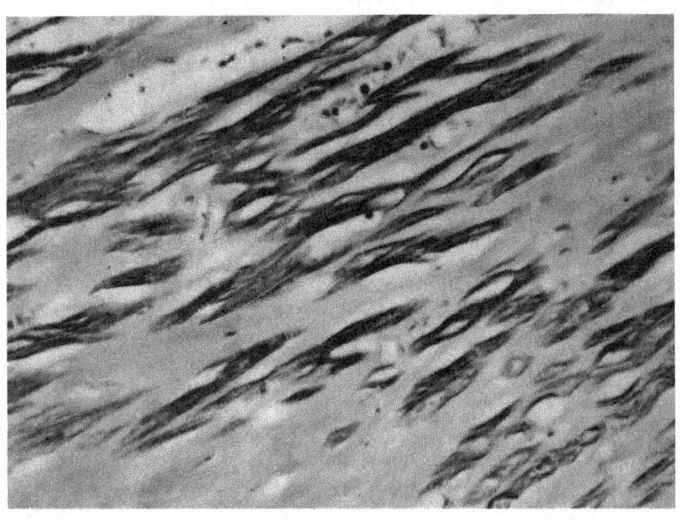

图 7-11　心脏移植后慢性排异-心肌纤维化-PTAH 染色 ×40

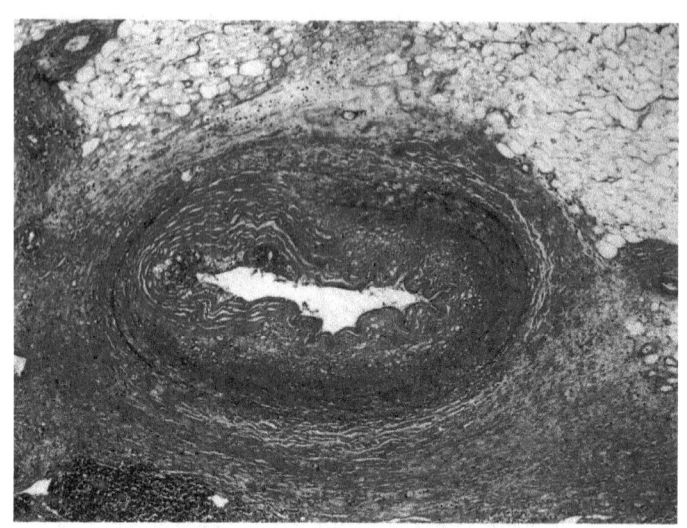

图 7-12 慢性排斥反应-移植心冠状动脉血管病的血管弹力+VG 染色 ×5

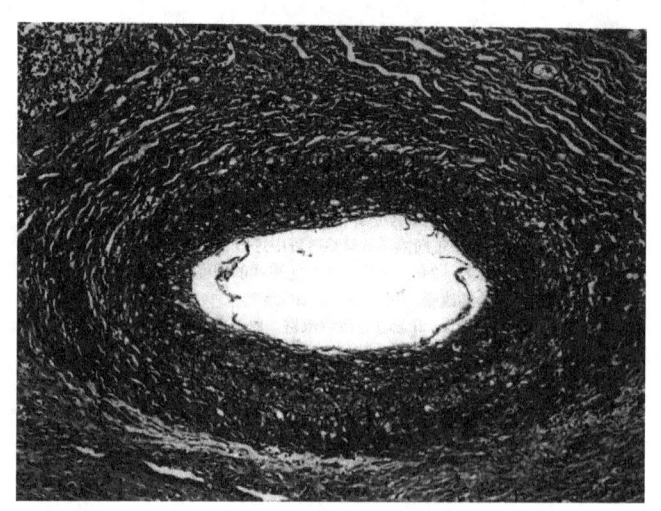

图 7-13 慢性排斥反应-移植心冠状动脉血管病的血管弹力+VG 染色 ×10

六、注意事项

（1）由于 EMB 取材较少，在取材和标本制作中必须谨慎小心，避免人为的损伤。一般除按常规作光镜检查外，必要时还须做特殊染色、免疫组化和电镜观察。

（2）为减少心内膜心肌活检中的人工假象，组织避免长时间置于滤纸、纱布或其他等渗溶液中，而应立即置于 10% 中性福尔马林液内，且固定液应于室温下保存；为最大限度地减轻心肌组织挤压变形，不用镊子夹取标本，而用针来挑取。

（3）每块组织要在三个层次连续切片，以便更充分观察，常规 HE 染色及 PTAH、弹力+VG、masson 三色染色。

（4）若事先考虑需做电镜观察，宜在 2.5%～3.0% 戊二醛和 4% 甲醛磷酸缓冲混合液中（pH7.4，称作 McDoWell 固定液）固定，如需做免疫组化可提前切好和保存染色切片。

（5）如需做进一步研究工作，应将组织快速冷冻，用于免疫荧光或其他的研究［如核酸原位杂交、原位 PCR（光电导继电器）反应、基因表达谱］。组织取出后迅速擦去水分置于 OCT 包埋剂，组织迅速冷冻后移入液氮中，或 -80℃ 保存，冷冻保存组织可用于免疫荧光或分子生物学检测。

第八章

炎症和免疫性疾病

第一节 急性炎症

炎症的分类方法有多种，依据致炎因子的性质和病程的长短通常将炎症分为超急性、急性、亚急性和慢性炎症四类。其中急性炎症（acute inflammation）的病变特点是以渗出性病变和变质为主，浸润的炎症细胞主要为中性粒细胞。少数急性炎症则以增生为主，如伤寒、急性肾炎。慢性炎症（chronic inflammation）以增生性病变为主，其浸润的炎症细胞主要为淋巴细胞和单核细胞。

一、急性炎症过程中的血管反应

急性炎症过程中，血管发生如下改变：①血流动力学改变；②血管通透性增加。

1. 血流动力学变化

急性炎症过程中组织发生损伤后，很快发生血流动力学变化，一般按以下顺序发生：①细动脉短暂收缩；②血管扩张和血流加速；③血流速度减慢。

2. 血管通透性增加

血管通透性增加是急性炎症的重要特征。渗出液若聚集在组织内称为炎性水肿（inflammatory edema），若聚集于浆膜腔则称为炎性浆膜腔积液。急性炎症过程中常可见明显的炎性水肿，引起炎性水肿的因素包括：血管扩张和血流加速引起流体静力压升高和血浆超滤；富含蛋白质的液体外渗到血管外，使血浆胶体渗透压降低，组织内胶体渗透压升高；其他各种因素所引起的血管通透性增加。

（1）在炎症过程中下列机制可引起血管通透性增加：①血管内皮细胞收缩导致内皮间隙增大；内皮细胞收缩是血管通透性增加最常见的机制，例如组胺作用于内皮细胞受体使内皮细胞迅速发生收缩；②内皮细胞穿胞作用增强；③内皮细胞损伤导致血管通透性增加。

（2）血管通透性增加所引起炎性水肿的意义：①水肿液能稀释和中和毒素，减轻毒素对局部组织的损伤作用；②带来营养物质，带走代谢产物；③所含的抗体、补体有利于消灭病原体；④纤维素网限制病原微生物的扩散，有利于白细胞吞噬消灭病原体及成为修复的支架；⑤刺激细胞免疫和体液免疫的产生。

渗出液过多有压迫和阻塞作用，渗出的纤维素过多，可发生机化，如过多的心包积液或胸腔积液可压迫心脏或肺，严重的喉头水肿可引起窒息；渗出物中的纤维素吸收不良可发生机化，例如肺肉质变、浆膜粘连甚至浆膜腔闭锁。

二、急性炎症过程中的白细胞反应

炎症过程中，白细胞参与了一系列复杂的连续过程，主要包括：①白细胞渗出血管并聚集到感染和损伤的部位；②识别感染的微生物和坏死组织；③清除致炎物质；④白细胞通过释放蛋白水解酶、炎症介质和氧自由基等引起组织损伤。

白细胞通过血管壁逸出到血管外的过程称为白细胞游出。渗出的白细胞又称炎细胞，炎细胞散布在组织间隙内的现象称炎细胞浸润（inflammatory cell infiltration）。

1. 白细胞渗出血管并聚集到感染和损伤的部位

白细胞渗出是炎症反应最重要的特征。白细胞的渗出过程包括白细胞边集、滚动和黏附在内皮细胞表面；白细胞游出血管；白细胞通过趋化因子的趋化作用而聚集到炎症病灶。

选择素介导白细胞滚动过程中与内皮细胞黏附。白细胞黏附于内皮细胞是由内皮细胞黏附分子（免疫球蛋白超家族分子）和白细胞表面的黏附分子（整合素）介导的。在炎症过程中介导白细胞滚动和黏附的机制包括：黏附分子再分布、诱导黏附分子的合成，以及增强黏附分子的亲和性。

化学因子作用于黏附的白细胞，刺激白细胞以阿米巴运动的方式从内皮细胞缝隙中逸出。穿过内皮细胞的白细胞可分泌胶原酶降解血管基底膜，进入周围组织中，然后通过白细胞表面的整合素和CD44分子而黏附于细胞外基质，使白细胞滞留于炎症病灶。许多黏附分子在白细胞游出中起重要作用。

炎症的不同类型、不同阶段渗出的白细胞种类有所不同，由趋化因子的趋化作用及致炎因子的不同所决定。如急性炎症的早期以中性粒细胞渗出为主，后期以巨噬细胞渗出为主；化脓性炎症以中性粒细胞为主；病毒感染以淋巴细胞渗出为主；过敏反应则以嗜酸粒细胞渗出为主。

2. 识别感染的微生物和坏死组织

白细胞聚集到病灶后，必须被激活才能发挥作用。白细胞的激活可由病原体、坏死产物、抗原抗体复合物和细胞因子所引起。

3. 清除致炎物质

白细胞杀伤微生物和其他致炎物质最重要的反应是吞噬作用和细胞内杀伤，中性粒细胞和巨噬细胞有较强的吞噬能力。

4. 白细胞介导的组织损伤作用

其对局部组织造成损伤、破坏作用。

三、炎症介质在炎症过程中的作用

在炎症过程中由细胞释放或体液中产生的参与或介导炎症反应的化学因子称为化学介质或炎症介质（inflammatory mediator）。炎症介质可引起炎症的血管扩张、血管通透性增加、趋化作用、发热、疼痛和组织损伤。

1. 细胞释放的炎症介质

细胞释放的炎症介质包括血管活性胺（组胺和5-羟色胺）、花生四烯酸代谢产物、活性氧和溶酶体酶、细胞因子和化学趋化因子、血小板激活因子、一氧化氮和神经肽。

（1）组胺和5-羟色胺引起扩张血管和血管通透性增加：组胺主要存在于肥大细胞和嗜碱粒细胞的颗粒中，通过血管内皮细胞的受体起作用，可使细动脉扩张和细静脉通透性增加。5-羟色胺的作用与组胺相似。

（2）花生四烯酸代谢产物参与炎症的全身反应、血管反应及白细胞黏附和激活：花生四烯酸代谢产物包括前列腺素、白细胞三烯和脂质素。前列腺素参与炎症的全身反应、血管反应，引起血管扩张、水肿、发热和疼痛。

（3）活性氧和溶酶体酶可杀伤微生物和引起组织损伤：中性粒细胞和单核细胞可通过胞质内溶酶体颗粒的释放而引起炎症反应。

（4）细胞因子和化学趋化因子参与炎症的全身反应、白细胞激活和趋化作用，细胞因子不仅参与免疫反应，在炎症过程中也发挥着重要作用。TNF和IL-1可促进内皮黏附分子的表达及其他细胞因子的分泌，引起发热。不同的化学趋化因子对不同的炎症细胞有趋化作用。

（5）血小板激活因子能够激活血小板及扩张血管和增加血管通透性，血小板活化因子（PAF）在极低浓度下可使血管扩张和小静脉通透性增加。

（6）一氧化氮（NO）可调控炎症反应以及杀伤微生物。NO可引起小血管扩张和血管通透性增加。

（7）神经肽参与炎症的全身反应和血管反应，P物质可传导疼痛，引起血管扩张和抑制炎症细胞反应。

2. 体液中的炎症介质

此项包括激肽系统、补体系统和凝血系统。

（1）激肽系统引起血管通透性增加和疼痛：缓激肽使细动脉扩张，血管通透性增加，引起疼痛。

（2）补体系统促进白细胞化学趋化作用和激活及增加血管通透性：C3a、C5a 和 C4a 引起血管扩张和血管通透性增加；C5a 是中性粒细胞、嗜酸性粒细胞、嗜碱性粒细胞和单核细胞的趋化因子。

（3）凝血系统促进内皮细胞的激活和白细胞聚集：凝血酶引起 P 物质选择素的重新分布，促进趋化因子的产生，刺激黏附分子的产生和促进前列腺素、血小板活化因子（PAF）和 NO 产生等。纤维蛋白降解产物可使血管通透性增加。

四、急性炎症的类型及其病理变化

急性炎症的形态学特点是小血管扩张、血流缓慢及白细胞和液体渗出。根据渗出物主要成分的不同，急性炎症可分为浆液性炎、纤维素性炎、化脓性炎和出血性炎。

1. 浆液性炎

浆液性炎（serous inflammation）以浆液渗出为特征，常发生于黏膜、浆膜、皮肤和疏松结缔组织等，可引起炎性水肿（如毒蛇咬伤）、皮肤水疱（如皮肤烧伤）、体腔积液（如结核性胸膜炎）、关节腔积液（如风湿性关节炎）和黏膜的浆液性炎（如浆液性卡他性炎）。

卡他（catarrh）：是指渗出物沿黏膜表面顺势下流的意思，如感冒初期鼻黏膜排出大量浆液性分泌物。

2. 纤维素性炎（fibrinous inflammation）

纤维素性炎以纤维素渗出为主，好发生于浆膜、黏膜和肺。

（1）假膜性炎（pseudomembranous inflammation）：是指黏膜的纤维素性炎，渗出的纤维素、坏死组织和中性粒细胞形成假膜，又称假膜性炎。其常见于白喉和细菌性痢疾。咽部白喉假膜不易脱落称为固膜性炎；而发生于气管则较易脱落，称为浮膜性炎。

（2）绒毛心（shaggy heart）：是指心包纤维素性炎，渗出的纤维素附着于心脏表面，在心脏的搏动下形成无数绒毛状物质，故称为绒毛心。大叶性肺炎的病变性质为肺的纤维素性炎。纤维素若不能完全溶解吸收则由肉芽组织取代、机化。绒毛心可导致心包粘连，大叶性肺炎则形成肺肉质变。

3. 化脓性炎（suppurative or purulent inflammation）

其以中性粒细胞渗出为主，并有不同程度的组织坏死和脓液形成特点。脓液呈灰黄色，由脓细胞、中性粒细胞、细菌、坏死组织碎片和少量浆液组成。依病因和病变部位的不同，化脓性炎症可分为脓肿、蜂窝织炎、表面化脓和积脓。

（1）脓肿（abscess）：是指形成大量脓液的局限性化脓性炎，表现为组织坏死液化、形成充满脓液的脓腔，常发生于皮下和内脏，主要由金黄色葡萄球菌引起。疖是毛囊、皮脂腺及其周围组织的脓肿。痈是多个疖的融合，在皮下形成相互沟通、融合的脓肿。脓细胞指脓液中变性、坏死的中性粒细胞。

（2）蜂窝织炎（phlegmonous inflammation）：是一种发生在疏松结缔组织（如皮下、肌肉、阑尾）的弥漫性化脓性炎。蜂窝织炎多由溶血性链球菌引起，链球菌分泌的透明质酸酶能降低疏松结缔组织中的透明质酸。链球菌分泌的链激酶可溶解纤维素。因此，细菌易于通过组织间隙和淋巴管扩散，表现为疏松结缔组织内大量中性粒细胞弥漫性浸润。

（3）表面化脓：是指发生在黏膜和浆膜表面的化脓性炎，如化脓性尿道炎。当脓液在浆膜腔、胆囊和输卵管腔内积存，称为积脓（empyema），如化脓性脑膜炎致蛛网膜下隙积液。

4. 出血性炎

其为炎症病灶的血管损伤严重，致大量红细胞漏出的炎症，常见于流行性出血热、钩端螺旋体病和鼠疫等。

5. 急性炎症的结局

结局包括痊愈、转变为慢性炎症和蔓延扩散。大多数痊愈，少数迁延为慢性炎症，极少数蔓延，后者包括局部蔓延、淋巴路蔓延和血行蔓延（菌血症、毒血症、败血症和脓毒败血症）。

（1）败血症（septicemia）：是指细菌由病灶入血后大量繁殖，产生毒素，引起全身中毒症状和病变。

（2）脓毒败血症（septicopyemia）：是指化脓菌所引起的败血症，除有败血症的表现外，可在全身一些脏器中出现多发性栓塞性脓肿（embolic abscess）。

第二节 慢性炎症

慢性炎症多发生于急性炎症以后，也可隐匿地逐渐发生。

一、慢性炎症的特点

一般慢性炎症的形态特点是：①病灶内以淋巴细胞、浆细胞和单核细胞浸润为主；②常有明显的纤维结缔组织、血管和上皮细胞、腺体等实质细胞的增生，慢性炎症的纤维组织增生常伴有瘢痕形成，可造成管道性脏器的狭窄；在黏膜处由于局部黏膜上皮、腺体和肉芽组织增生及浆细胞、淋巴细胞浸润而形成炎性息肉（inflammatory polyp），如鼻息肉和子宫颈息肉；在肺或其他部位由于肉芽组织增生、实质细胞的增生及慢性炎症细胞的浸润而形成炎性假瘤（inflammatory pseudotumor）。炎性假瘤本质上是炎症，表现为境界清楚的瘤样肿块。

二、慢性肉芽性炎

慢性肉芽性炎（chronic granulomatous inflammation）是以肉芽肿形成特点的特殊慢性炎症。肉芽肿（granuloma）是由巨噬细胞及其衍生细胞局部增生构成的境界清楚的结节状病灶。不同的病因可引起形态不同的肉芽肿，可分为感染性和异物肉芽肿。病理学家常根据肉芽肿的形态特点做出病因诊断，如典型的结核肉芽肿诊断结核病。

常见的肉芽肿性疾病包括结核病、麻风、梅毒、风湿病、硅沉着病、伤寒、血吸虫病、真菌感染等引起的肉芽肿及手术缝线、石棉、滑石粉等异物肉芽肿和结节病。典型结核性肉芽肿又称结核结节，是结核病具有诊断意义的特征性病灶。结节中心常为干酪样坏死，周围上皮样细胞、Langhans 巨细胞，外周大量淋巴细胞浸润。

第三节 自身免疫性疾病

自身免疫性疾病是指机体对自身组织或组织中的某种成分产生免疫反应，导致组织损伤和/或多器官功能障碍的一类疾病。

（1）发病机制：自身免疫性疾病发生的根本原因在于机体对自身组织抗原免疫耐受的丧失，其中遗传或某些病原微生物感染可能是促发因素。

（2）免疫耐受的丧失的主要机制可能包括：①T 细胞激活，但未能诱导自身凋亡；②T 细胞"免疫不应答"功能的丧失；③B 细胞与 T 细胞协同作用失调；④T 细胞接到的抑制丧失；⑤交叉免疫；⑥多克隆淋巴细胞的激活；⑦隔离抗原的释放。

（3）遗传因素包括：①某些疾病存在家族史；②某些自身免疫疾病存在与 HLA 特别是 HLA–II 型抗原相关的特点；③转基因大鼠可诱发自身免疫性疾病。

（4）微生物感染因素包括：①微生物与自身抗原的交叉免疫；②微生物抗原与自身抗原形成免疫复合物导致不耐受；③微生物产物导致非特异性多克隆淋巴细胞激活；④感染引起的炎症反应。

一、系统性红斑狼疮

（一）病因和临床特点

免疫耐受的破坏和大量自身抗体的产生是系统性红斑狼疮（SLE）发生的根本原因。本病是一种常见的全身性自身免疫性疾病，几乎累及全身各脏器，但主要累及皮肤、肾、浆膜、关节和心脏。免疫学检查可以检出抗核抗体为主的多种自身抗体。此病好发于女性，男女之比为1∶9，临床表现复杂，预后差。诊断依赖临床表现、血清学检查和病理诊断。

SLE的基本病理学改变是在肾、皮肤、血管及纤维结缔组织中有免疫复合物沉积。全身中小动脉急性坏死性血管炎，血管壁纤维素样物质沉积。在慢性患者，血管壁存在纤维性增厚伴管腔狭窄。

（二）肉眼改变

多数SLE患者（80%）有皮肤受累，50%的患者鼻及面颊形成蝴蝶斑。类似红斑也可出现于四肢及躯干，还可伴有风疹、水疱、斑丘疹及溃疡。阳光照射可加重，成为光过敏。累及关节时，可有轻度变形；累及心包时因发生炎性渗出，可发生心包粘连或心包积液。慢性期心包常增厚，累及心瓣膜者可出现弥漫性心瓣膜增厚伴功能异常。血管可发生动脉粥样硬化。

（三）镜下改变

1. 肾改变

几乎所有患者都有肾异常。WHO将狼疮性肾炎分为5类。

（1）光镜、免疫荧光及电镜下正常，少见（Class Ⅰ）。

（2）系膜狼疮性肾小球肾炎（Class Ⅱ）。

（3）局灶性增生性肾小球肾炎（Class Ⅲ）。

（4）弥漫性增生性肾小球肾炎（Class Ⅳ）。

（5）膜性肾小球肾炎（Class Ⅴ）。

以上肾炎发病机制基本相同。肾小球dsDNA-抗dsDNA复合物最初沉积在基底膜，沉积物散在或沿着整个基底膜分布，有时累及整个肾小球。为何相同机制导致不同病理形态和临床表现尚不清楚。

2. 皮肤改变

受累皮肤表层及基底层液化，表皮与真皮间水肿，真皮内水肿及血管周单个核细胞浸润，纤维素性坏死性血管炎明显，免疫荧光由免疫球蛋白及免疫复合物沿着表皮、真皮间沉积，需要与硬皮病和皮肌炎鉴别。

3. 关节病变

典型病变为滑膜炎。急性期滑膜内有中性粒细胞和纤维素样渗出，血管有单核细胞浸润，需同类风湿关节炎鉴别。

4. 中枢神经系统

SLE患者可伴有神经系统症状，形态学常表现为急性血管炎，但两者无直接联系。

5. 心包炎

纤维素性或浆液性渗出，慢性期可见心包增厚并发纤维组织增生。

6. 其他器官病变

心肌可表现为心肌非特异性单核细胞浸润；脾内可见脾中央动脉增厚及血管周围纤维化。

二、类风湿关节炎

（一）病因和临床特点

类风湿关节炎（RA）是以多发性和对称性关节非化脓性增生性滑膜炎为主要表现的慢性全身性自身免疫性疾病，也可累及关节外组织，多组织受累时病变常类似于SLE。本病发病高峰年龄在20~40岁，男女发病率为1∶3~1∶5，绝大多数患者血清中有类风湿因子（RF）及其免疫复合物存在。本病与遗传、免疫及感染因素有关。滑膜中浸润的淋巴细胞，通过分泌多种细胞因子激活其他免疫细胞，从而产生炎症介质和组织降解因子。RF 可在患者血清和关节滑液中出现，其滴度水平与疾病严重程度一致，可作为临床诊断和预后判断的依据。

（二）肉眼改变

RA 主要病变位于全身关节，包括手、足关节、肘、腕、膝、距小腿（踝）、髋关节等。病变多发并常对称分布。25% 的患者在前臂伸侧或其他受力部位出现皮下类风湿小结。该小结也可出现在肺、脾、心包、大动脉和心瓣膜，具有一定特征性。

（三）镜下改变

RA 引起的关节炎主要表现为：①滑膜细胞增生肥大；②滑膜下结缔组织中血管周围大量炎细胞浸润，有时可形成淋巴滤泡；③大量新生血管；④滑膜和关节表面常覆盖大量纤维素和中性粒细胞，可出现机化；⑤破骨细胞功能活跃，常有滑膜组织向骨内生长。可有关节面血管翳形成。类风湿小结镜下表现为小结中央为大片纤维素样物质，周围有呈栅栏状或放射状排列的上皮样细胞，外围是肉芽组织。

（四）并发症

病情严重的患者有类风湿小结和很高的 RF 滴度，很可能并发血管炎综合征，主要表现为累及大、小血管的坏死性血管炎；有的并发纤维素性胸膜炎和心包炎；肺可出现肺间质纤维化；眼可出现葡萄膜炎或角膜结膜炎等。

三、干燥综合征

（一）病因和临床特点

干燥综合征（Sjogren 综合征）是由自身免疫引起的泪腺及唾液腺的损伤性疾病。患者主要表现为眼干及口干。本病有原发/继发之分。继发性常与其他自身免疫性疾病有关，以类风湿关节炎最为常见，还可见于多发性肌炎、硬皮病、血管炎、混合型结缔组织病或甲状腺炎等。本病 90% 为女性，发病年龄 35～45 岁。由于自身免疫性抗体对组织的攻击，导致泪腺及唾液腺淋巴细胞浸润和组织纤维化，导致泪液、唾液的分泌减少。75% 患者可检出 RF 阳性，50%～80% 的患者可检出 ANA，其他一些重要的自身抗体还包括抗 RNP（核糖核蛋白）抗体、抗 SSA 抗体和抗 SSB 抗体。90% 的患者这类抗体均增高，是干燥综合征血清特异性标志物。

（二）肉眼改变

泪腺及唾液腺是最主要受累部位，其他外分泌腺也可见于呼吸道、胃肠道和阴道。

（三）镜下改变

腺体导管周围及血管周围有淋巴细胞浸润，继而大唾液腺中大量淋巴细胞浸润，淋巴滤泡形成。导管上皮增生产生阻塞，导致腺泡萎缩、纤维化、玻璃样变和扩张。晚期腺泡严重萎缩由脂肪组织替代。

（四）并发症

由于患者缺乏泪液分泌，可导致角膜炎、角膜糜烂或溃疡。累及口腔、鼻黏膜可导致萎缩伴溃疡形成，严重者可最终导致鼻中隔穿孔。干燥综合征患者肾小管功能检查可出现肾小管酸中毒、尿酸及磷酸增高等。

四、炎性肌病

炎性肌病分为皮肌炎、多发性肌炎和包涵体肌炎，可单独发生，也可与其他自身免疫性疾病如系统性硬化并发发生。

（一）病因和临床特点

皮肌炎病变累及皮肤和肌肉，特点是皮肤出现典型红疹及对称性缓慢进行性肌无力。最初累及近端肌肉，远端肌肉受累发生运动障碍较晚。

（二）肉眼改变

皮肤出现典型红疹，呈对称性。包涵体肌炎常发生于膝部伸肌及腕部和手指的屈肌。病变缺乏特异的肉眼形态学改变，确诊依赖镜下诊断。

（三）镜下改变

（1）皮肌炎患者在小血管周围及肌周结缔组织有炎细胞浸润。典型病变位于肌束周边存在少量萎缩肌纤维，即使炎症细胞轻微或没有浸润，存在肌束周围肌萎缩也可诊断。肌肉内血管减少，可见肌纤维坏死及再生。

（2）多发性肌炎患者病变由 CD_8^+T 细胞直接引起，肌内及周围有淋巴细胞浸润，没有明显血管损伤。

（3）包涵体肌炎特点为围绕血管周围的炎细胞浸润，肌细胞内有空泡，周围有嗜碱性颗粒。另外空泡状肌纤维内含淀粉样沉积物，刚果红染色阳性。电镜下见胞质及核内含有丝管状包涵体。

（四）并发症

1/3 的皮肌炎患者可出现口咽及食管吞咽困难。部分出现肌肉以外表现，包括间质性肺病、血管炎和心肌炎。皮肌炎患者常有较高内脏恶性肿瘤的发生率。

五、系统性硬化

（一）病因和临床特点

系统性硬化（SS）以全身多个器官间质纤维化和炎症性改变为特征，主要累及皮肤，以往称为"硬皮病"。胃肠道、心、肾、肺也常受累。本病可发生于任何年龄，但以 30～50 岁最为多见，男女之比 1：3。临床上将此病分为弥漫性（皮肤广泛受累伴早期内脏受累，预后差）和局限性（相对局限皮肤受累，内脏受累较晚，预后好）2 类。病因目前认为与多因素导致胶原沉积相关。

（二）肉眼改变

此病主要累及皮肤、消化道、骨骼肌系统、肾，也可累及血管、心、肺和周围神经。皮肤通常从手指及上肢远端开始，逐渐累及前臂、上臂、肩、颈部和面部。在进展期，手指变细并成鸡爪样，关节活动受限，面部变形，皮肤溃疡及终末指节萎缩，有时指端会自行断指脱落。

（三）镜下改变

（1）皮肤早期受累皮肤水肿，血管周围有 CD_4^+T 细胞浸润并伴有胶原纤维肿胀变性。毛细血管和小动脉基底膜增厚、内皮细胞损伤及部分阻塞。进展期真皮水肿进展为纤维化。表皮及真皮浅层胶原增多、钉突消失、皮肤附属器萎缩。真皮内动脉及毛细血管壁增厚及玻璃样变。

（2）消化道肌层进行性萎缩并纤维化。

（3）早期骨骼出现滑膜炎，晚期纤维化，与类风湿关节炎比较，SS 没有关节破坏。10% 可出现肌炎，需要与多发性肌炎鉴别。

（4）病变主要累及叶间动脉：黏液和胶原物质沉积于此，致使血管壁增厚、内皮细胞增生，SS 缺乏肾小球特异的病理学改变。

（5）肺部动脉管壁增厚，间质纤维化。

（6）心包有渗出，心肌内沿小动脉分布出现心肌纤维化。

（四）并发症

消化道受累患者可出现胃食管反流。小肠受累者可有吸收不良综合征。肾脏受累者约 30% 出现高血压，20% 出现恶性高血压。50% 患者死于肾衰竭。肺血管内皮损伤可导致血管痉挛，临床表现为肺动脉高压。

六、血管炎

（一）病因和临床特点

血管炎是血管壁的炎症，可分为免疫介导的炎症和其他因子介导的炎症两类，常有肉芽肿形成，可累及各个层次的动脉，常见的如下。

1. 巨细胞性血管炎

此病常累及中等动脉和小动脉，常有肉芽肿形成，主要累及颞动脉，也可见于椎动脉和眼动脉，罕见于主动脉。此病常见于老年人，50 岁以前罕见。

2. 结节性多动脉炎

此病以累及中、小动脉等肌性动脉全壁,产生坏死性血管炎为代表。病变为全身性,常累及肾动脉和内脏动脉,一般不累及肺循环系统。此病虽可见于儿童和年长人群,但常发于年轻成年人。

3. 血栓闭塞性脉管炎(Buerger 病)

此病主要累及胫动脉和尺动脉的节段性、血栓性急、慢性炎。此病主要发生于严重吸烟的男性,与烟草成分对内皮细胞的直接毒性或过敏有关。

4. Wegener 肉芽肿

此病特征性表现为三联征:①上下呼吸道的急性坏死性肉芽肿;②累及中小血管的局灶性坏死或肉芽肿性血管炎;③局灶性或坏死性肾疾病,最常见为新月体性肾小球肾炎。本病男性稍多于女性,平均发病年龄40岁。90%活动期患者血清内可查出胞质型抗中性粒细胞胞质抗体(C-AN-CA)。

其他常见的还有 Takayasu 动脉炎、Kawasaki 血管炎等。

(二)肉眼改变

(1)巨细胞性动脉炎大体上动脉呈节段性受累,为结节状管壁增厚,管腔狭窄。有时可伴有血栓形成,管腔完全闭锁。

(2)结节性多动脉炎病变肉眼呈清楚的节段性,可仅累及管壁的一部分,动脉分支处更常见。常导致受累血管不规则呈动脉瘤样扩张、结节形成。血栓阻塞时可有组织梗死。

(3)血栓闭塞性脉管炎在节段性的基础上可继发累及邻近的静脉和神经。

(4)Wegener 肉芽肿在上呼吸道病变中可为鼻窦炎,鼻、上颚、咽黏膜的肉芽肿和溃疡形成,周边为坏死性肉芽肿和血管炎。肺内散布的局灶性病灶可融合形成结节,结节内可形成空洞。

(三)镜下改变

(1)巨细胞性动脉炎组织学上有两种类型,常见者以内弹力板为中心的动脉中膜肉芽肿性炎为特征,其中可见单核细胞、朗格汉斯巨细胞和异物巨细胞,内弹力板常可断裂。另一型则罕见或无肉芽肿,仅见一些淋巴细胞、巨噬细胞和中性粒细胞、嗜酸粒细胞浸润。

(2)结节性多动脉炎的组织学特征为动脉壁的全壁性炎症,有密集的中性粒细胞、嗜酸性粒细胞和单核细胞浸润,常有血管壁内 1/2 的纤维素样坏死;后期炎症消退,代之以管壁纤维性增厚,纤维组织增生呈结节状,同一血管常呈现新旧交替病变特征。

(3)血栓闭塞性脉管炎。

(4)显微镜下 Wegener 肉芽肿中心为地图状坏死,周边为淋巴细胞、浆细胞、巨噬细胞和巨细胞,可见小动脉和小静脉的坏死性或肉芽肿性血管炎。肾病变可出现肾小球局灶性增生和坏死,个别肾小球毛细血管伴有血栓形成,晚期可出现肾小球弥漫性坏死、增殖或新月体形成。

第四节 器官和骨髓的移植排斥反应

移植排斥反应是宿主免疫系统针对移植物的组织相容性抗原分子产生的由细胞和抗体介导的超敏反应。同种异体移植物排斥反应的方式与受体的免疫状态及移植物性质有关。若免疫功能正常的个体在不经任何免疫抑制处理的情况下,接受同种异体移植物,将立即发生宿主免疫系统对移植物的排斥反应,即宿主抗移植物反应(HVGR),导致移植物被排斥。移植物抗宿主病(GVHD)是指在机体的免疫功能缺陷,而移植物又具有大量的免疫活性细胞的情况下,宿主无力排斥移植的组织器官,而移植物中的供体免疫活性细胞可被宿主的组织相容性抗原所激活,产生针对宿主组织细胞的免疫应答,导致宿主全身性组织损伤。

一、病因和临床特点

目前机制如下：

1. T 细胞介导的排斥反应

移植物中供体淋巴细胞、树突状细胞等携带丰富的 HLA-1 分子和 HLA-Ⅱ分子，是重要的致敏原。被宿主淋巴细胞识别后，将启动经典的迟发超敏反应。

2. 抗体介导的超敏反应

此项包括：①超急性排斥反应；②在原未致敏的个体中，随着 T 细胞介导的排斥反应的形成，可同时存在抗 HLA 抗体形成，产生移植物损伤。临床上大致分为超急性排斥反应、急性排斥反应和慢性排斥反应 3 类。

二、肉眼改变

（1）超急性排斥反应大体表现为移植物迅速由粉红或健康色泽转为暗红色，伴出血和梗死，有时可见花斑状外观。

（2）急性和慢性排斥反应大体上缺乏特异性表现。

三、镜下改变

（1）超急性排斥反应镜下为广泛急性的小动脉炎伴血栓形成及缺血性坏死。

（2）急性排斥反应镜下主要表现为间质内单个核细胞浸润；也可以体液免疫为主，以血管炎为特征，随后出现血栓形成及相应部位的梗死。此型更常出现亚急性血管炎，表现为成纤维细胞、平滑肌细胞和泡沫状巨噬细胞增生所引起的内膜增厚，导致管腔狭窄或闭锁。

（3）慢性排斥反应镜下的突出特征是血管内膜纤维化，从而引起管腔严重狭窄，导致组织缺血。间质内除单个核细胞外，常可见淋巴细胞及浆细胞浸润。

第五节　免疫缺陷疾病

一、原发性免疫缺陷病

原发性免疫缺陷病是一组少见病，与遗传相关，常发生在婴幼儿，出现反复感染，严重威胁生命。因其中有些可能获得有效的治疗，故及时诊断仍很重要。按免疫缺陷性质的不同，可分为体液免疫缺陷为主、细胞免疫缺陷为主及两者兼有的联合性免疫缺陷三大类。此外，补体缺陷、吞噬细胞缺陷等非特异性免疫缺陷也属于本组。

（一）体液免疫缺陷为主——B 细胞缺陷病

1. 原发性丙种球蛋白缺乏病

（1）病因和临床特点：有两种类型。

① Bruton 型，较常见，为婴儿性联丙种球蛋白缺乏病，与 X 染色体隐性遗传有关，仅发生于男孩，于出生 6 个月后开始发病。

②常染色体隐性遗传型，男女均可受累，也可见于成年人。本病的特点在于：血中 B 细胞明显减少甚至缺如，血清免疫球蛋白（IgM、IgG、IgA）减少或缺乏，骨髓中前 B 细胞发育停滞。

（2）镜下改变：全身淋巴结、扁桃体等淋巴组织生发中心发育不全或呈原始状态；脾和淋巴结的非胸腺依赖区淋巴细胞稀少；全身各处浆细胞缺如。T 细胞系统及细胞免疫反应正常。

（3）并发症：由于免疫缺陷，患儿常发生反复细菌感染，特别易受流感嗜血杆菌、脓链球菌、金黄色葡萄球菌、肺炎球菌等感染，可引起中耳炎、鼻窦炎、支气管炎、肺炎、脑膜炎或败血症而致死。

2. 普通易变免疫缺陷病

（1）病因及临床特点：是相当常见而未明确了解的一组综合征。男女均可受累，发病年龄在 15～35 岁，可为先天性或获得性。其免疫缺陷累及范围可随病期而变化，起病时表现为低丙种球蛋白血症，随着病情进展可并发细胞免疫缺陷。其临床特点是：①低丙种球蛋白血症，免疫球蛋白总量和 IgG 均减少；② 2/3 患者血循环中 B 细胞数量正常，但不能分化为浆细胞；③患者主要表现为呼吸道、消化道的持续慢性炎症，自身免疫病的发病率也较高。

（2）镜下改变：患者淋巴结、脾、消化道淋巴组织中 B 细胞增生明显，但缺乏浆细胞。部分病例有 T 辅助细胞减少、T 抑制细胞过多；部分病例有抗 T 细胞和 B 细胞的自身抗体；或巨噬细胞功能障碍。

（二）细胞免疫缺陷为主——T 细胞缺陷病

单纯 T 细胞免疫缺陷较为少见，一般常同时伴有不同程度的体液免疫缺陷。T 细胞免疫缺陷病的发生与胸腺发育不良有关，故又称胸腺发育不良或 DiGeorge 综合征。本病与胚胎期第Ⅲ、Ⅳ对咽囊发育缺陷有关。因此，患者常同时有胸腺和甲状旁腺缺如或发育不全，先天性心血管异常（主动脉缩窄、主动脉弓右位畸形等）和其他面、耳畸形。周围血循环中 T 细胞减少或缺乏，淋巴组织中浆细胞数量正常，但皮质旁胸腺依赖区及脾细动脉鞘周围淋巴细胞明显减少。常在出生后即发病，主要表现为各种严重的病毒或真菌感染，呈反复慢性经过。

（三）重症联合性免疫缺陷病

1. 病因和临床特点

本病是一种体液免疫、细胞免疫同时有严重缺陷的疾病，一般 T 细胞免疫缺陷更为突出。患者血循环中淋巴细胞数明显减少，成熟的 T 细胞缺如，可出现少数表达 CD_2 抗原的幼稚的 T 细胞。免疫功能缺如。无同种异体排斥反应和迟发型过敏反应，也无抗体形成。本病的基本缺陷尚不清楚，可能与干细胞分化为 T、B 细胞发生障碍或胸腺及法氏囊相应结构的发育异常有关。有 25%～50% 的重症联合免疫缺陷病例，主要与先天性缺乏腺苷脱氨酶（adenosine deaminase，ADA）有关。

2. 肉眼改变

病变主要表现为淋巴结、扁桃体及阑尾中淋巴组织不发育；胸腺停留在 6～8 周胎儿的状态。

3. 镜下改变

胸腺淋巴组织内无淋巴细胞或胸腺小体，血管细小。

4. 并发症

患儿由于存在体液和细胞免疫的联合缺陷，对各种病原生物都易感，临床上常发生反复肺部感染、口腔念珠菌感染、慢性腹泻、败血症等。

二、继发性免疫缺陷病

（一）病因和临床特点

获得性免疫缺陷综合征（AIDS）是因为感染人类免疫缺陷病毒（HIV）后导致免疫缺陷，并发一系列机会性感染及肿瘤的临床综合征。本病的特点为 T 细胞免疫缺陷伴机会性感染和/或继发性肿瘤。临床表现为发热、乏力、体重下降、腹泻、全身淋巴结大及神经系统症状。HIV 选择性地侵犯和破坏 Th 细胞，导致严重免疫缺陷构成 AIDS 发病的中心环节。此外，遗传素质对本病的发生也可能有一定影响，AIDS 患者中 HLA-DR5 抗原阳性率较高。

（二）肉眼改变

（1）淋巴样组织早期可出现肿大，包括淋巴结、脾脏等。

（2）机会性感染常累及各器官，其中以中枢神经系统、肺、消化道的疾病最为常见。

（3）恶性肿瘤：约有 30% 的患者可发生 Kaposi 肉瘤。该肿瘤为血管内皮起源，广泛累及皮肤、黏膜及内脏，以下肢最为多见。肉眼观肿瘤呈暗蓝色或紫棕色结节。其他常见的伴发肿瘤包括未分化性非霍奇金淋巴瘤、霍奇金淋巴瘤和 Burkitt 淋巴瘤。

(三)镜下改变

（1）淋巴样组织的变化早期及中期镜下见淋巴滤泡明显增生，生发中心活跃，髓质出现较多浆细胞。随后滤泡的外套层淋巴细胞减少或消失，小血管增生，并有纤维蛋白样物质或玻璃样物质沉积，生发中心被零落分割。副皮质区的淋巴细胞（CD_4^+细胞）进行性减少，代之以浆细胞浸润。晚期的淋巴组织病变呈现一片荒芜，淋巴细胞几乎均消失殆尽，无淋巴滤泡及副皮质区之分，仅有一些巨噬细胞和浆细胞残留。有时特殊染色可显现大量分枝杆菌、真菌等病原微生物，却很少见到肉芽肿形成等细胞免疫反应性病变。扁桃体、小肠、阑尾和结肠内的淋巴样组织均萎缩，淋巴细胞明显减少。胸腺的组织与同龄人相比，呈现过早萎缩，淋巴细胞减少、胸腺小体钙化。

（2）机会性感染患者由于严重的免疫缺陷，感染所致镜下炎症反应往往轻而不典型。如肺部结核菌感染，很少形成典型的肉芽肿性病变，而病灶中的结核杆菌却甚多。约50%的病例有卡氏肺孢子虫感染，因之对诊断本病有一定参考价值。

（3）恶性肿瘤：Kaposi肉瘤镜下显示成片梭形肿瘤细胞，构成毛细血管样空隙，其中可见红细胞。与典型的Kaposi肉瘤不同之处在于其多灶性生长和进行性临床过程。

(四)并发症

中枢神经系统受累者，其机会性感染常引起播散性弓形虫或新型隐球菌感染所致的脑炎或脑膜炎；巨细胞病毒和乳多空病毒（papovavirus）所致的进行性多灶性白质脑病。

第九章

呼吸系统疾病

呼吸系统包括鼻、咽、喉、气管、支气管和肺，以喉环状软骨为界将呼吸道分为上、下两部分。由于呼吸道与外界直接相通，外界的各种病原微生物、有害气体、粉尘等均可随空气进入呼吸系统引起病变。但正常呼吸系统具有自净和免疫功能，只有在这种功能降低或遭受破坏时，疾病才容易发生。常见的呼吸系统疾病很多，本章仅就肺炎、慢性阻塞性肺疾病、肺结核以及各种原因引起的肺癌作重点介绍。

第一节 肺炎

肺炎（pneumonia）通常是指肺的急性渗出性炎性疾病，是呼吸系统的常见病、多发病。它可以是原发的独立性疾病，也可以是其他疾病的并发症。由于病因和机体的免疫状态不同，肺炎病变的性质与累及范围也常各不相同，从而形成各种不同的肺炎。由各种生物因子引起的肺炎，可分为细菌性肺炎、病毒性肺炎、支原体肺炎、真菌性肺炎和寄生虫性肺炎等；由理化因子引起的肺炎，可分为放射性肺炎、类脂性肺炎和吸入性肺炎或过敏性肺炎等；根据炎症发生部位，分为肺泡性肺炎、间质性肺炎；根据病变累及的范围，分为大叶性肺炎、小叶性肺炎和节段性肺炎等（图9-1）；按炎症性质可分为浆液性、纤维素性、化脓性、出血性、干酪性及肉芽肿性肺炎等。

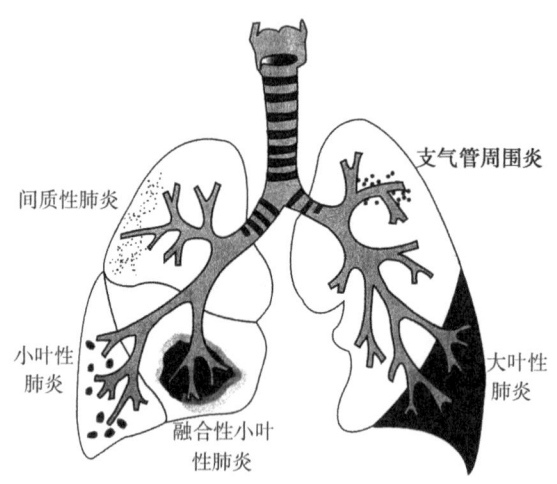

图9-1 按肺炎累及的范围分类

一、细菌性肺炎

（一）大叶性肺炎

大叶性肺炎（lobar pneumonia）是主要由肺炎链球菌引起的以肺泡内纤维素渗出为主的炎症性疾病，病变常累及肺大叶的全部或大部。临床起病急骤，常以寒战、高热开始，继而出现胸痛、咳嗽、咳铁锈色痰、呼吸困难，并常伴有肺实变体征及外周血白细胞增多等。一般病程为5～10 d，退热后症状和体征消退。此病多见于青壮年，冬春季节多见。

1. 病因和发病机制

本病 90% 以上由肺炎链球菌引起，以 1 型、3 型、7 型和 2 型多见，以 3 型毒力最强；少数由肺炎杆菌、金黄色葡萄球菌、流感嗜血杆菌及溶血性链球菌等引起。本病主要经呼吸道感染，传染源为患者及健康带菌者。当感冒、受寒、醉酒、疲劳和麻醉时呼吸道防御功能减弱，机体抵抗力降低，易致细菌侵入肺泡而发病。进入肺泡的病原菌迅速繁殖并引发肺组织的超敏反应，使肺泡—毛细血管膜发生炎症反应与微循环障碍，出现肺泡间隔毛细血管扩张，通透性升高，浆液和纤维蛋白原大量渗出。细菌和炎性渗出物沿肺泡间孔或呼吸性细支气管向邻近肺组织蔓延，从而波及整个大叶或部分大叶的肺组织。

2. 病理变化和临床病理联系

大叶性肺炎的主要病理变化是肺泡腔内的纤维素性炎，常见于单侧肺，以左肺或右肺下叶多见，也可同时或先后发生于两个或多个肺叶。典型的自然发展过程大致可分为四期。

（1）充血水肿期（发病第 1～2 d）：病变肺叶肿胀，重量增加，呈暗红色，切面湿润并可挤出多量血性浆液。

镜下见肺泡间隔内毛细血管扩张充血，肺泡腔内有较多浆液渗出及少量红细胞、中性粒细胞和巨噬细胞。渗出物中可检出肺炎链球菌。

临床有因毒血症而引起的寒战、高热、外周血液中白细胞升高等。由于肺泡腔内有渗出液，听诊可闻及湿啰音。X 线检查显示肺纹理增多和淡薄而均匀的片块状阴影。

（2）红色肝样变期（发病后第 3～4 d）：病变肺叶肿胀，重量增加，色暗红，质地变实如肝，故称为"红色肝样变"。相应部位之胸膜面有纤维素渗出物覆盖（纤维素性胸膜炎）。

镜下见肺泡壁毛细血管仍扩张充血，肺泡腔内充满大量连接呈网状的纤维素和红细胞，并有一定数量中性粒细胞和少量吞噬细胞。有的纤维素穿过肺泡孔与相邻肺泡中的纤维素网相连接（图 9-2）。纤维素网的大量形成既防止了细菌的扩散和减少毒素的吸收，又为巨噬细胞提供了更多表面，促进了吞噬作用。但大量渗出物充塞肺泡腔，使肺泡发生实变，换气和通气功能障碍，并致肺动脉血不能进行气体交换而直接进入左心，形成静脉血掺杂，造成动脉血氧分压降低，并出现发绀等缺氧症状。肺泡腔内的红细胞被巨噬细胞吞噬，崩解后形成含铁血黄素，使咳出的痰呈铁锈色；由于病变波及胸膜，常有胸痛，并随呼吸和咳嗽而加重；由于病变肺组织发生实变，病变区叩诊呈浊音，听诊可闻及支气管呼吸音。X 线可见大片致密阴影，常波及一个肺段或大叶。

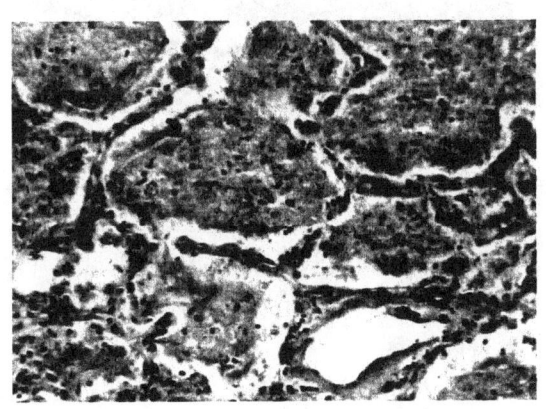

图 9-2 大叶性肺炎红色肝样变期

肺泡壁毛细血管扩张充血，肺泡腔内充满大量连接呈网状的纤维素和红细胞，并有一定数量中性粒细胞和少量巨噬细胞。

（3）灰色肝样变期（发病后第 5～6 d）：病变肺叶仍肿胀，但充血消退，病变区由暗红转为灰白色，质实如肝，故称"灰色肝样变"（图 9-3）。

镜下见，肺泡腔内纤维素渗出继续增多，红细胞逐渐被巨噬细胞吞噬而消失，但仍充满纤维素和大量中性粒细胞。纤维素通过肺泡间孔相连接的现象更明显。胸膜扩张充血，表面仍有纤维素渗出。此期机体特异性抗体已形成，渗出物中肺炎链球菌大多数已被消灭，故不易检出细菌（图9-4）。

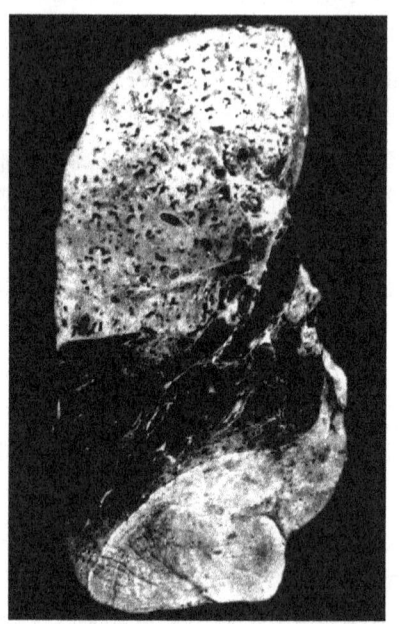

图9-3 大叶性肺炎灰色肝样变期
右肺上叶实变，呈灰白色

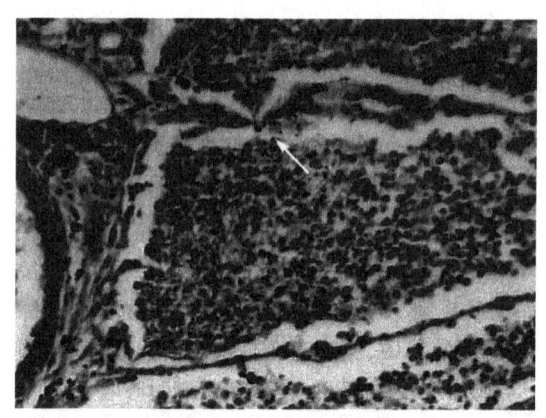

图9-4 大叶性肺炎灰色肝样变期
肺泡腔内充满大量纤维素和中性粒细胞，纤维素穿过肺泡孔（箭头所示）

临床上病变区叩诊呈浊音，听诊可闻及支气管呼吸音。X线可见大片致密阴影，患者咳出的痰液由铁锈色逐渐转变成黏液脓性痰。此期虽然病变区肺泡仍无气体，但因流经该部的血流大为减少，静脉血掺杂现象也因此而减少，缺氧状况得以改善。

（4）溶解消散期（发病后第7 d进入此期）：此时机体防御功能显著增强。病变肺组织质地变软，切面颗粒状外观逐渐消失，加压时有脓样混浊液体流出。

镜下见，肺泡腔内中性粒细胞大多变性崩解，并释放大量蛋白水解酶将渗出物中的纤维素溶解，由淋巴管吸收或经呼吸道咳出，肺内实变病灶消失，肺组织逐渐恢复正常的结构和功能。胸膜渗出物亦被吸收或机化。患者体温下降，临床症状和体征逐渐减轻、消失，X线检查显示病变区阴影密度逐渐降低，透光度增加，恢复正常。

上述各期病变的发展是连续的，彼此之间并无绝对界限，同一肺叶的不同部位可出现不同阶段病变，尤其是病变早期使用抗生素后，常干预疾病的自然经过，故临床上已很少见到典型四期病变过程，常表现为节段性肺炎，病程也明显缩短（图9-5，图9-6）。

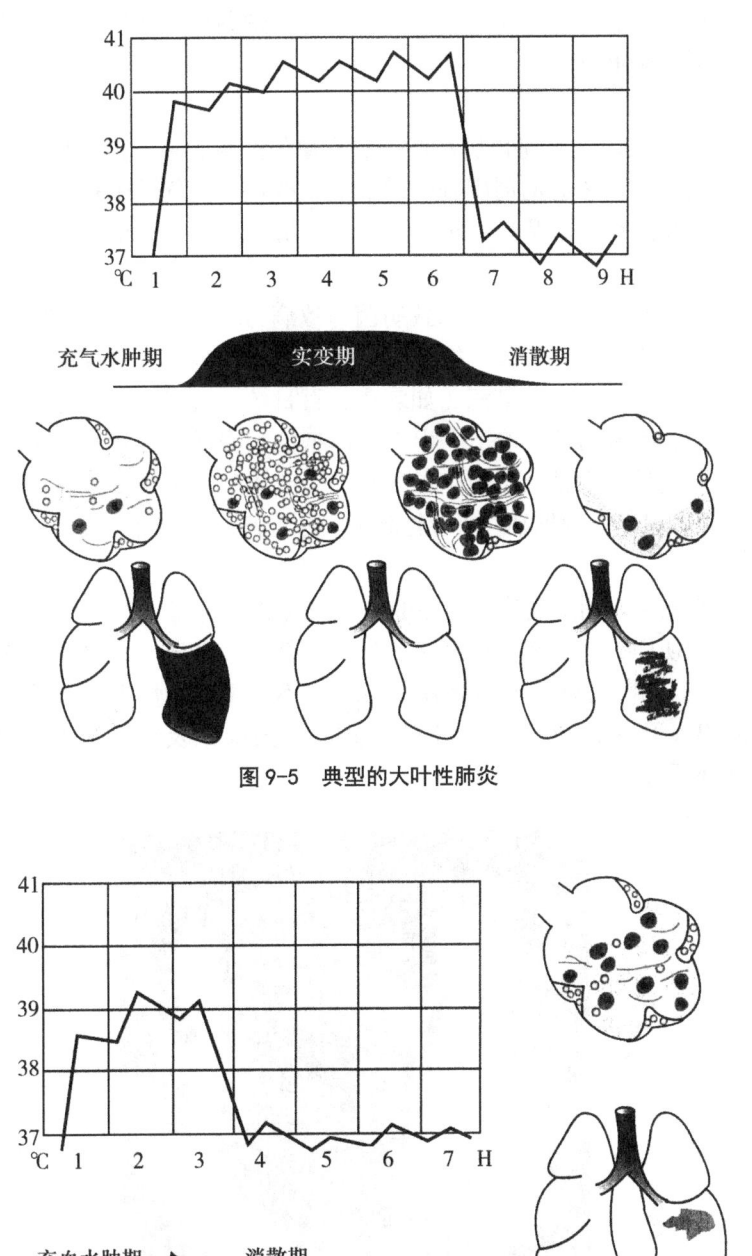

图 9-5 典型的大叶性肺炎

图 9-6 不典型的大叶性肺炎

3. 结局和并发症

绝大多数患者经及时治疗均可痊愈，如延误诊断或治疗不及时则可发生以下并发症。

（1）中毒性休克：见于重症病例，是最危重的并发症，可引起严重全身中毒症状和微循环衰竭，故称中毒性或休克性肺炎，临床较易见到，死亡率较高。

（2）肺脓肿及脓胸：见于病原菌毒力强或机体抵抗力低下时，由金黄葡萄球菌和肺炎链球菌混合感染者，易并发肺脓肿，并常伴有脓胸。

（3）肺肉质变：也称机化性肺炎。由于肺内渗出中性粒细胞过少，释放的蛋白酶不足，致肺泡内纤维素性渗出物不能完全溶解吸收而由肉芽组织取代并机化，病变肺组织呈褐色肉样外观，故称肺肉质变。

（4）胸膜增厚和粘连：大多数大叶性肺炎伴有纤维素性胸膜炎，但一般均随肺炎病变的消散而消散，若胸膜及胸腔内纤维素不能被完全溶解吸收，则可发生机化，并导致胸膜增厚或粘连。

(5）败血症或脓毒败血症：少见，发生在严重感染时，细菌侵入血液大量繁殖并产生毒素所致，如发生全身迁徙性感染，则称脓毒败血症。

（二）小叶性肺炎

小叶性肺炎（lobular pneumonia）是以肺小叶为病变单位的急性渗出性炎症，其中绝大多数为化脓性炎症。由于病变是以细支气管为中心向周围肺组织扩展，故也称支气管肺炎。临床上有发热、咳嗽、咳痰等症状，肺部听诊可闻及散在湿性啰音。此病多见于小儿、老年体弱或久病卧床的患者。

1. 病因和发病机制

小叶性肺炎大多由细菌感染引起。常见的致病菌为致病力较弱的4型、6型、10型肺炎链球菌，葡萄球菌、嗜血流感杆菌、肺炎克雷白杆菌、链球菌、铜绿假单胞菌及大肠杆菌等。这些病原菌多系正常人口腔及上呼吸道内的常驻菌，当患传染病（如麻疹、百日咳、流感、白喉等）或营养不良、受寒、醉酒、麻醉、昏迷、恶病质和手术后等状况下，由于机体抵抗力降低，呼吸系统防御功能受损，上述呼吸道常驻细菌就可侵入细支气管与末梢肺组织生长繁殖，引起小叶性肺炎。因此，小叶性肺炎常是某些疾病的并发症。故临床上根据继发原因把某些小叶性肺炎又称为麻疹后肺炎、吸入性肺炎、坠积性肺炎等。

2. 病理变化

小叶性肺炎的病变特征是以细支气管为中心的肺组织化脓性炎症。

肉眼观：双肺表面和切面可见散在分布之灰黄色或暗红色实性病灶，以下叶背侧多见，病灶大小不一，直径多在0.5~1cm（相当于1个小叶范围），形态不规则，病灶中央常可见细支气管的横断面，挤压时有脓性液体溢出。严重病例，病灶可互相融合，甚或累及整个大叶，称融合性小叶性肺炎（图9-7）。一般胸膜不受累及。

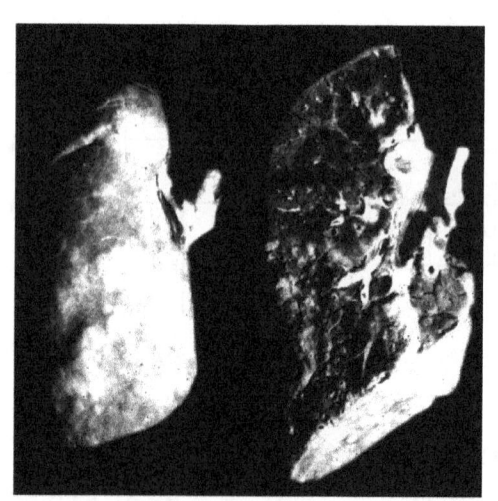

图9-7 小叶性肺炎
肺表面和切面可见散在分布之灰黄色小的实变病灶

镜下见，病灶中央或周边常有一些病变的细支气管，管壁充血、水肿并有大量中性粒细胞浸润，管腔内充满中性粒细胞及脱落崩解的黏膜上皮，病变细支气管周围肺泡腔内也充满中性粒细胞、少量红细胞和脱落肺泡上皮细胞。病灶周围肺组织充血，有浆液渗出，部分肺泡过度扩张（代偿性气肿）（图9-8）。由于病变发展阶段不同，各病灶的病变程度不一，严重的病例可引起支气管和肺组织结构破坏。

3. 临床病理联系

由于小叶性肺炎常为其他疾病的并发症，其临床症状常被原发疾病所掩盖，但发热、咳嗽、咳痰症状仍是通常最常见的症状。支气管黏膜由于炎性渗出物刺激及黏液分泌增多可引起咳嗽、咳痰，痰液往往为黏液脓性或脓性。由于病变细支气管及肺泡腔内有炎性渗出物，听诊可闻及湿性啰音。由于病灶呈散在小灶分布，一般无实变体征，但融合性病变达到3~5cm时，也可出现实变。X线检查可见散在不规则小片状或斑点状阴影。

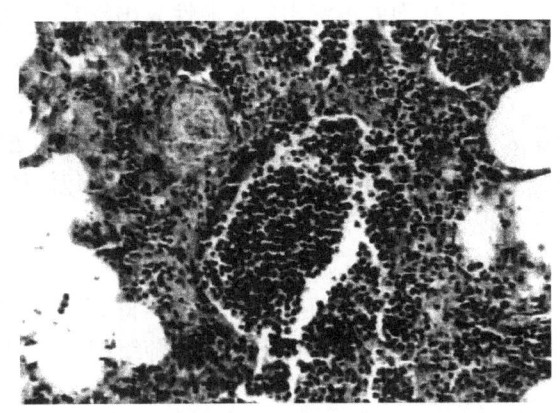

图9-8 小叶性肺炎
以支气管为中心周围肺泡脓性渗出物，最外边肺泡代偿性肺气肿

4. 结局及并发症

本病大多数经及时有效治疗可以痊愈，但幼儿、老人，特别是并发其他严重疾病者，预后较差。小叶性肺炎的并发症较严重，甚至可危及生命，常见的有呼吸功能不全、心功能不全、脓毒败血症、肺脓肿和脓胸等。

二、病毒性肺炎

病毒性肺炎（viral pneumonia）常是上呼吸道病毒感染向下蔓延所致。常见的病毒是流感病毒，其次为呼吸道合胞病毒、腺病毒、副流感病毒、麻疹病毒、单纯疱疹病毒及巨细胞病毒等。除流感病毒、副流感病毒外，其余的病毒性肺炎多见于儿童。此类肺炎的发病可由一种病毒感染，也可由多种病毒混合感染或继发于细菌感染引起。临床症状、病变特点及其严重程度可因病毒类型和患者状态而异，但一般除有发热和全身中毒症状外，主要表现为剧烈咳嗽、气急和发绀等缺氧症状。

病理变化：病变主要表现为间质性肺炎，炎症从支气管、细支气管开始沿间质伸展。肉眼观，肺组织因充血水肿而轻度肿大，无明显实变。镜下常表现为肺泡间隔明显增宽，其内血管扩张充血，间质水肿，淋巴细胞和单核细胞浸润，肺泡腔内一般无渗出物或仅有少量浆液（图9-9）。

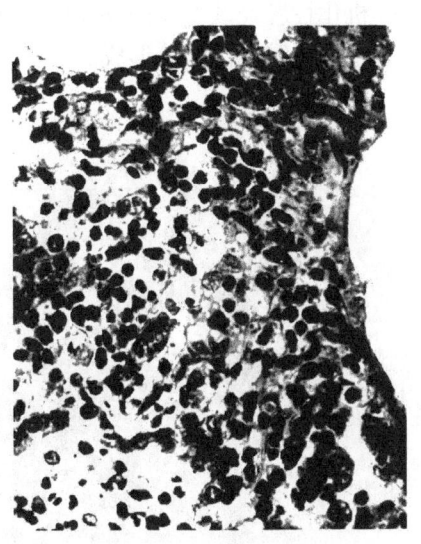

图9-9 间质性肺炎
肺泡间隔增宽，血管充血，间质水肿，伴淋巴细胞和单核细胞浸润

严重病例，肺泡腔内有巨噬细胞和多少不等的浆液与红细胞渗出，甚至出现肺组织坏死。由流感病

毒、麻疹病毒和腺病毒引起的肺炎，其肺泡腔内渗出的浆液性渗出物常可浓缩成一薄层膜样物贴附在肺泡内表面，即透明膜形成。此外，细支气管和肺泡上皮可明显增生并形成多核巨细胞。如麻疹性肺炎时出现的巨细胞就较多，故又称巨细胞肺炎。在增生的支气管和肺泡上皮细胞内可见病毒包涵体。病毒包涵体呈圆形或卵圆形，约红细胞大小，嗜酸或嗜碱，周围有薄而不均匀的透明晕，其在细胞内的位置可因病毒不同而异，腺病毒、单纯疱疹病毒和巨细胞病毒感染时，病毒包涵体出现在上皮细胞核内并呈嗜碱性；呼吸道合胞病毒感染时，出现在胞质呈嗜酸性；麻疹病毒感染时，胞质和胞核均可见到。检出病毒包涵体是诊断病毒性肺炎的重要依据。

病毒性肺炎若为两种病毒并发感染或继发细菌感染，则病变将更严重和复杂。如麻疹肺炎并发腺病毒感染时病灶可呈小叶性、节段性和大叶性分布，且支气管和肺组织可出现坏死、出血（坏死性支气管炎和坏死性支气管肺炎）。继发细菌感染时，常混杂有化脓性病变，可掩盖病毒性肺炎的病变特征。

附：严重急性呼吸综合征

严重急性呼吸综合征（severe acute respiratory syndrome，SARS）是新近由世界卫生组织命名的以呼吸道传播为主的急性传染病，曾称"非典型性肺炎"。本病有极强传染性，自2002年11月我国广东第一个病例发现起，数月内在国内一些省市及港台地区就发生了暴发流行，而且同时波及世界30余个国家及地区。现已确定本病的病原体是一种新型冠状病毒。SARS病毒以近距离空气飞沫传播为主，直接接触患者血液、尿液及粪便也可被感染，故医务人员为高发人群，发病有家庭和医院聚集现象。发病机制尚未阐明，可能与病毒直接损伤呼吸系统和免疫器官有关。SARS起病急，常以发热为首发症状，体温一般高于38℃，偶有畏寒，可伴有头痛、关节和肌肉酸痛、乏力、腹泻、干咳、少痰，偶有血丝痰，严重者出现呼吸困难，气促，进而呼吸衰竭。外周血白细胞不高或降低，常有淋巴细胞计数减少。X线检查，两肺呈大片云絮状、片状阴影，但密度比一般间质性肺炎要高，病变分布也更广泛。

病理变化：部分SARS死亡病例尸检报告显示病变主要集中在肺和免疫系统；心、肝、肾、肾上腺等实质器官有不同程度累及。

1. 肺部病变

肉眼观双肺呈斑块状实变，重症患者双肺完全性水肿实变；表面暗红色，切面可见肺出血灶及出血性梗死灶（图9-10）。镜下病变以弥漫性肺泡损伤为主，肺组织重度充血、出血和肺水肿。肺泡腔内充满大量脱落和增生的肺泡上皮细胞及渗出的单核细胞、淋巴细胞和浆细胞。部分肺泡上皮细胞胞质内可见典型病毒包涵体，电镜证实是病毒颗粒。大部分肺泡腔及肺泡管内有透明膜形成（图9-11）。部分病例肺泡腔内渗出物出现机化呈肾小球样机化性肺炎改变（图9-12）。肺小血管呈血管炎改变，部分管壁可见纤维素样坏死伴血栓形成，微血管内有纤维素性血栓形成。

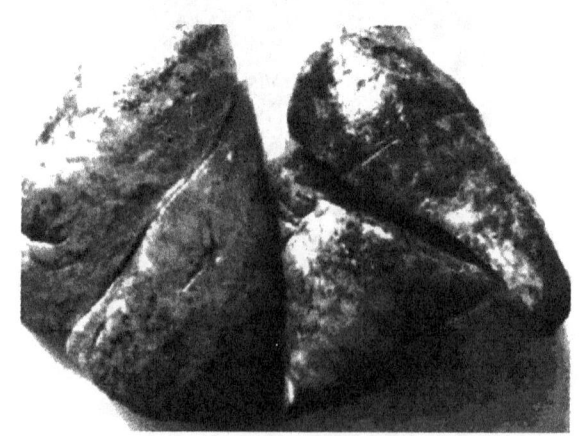

图9-10 SARS肺脏大体病变

外观呈苍白色，肺脏明显膨胀，体积增大，重量明显增加，肺表面有散在出血灶

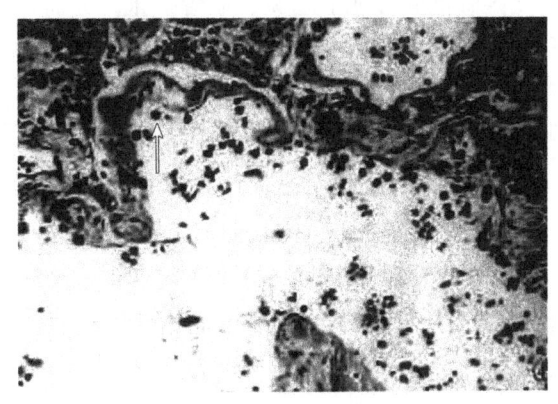

图 9-11 SARS 肺组织病变之一
大部分肺泡腔及肺泡管内透明膜（↑）形成

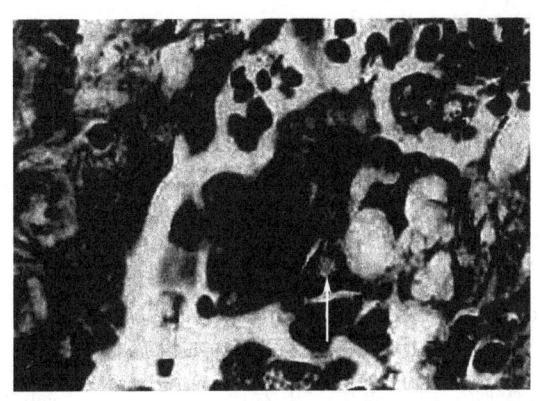

图 9-12 SARS 肺组织病变之二
立方形的 II 型上皮细胞增生，部分呈腺样结构（假性肾小球样病变）（↑）少数区域呈乳头状增生

2. 脾和淋巴结病变

脾体积略有缩小，质软。镜下，脾小体明显萎缩，脾中央动脉周围淋巴鞘内淋巴细胞减少，红髓内淋巴细胞稀疏。白髓和被膜下淋巴组织大片或灶性出血坏死。肺门及腹腔淋巴结皮髓质分界不清，皮质区淋巴细胞数明显减少，并常出现淋巴组织灶性坏死。

3. 心、肝、肾、肾上腺等器官

除小血管炎症病变外，均有不同程度变性、坏死和出血。

本病经过凶险，但如能及时发现并积极有效治疗，大多数可以治愈；有 5% 左右严重病例可死于呼吸衰竭。

三、支原体肺炎

支原体肺炎（mycoplasmal pneumonia）是由肺炎支原体引起的一种间质性肺炎，在未发现肺炎支原体前曾称为原发性非典型肺炎。支原体种类很多，但仅有肺炎支原体对人体呼吸道致病。此病多见于青少年，主要经飞沫感染，常为散发，偶见流行。临床上起病较急，多有发热、头痛、咽喉痛和咳嗽、气促与胸痛，咳痰常不显著。肺部可闻及干、湿性啰音，X 线显示节段性纹理增强及网状或片状阴影。外周血白细胞计数轻度增多，淋巴细胞和单核细胞增多。本病在临床上不易与病毒性肺炎相鉴别，可通过对患者痰、鼻分泌物和喉拭培养检出肺炎支原体确诊。本病一般预后良好，死亡率在 1% 以下。

病理变化：病变可以波及整个呼吸道，引起气管炎、支气管炎和肺炎，常累及一叶肺组织，呈节段性分布，下叶多见，也偶尔波及双肺。病变主要发生在肺间质，故实变不明显，可伴有急性支气管炎和细支气管炎。肉眼观呈暗红色，切面有少量红色泡沫液体溢出，支气管和细支气管腔内有黏液性渗出物，胸膜一般不累及。镜下见病变区肺泡间隔明显增宽，血管扩张、充血，并有大量淋巴细胞、浆细胞和单核细胞浸润。肺泡腔内无渗出物或仅有少量浆液与单核细胞。小细支气管壁及其周围组织间质充血水肿，并有淋巴细胞和单核细胞浸润，如伴细菌感染时可有中性粒细胞浸润。严重病例支气管黏膜上皮和肺组织可发生明显坏死、出血。

第二节　中、晚期肺癌

根据 TNM 分类，除原位癌及其他类型早期肺癌外，Ⅰ期和Ⅱ期肺癌均可手术治疗，属中期肺癌；Ⅲ期及Ⅳ期肺癌，因癌组织直接蔓延至邻近组织，或发生纵隔淋巴结等转移，或经血路有远距离转移不能手术治疗，则属晚期肺癌。

临床上根据 TNM 分类的不同情况，中、晚期肺癌可分为 4 期，即：

Ⅰ期　包括ⅠA期（$T_1N_0M_0$）、ⅠB期（$T_2N_0M_0$）；

Ⅱ期　包括ⅡA期（$T_1N_1M_0$）、ⅡB期（$T_2N_1M_0$、$T_3N_0M_0$）；

Ⅲ期　包括ⅢA期（T_1，$T_2N_2M_0$、T_3N_1，N_2M_0）、ⅢB期（任何 TN_3M_0、T_4 任何 NM_0）；

Ⅳ期　任何 T 任何 NM_1。

中、晚期肺癌无论大体形态还是组织学类型，基本上是相同的。

一、肺癌的大体类型

1. 按肿瘤发生的部位

按发生部位肺癌可分为中央型和外周型两型。

（1）中央型：主要是鳞癌、小细胞癌、大细胞癌和类癌；少部分腺癌也可是中央型。

（2）外周型：主要是细支气管肺泡癌、腺癌，也有少部分鳞癌、小细胞癌、大细胞癌和类癌为外周型。大多表现为孤立的瘤结节，大小不等，也有多结节者。

2. 按肿瘤的大体形态

按形态可把肺癌分为四型。

（1）支气管内息肉样型：少见，主要是鳞癌及涎腺型癌，癌组织在支气管腔内呈息肉状生长，致支气管腔扩大，将其堵塞，而支气管外的扩散较轻微。中央型类癌也可向支气管腔内突出，呈息肉状生长。腺癌及肺母细胞瘤在支气管内生长，呈息肉状者较少见。

（2）结节型：多为外周型肺癌，一般呈球形，直径小于 5 cm，与周围肺组织分界清楚。有时亦可为多结节型，可见于腺癌、细支气管肺泡癌和周围型类癌。

（3）巨块型：较多见，且多为中央型。癌块较大，直径超过 5 cm，以鳞癌为多，常伴有明显坏死，有的可形成空洞；小细胞癌亦常围绕大支气管形成巨块。

（4）弥漫型：癌组织在肺实质内弥漫性生长，可累及一叶的大部或两叶，使组织发生实变。在影像学上，犹如大叶性肺炎，与周围肺组织之间无明显分界。此型一般为细支气管肺泡癌。

二、肺癌的组织学类型

一般情况下，根据光镜观察所见，即可确定肺癌的组织学类型，并不困难。但当癌组织分化特征不明显，光镜观察难以准确判断其组织学类型时，常需借助于免疫组化及电镜观察，明确诊断。

本章主要讨论来自支气管表面上皮的癌——具有腺、鳞分化的癌。

此种癌具有腺、鳞分化特征，包括鳞癌、腺癌、腺鳞癌及其他呈腺、鳞分化表型的癌。

（一）鳞状细胞癌（squamous cell carcinoma）

鳞状细胞癌是具有鳞状上皮分化特征的一种癌。它是肺癌中最多见的一种，约占肺癌的 40%，98% 的患者与吸烟有密切关系，且 80% 为男性。在 18% 的鳞癌组织中发现有 HPV（人乳头状瘤病毒）。鳞癌多为中央型,外周型远较中央型者少见。

1. 中央型鳞癌

此病发生在段支气管及次段大支气管,因其常累及大呼吸道,故脱落的癌细胞从痰液中较其他癌易于发现。肿瘤常较大,在X线胸片或CT上,多为肺门或其周围的肿块。

(1)大体:从支气管内息肉样包块到肺实质巨大包块,大小、形态各异。肿块常呈灰白色或浅黄色,角化明显者则较干燥而呈片屑状,坏死、出血常见。1/3病例见有空洞,并可发生继发性感染,或有脓肿形成。如间质有明显的纤维组织增生则质较硬。

(2)光镜:诊断鳞癌的依据是癌组织有角化现象及细胞间桥存在。角化可为癌巢内形成角化珠,或为单个细胞的角化,即胞质内有角蛋白形成,呈强嗜酸性。这两种表现是鳞癌的分化特征,也是判定鳞癌分化程度的依据。

如癌组织有较广泛的分化特征,即角化明显,有癌珠形成,细胞间桥甚显著,则为分化好的(well differentiated)(图9-13);如癌组织中很少角化细胞,或仅见灶性不甚明显的癌细胞巢内角化显著细胞间桥,则为分化差的(poorly differentiated)(图9-14);居二者之间者为中分化鳞癌(intermediately differentiated)(图9-15)。

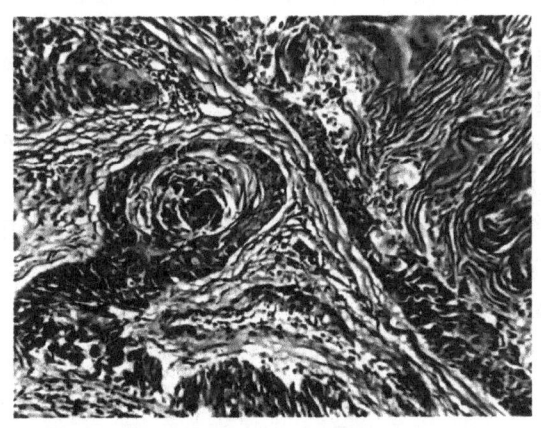

图9-13 高分化鳞状细胞癌

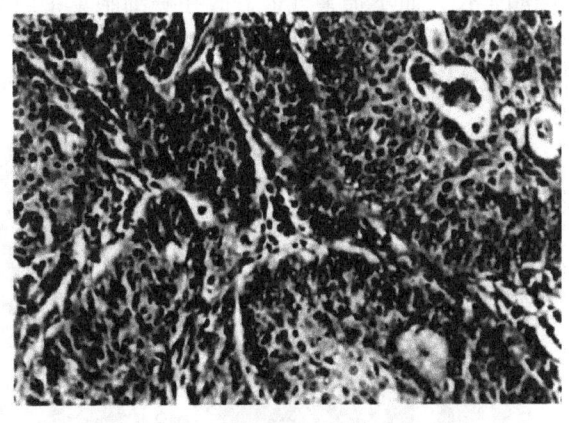

图9-14 分化差的鳞状细胞癌
癌细胞巢内细胞角化不明显,仅见个别角化癌细胞

鳞状细胞癌常呈大小不等的癌细胞巢浸润生长,其周围间质可纤维组织增生,伴有急性或慢性炎细胞浸润。典型的癌巢愈往中心,细胞胞质亦越丰富,角化及细胞间桥越明显,而外周细胞较小。其胞核多呈圆形、卵圆形,可深染,有时核仁明显,核膜染色质浓集。角化细胞的核形奇异、浓染而失去其结构。在角化碎片间常见急性炎症及异物巨细胞反应。在癌细胞巢中心常见有空腔。有些鳞癌细胞可呈嗜酸性细胞样,是与其在超微结构上有丰富的线粒体有关。有些分化差的鳞癌,癌细胞可显示明显的黏着

不良，可伴有多量炎细胞浸润。有的癌组织即使呈鳞状细胞样，但如缺乏上述分化特征，则不能诊断为鳞癌。如癌细胞较大，可诊断为大细胞癌。在典型鳞癌中，有时见有稀少的黏液空泡，不能将其视为腺癌的成分。如要诊断为腺鳞癌，腺体成分应超过10%。

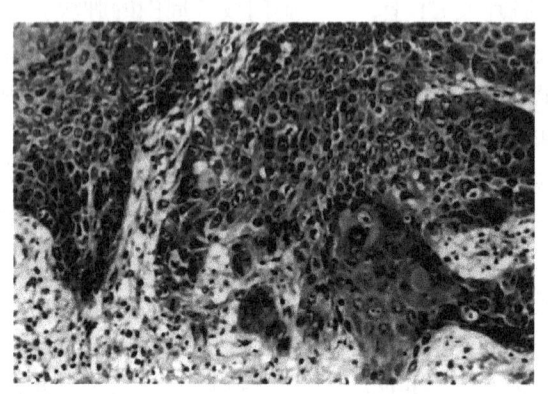

图9-15 中分化鳞状细胞癌
癌细胞巢内见有局灶性角化癌细胞，胞质红染

（3）免疫组化：诊断鳞癌一般不需要进行免疫组织化学，如果需要，鳞癌细胞对高分子量角蛋白CK5/6、34βE12、EMA及包壳素呈阳性反应。

（4）电镜：癌细胞间有桥粒连接，并可见张力微丝附着，有的癌细胞间可见丝状伪足；胞质内有张力微丝存在。癌细胞分化越好，桥粒与张力微丝数量越多，发育越好；反之，则数量少，且发育不充分。据电镜观察，鳞癌中有约49%伴有神经内分泌分化，即在鳞癌组织中见有少数含神经分泌颗粒的瘤细胞，与鳞癌细胞有桥粒相连接，或在同一个癌细胞内同时见有张力微丝束及神经分泌颗粒存在。这种鳞癌可称为鳞癌伴神经内分泌分化。

2. 外周型鳞癌（peripheral squamous carcinoma）

本病发生自肺外周部的小支气管，甚至位于胸膜下，癌组织在肺实质内呈结节状。其组织形态特征不同于中央型鳞癌。

光镜：癌组在肺实质内浸润生长，而不损害气道，故在癌细胞巢中或其间常见残存的肺泡，肺泡上皮呈立方状，呈腺泡样结构（注意不要把此种现象误为腺鳞癌）（图9-16），有的癌组织也可从间质侵入肺泡腔内生长，可见鳞癌细胞巢几乎被肺泡上皮完全包绕的现象，十分少见。

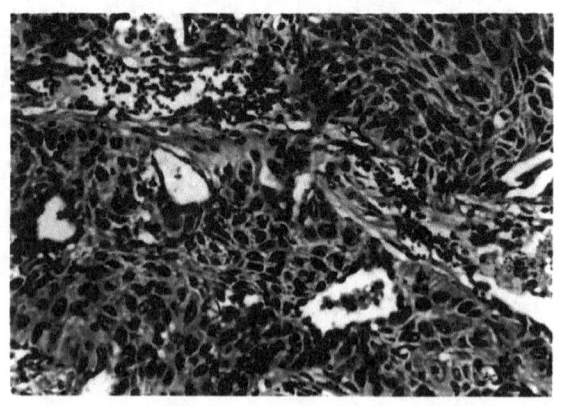

图9-16 外周型鳞癌

3. 鳞癌的变异型

（1）梭形细胞鳞癌（spindle cell squamous carcinoma）（图9-17）：鳞癌组织有时可见梭形癌细胞，但完全由梭形鳞状细胞构成的癌较少见。此癌为鳞癌的一种特殊类型。

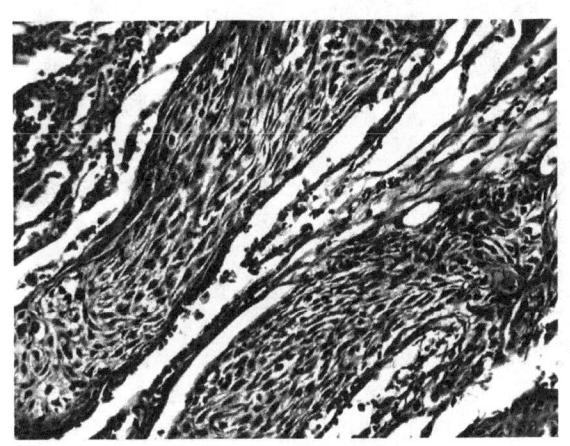

图 9-17 梭形细胞鳞癌
癌细胞呈梭形,可见细胞间桥及角化

①光镜:癌组织完全由梭形鳞状细胞构成,或由介于鳞状细胞和梭形细胞之间的过渡形细胞构成,或无明确的鳞癌分化特征,或可见不明显的角化细胞及细胞间桥,但癌组织与间质分界尚清楚。本质上它是一种分化差的鳞癌,电镜下梭形癌细胞具有鳞癌的分化特征。

②免疫组化:梭形细胞 CK、EMA(+),vim、actin、des min、CEA(-)。

(2)透明细胞鳞癌(clear cell squamous carcinoma):在鳞癌组织中,透明细胞灶并不少见。有很小比例的鳞癌,癌组织主要或全部由透明细胞构成,但也具有呈鳞癌分化特征的少量癌组织,可见二者相互移行形成癌细胞巢。

鉴别诊断:此癌应注意与肺的透明细胞癌相鉴别,后者呈实性团块,分化差,透明细胞癌核的异型性较显著,且无鳞癌分化的特征。

(3)小细胞鳞癌(squamous cell carcinoma, small cell variant):这是一种分化差的鳞癌,癌细胞较小,核浆比例增大,胞质较少,但仍保持非小细胞癌的形态特征,核染色质呈粗颗粒状或泡状,有的癌细胞可见明显核仁。与小细胞癌的不同点是,癌细胞巢与其周围发育成熟的纤维性间质分界清楚,癌巢中心可见鳞状细胞分化灶,坏死不常见。

鉴别诊断:在诊断为小细胞鳞癌之前,应排除复合性小细胞癌/鳞癌的可能,这是鳞癌与真正的小细胞癌的混合。小细胞鳞癌缺乏小细胞癌核的特征性,具有粗颗粒状或泡状染色质及较明显的核仁,细胞境界较清楚,并可见角化。免疫组化及电镜观察有助于把二者区分开来。复合性小细胞癌神经内分泌标记呈阳性,而小细胞鳞癌阴性;在超微结构上,复合性小细胞癌既可见神经分泌颗粒,又可见含有张力微丝束的鳞癌细胞。而小细胞鳞癌的超微结构与一般鳞癌者类似,细胞内仅见张力微丝,而无神经内分泌颗粒。

(4)基底样鳞癌(squamous cell carcinoma, basaloid variant):此型鳞癌的特点是癌组织具有基底样癌的特征,即癌细胞巢周边的细胞呈明显的栅栏状排列,胞质较少,核深染,而位于癌巢中心的细胞则具有较丰富的胞质,并有明显的角化现象。

(二)基底细胞癌(basal cell carcinoma)

此癌亦名基底样癌(basaloid carcinoma),较少见,多为中央型。

1. 中央型(图 9-18)

中央型发生在大支气管,在支气管腔内呈外生性生长,堵塞管腔,并向管壁外浸润生长。

(1)光镜:癌细胞较小,呈立方状或梭形,呈实性分叶状或相互吻合的小梁状;核染色质中等,核仁不明显,核分裂象多见;癌巢中心可见凝固性坏死,其周边部癌细胞呈栅状排列,十分明显。

(2)免疫组化:AE1/AE3、CK%/CK6 大多数阳性,CEA、CK7、TTF1 亦有少数阳性表达者。

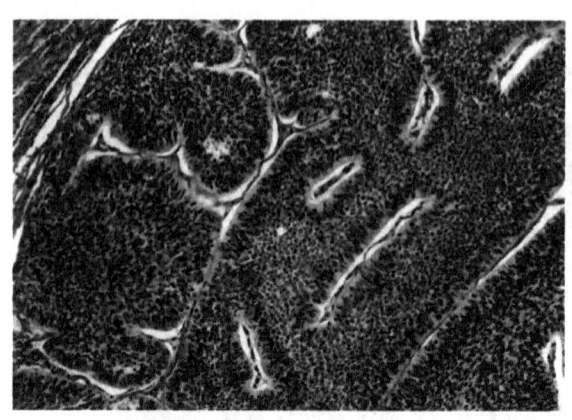

图 9-18 中央型基底细胞癌
癌细胞呈基底细胞样，癌巢周边部细胞呈栅栏状

2. 外周型（图 9-19）

外周型更为罕见，文献中尚未见报道。从小支气管发生的外周型基底细胞癌，癌组织在肺实质内浸润性生长，呈结节状，分界清楚。

（1）光镜：清楚地看到小支气管上皮下基底细胞增生、癌变现象。癌组织形态除具有基底细胞癌的特征呈相互吻合的不规则片块、小梁状外，癌巢周边部细胞亦呈栅栏状排列。此外，尚见与外周型鳞癌的相似之处，即在基底细胞癌巢内，亦见有许多残存的肺泡，肺泡上皮呈立方状或扁平，清楚可见，有的腔内尚可见尘埃细胞。

（2）免疫组化：癌细胞的免疫表型与支气管上皮的基底细胞类似，对低分子量角蛋白大多呈阳性表达，而对高分子量角蛋白亦可呈阳性反应。

（3）电镜：癌细胞间有小桥粒连接，并附有短的张力微丝，胞质内张力微丝不常见。

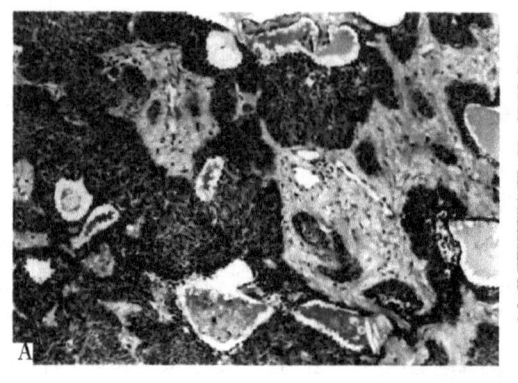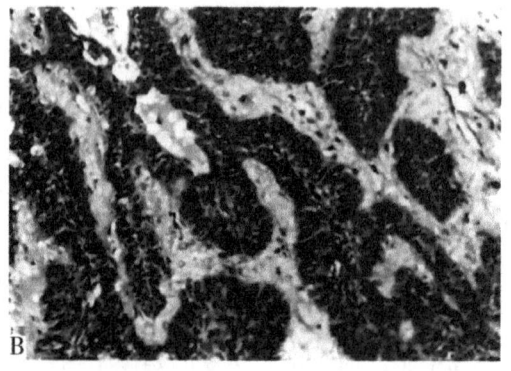

图 9-19 外周型基底细胞癌
A. 癌细胞呈基底细胞样，癌组织在肺泡周间质中浸润生长，残留肺泡清楚可见；B. 癌组织呈窄带状浸润生长，其中尚见残存的肺泡

（三）腺癌（adenocarcinoma）

腺癌约占肺癌的20%，在女性较男性多见。它的发生与吸烟亦有关，但较其他类型的肺癌为少。它大多发生在肺外周部，它是外周型肺癌中最多见的类型，约占外周型癌的60%。大多数腺癌在手术切除时已累及脏层胸膜。有时小的隐匿性腺癌可伴有广泛转移，或累及胸膜形成巨块。腺癌亦可为中央型，或甚至位于支气管内。

（1）大体：腺癌常位于胸膜下，为境界清楚的包块，其上的胸膜常纤维化增厚或呈皱纹状。腺癌的大小悬殊，可从小至1 cm到大至占据一整叶。切面呈灰白色，有时呈分叶状，中央常有瘢痕形成，并有炭末沉着，可称之为"马乔林溃疡"。坏死、出血常见。如癌组织有大量黏液分泌，则质软呈黏液样。如间质纤维组织增生明显则质较硬。肺腺癌如邻近胸膜，可侵及胸膜并可广泛种植，致胸膜明显增厚，而类似恶性间皮瘤，可称为假间皮瘤性癌（pseudomesothelioma carcinoma）。

（2）光镜：诊断腺癌的依据是癌组织有腺样分化的特征，表现为癌细胞形成分化成熟的管状、腺泡状，或有柱状细胞内衬的乳头状结构，或有黏液分泌。腺癌分化好者，上述分化特征明显。分化差者，上述分化特征不明显，多出现实性区，可见细胞内黏液，或仅见小灶性腺样结构，腺癌地间质常有明显的促纤维形成反应，成纤维细胞增生显著马乔林溃疡时，间质纤维化更为明显，有大片瘢痕形成。

腺癌根据细胞、组织结构特征，可分为以下八种亚型。

1. 腺泡性腺癌（acinar adenocarcinoma）

此病在腺癌中最常见，占40%。共同的特点是癌组织呈腺泡状或小管状。根据癌组织的分化程度，可分为3级，与其预后相关。

（1）光镜：癌组织分化好者由大小不等的腺泡状或小管状结构构成，其上皮细胞常为立方状或柱状细胞，有的可产生黏液，胞核圆形或卵圆形，大小较一致，可见小核仁及分裂象，胞质中等。腺管腔内有的可见蛋白性分泌物。腺管之间有多少不等的纤维性间质，其中有少量淋巴细胞浸润。

中分化者部分呈腺管状，核呈中度异型性，排列不整齐，多有明显核仁。有的腺管上皮细胞增多呈复层，或有的几乎呈实性巢，仅见一个或多个小腔，间质纤细，富于血管。有的间质中可见大量淋巴细胞和浆细胞浸润。

分化差者主要由实性巢构成，其中可伴有含黏液的癌细胞，并可见少数或偶见腺泡状结构的癌组织。

（2）预后：分化好者预后较好，5年存活率为16%~22%，分化差者预后较差。

2. 乳头状腺癌（papillary adenocarcinoma）及伴微乳头结构的肺腺癌（pulmonary adenocarclnoma with a micropapillary pattern，MPPAC）

（1）乳头状腺癌（papillary adenocarcinoma）：真正的乳头状腺癌少见，男性较女性多，平均年龄64.5岁，多为孤立结节，平均直径4.1 cm，亦可多发。诊断时45%病例已有淋巴结转移。

①光镜：癌组织主要由高柱状或立方状上皮细胞形成较大的乳头状腺管构成（图9-20A），大小、形状极不等，可有或无黏液产生。突出的组织形态特征是含有纤维血管轴心的乳头，亦可再分支，乳头表面被覆的癌细胞异型性显著，胞核较大呈泡状，含有明显核仁。此癌的纤维性间质一般较少，其间常有淋巴细胞浸润，有的可见砂粒体。

②鉴别诊断：需与乳头状型细支气管肺泡癌鉴别，后者保持肺泡基本结构，而非大的腺管，虽也有乳头状突起，但表面衬覆上皮为肺泡上皮，而非柱状或立方状腺上皮。免疫组化亦有助于鉴别诊断。

③预后：均较细支气管肺泡癌差。

（2）伴微乳头结构的肺腺癌（pulmonary adenocarcinoma with a micropapillary pattern，MPPAC）：其组织学表现为无纤维血管轴心的微乳头簇漂浮在肺泡腔或密集的纤维间隙中，常见淋巴结转移，是一种独特类型的肺腺癌，且预后较差。

①光镜：组织形态学上表现为无纤维血管轴心的微乳头簇[微乳头（micropapillary pattern，MPP）]，漂浮在肺泡腔（图9-20B）或小乳头密集在纤细的纤维间隙中（图9-20C）；另外一个变异型表现为无血管轴心小乳头漂浮在衬覆肿瘤细胞的腔内（图9-20D）。单纯的浸润性微乳头癌很少见，常见与其他组织学类型的腺癌混合存在，可出现在几乎所有亚型的肺腺癌中。MPP在肿瘤中所占比例从1%~90%不等，有研究按微乳头所占比例进行分组：无MPP，局灶MPP，中等量MPP以及广泛MPP，各学者划分的比例不一致。

②诊断及鉴别诊断。诊断要点：a. 具有特征性的微乳头结构（经典型MPP，即无纤维血管轴心的细胞簇漂浮在肺泡腔或密集在纤维间隙中），微乳头状结构需与乳头状腺癌中的真乳头鉴别，真乳头结构的定义为被覆单层或多层的腺上皮，中心为纤维血管组织的结构；而MPP表现为小的缺乏纤维血管轴心的微乳头簇，免疫组织化学染色显示CD34/CD31阴性；b. 变异型是指相似的微乳头漂浮在衬覆肿瘤细胞的腔内，类似细支气管肺泡癌；c. 因MPP易侵犯淋巴管或小静脉，常见淋巴结转移，故MPP在肿瘤中所占比例只要>5%就应在病理诊断中提出来；d. MPP可以出现在几乎所有肺腺癌亚型中；⑤免疫组

织化学特点：肿瘤细胞巢团、微乳头表面（面向间质侧）EMA、E-cadherin、β-catenin 呈阳性表达，此外，MPPAC 需与原发于乳腺、膀胱、卵巢或涎腺的浸润性微乳头状癌转移至肺相鉴别，原发于肺的 IMPCa 免疫组化染色显示 TTF1（+）、CK7（+）、CK20（-）；若 CK7（-）、CK20（+），则支持结直肠来源的 IMPCa；若 CK7（+）、CK20（+），则支持尿路上皮来源的 IMPCa；虽然 BRST-2 在乳腺及涎腺的 IMPCa 均为（+），但 ER、PR 几乎仅在乳腺中呈阳性表达；卵巢的 IM-PCa WT-1（+）。

③治疗及预后：微乳头为主型的腺癌预后差，即使早期诊断仍然预后不良。对于 MPPAC 首选的治疗方案还有待于今后的研究。由于这种类型的癌常见淋巴结转移，淋巴管及静脉瘤栓密切相关，具有高度侵袭性，故仅靠手术切除肿瘤明显是不够的。手术及综合性地放、化疗及靶向治疗有助于延长患者的生存期。

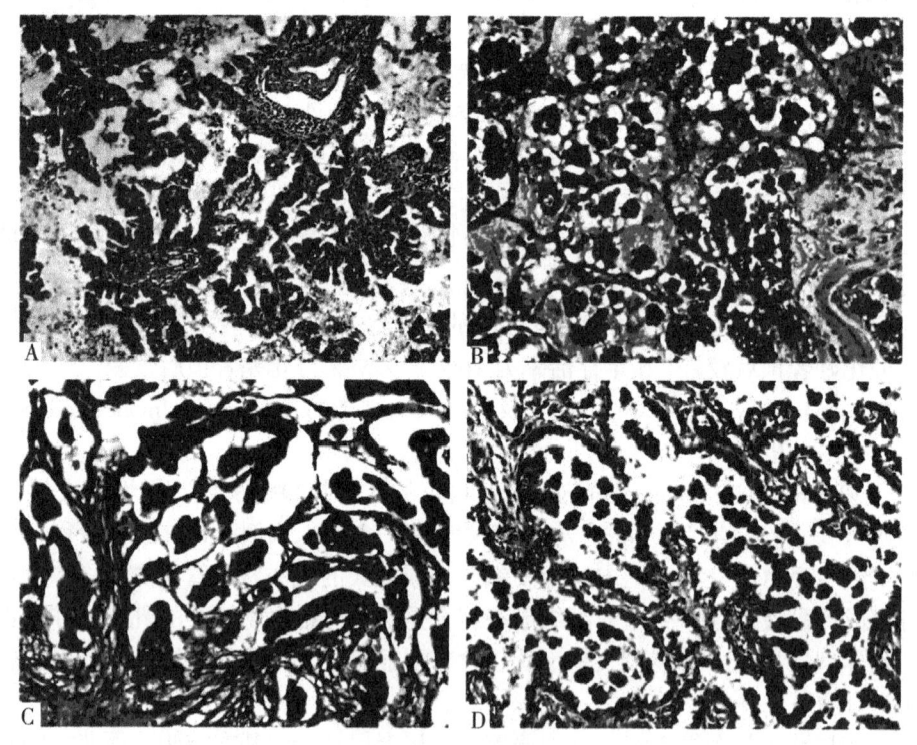

图 9-20 乳头状腺癌

A. 癌组织由较大的腺管构成，有明显的乳头形成；B. 微乳头型腺癌无血管轴心的微乳头，漂浮在肺泡腔中（HE×20）；C. 微乳头型腺癌无血管轴心的微乳头密集，周围有组织收缩的纤维间隙（HE×20）；D. 微乳头型腺癌无血管轴心，微乳头漂浮在衬覆肿瘤细胞的腺腔内（HE×20）

3. 黏液性（胶样）腺癌（mucinous adenocarcinoma）

（1）大体：肿瘤可见于胸膜下，呈分叶状结节，切面呈胶样，黄白色。

（2）光镜：癌组织由极度扩大的肺泡腔隙构成，腔内充满大量黏液，形成黏液池。分化好的柱状黏液性上皮衬附在增厚的纤维性肺泡壁上。黏液细胞也可形成大小、形状不等的腺样结构，腺管上皮细胞呈柱状，胞质较透亮，核位于基底部，有的含有黏液。有的见分化良好的癌细胞漂浮在黏液池中。

（3）免疫组化：除一般腺癌标记外，癌组织对 CDX-2 及 MUC2 呈阳性表达。

4. 印戒细胞腺癌（signet ring adenocarcinoma）

此癌多发生在大支气管，诊断时首先要排除转移性，特别是来自胃肠道的转移性印戒细胞腺癌（图 9-21）。

（1）光镜：癌组织呈实性团块状，由分化好、胞质充满黏液的印戒细胞构成，常在支气管软骨附近的间质浸润。根据免疫表型，此癌可分为肠型及肺型印戒细胞腺癌两类，需借助免疫组化来区分，肠型印戒细胞腺癌较常见，而肺型较少见。

（2）免疫组化：肠型印戒细胞腺癌，CK20、CDX-2、MUC2 呈阳性表达，预后好；而肺型上述三种抗体均为（-），则表达 TTF-1 及 CK7，预后差。

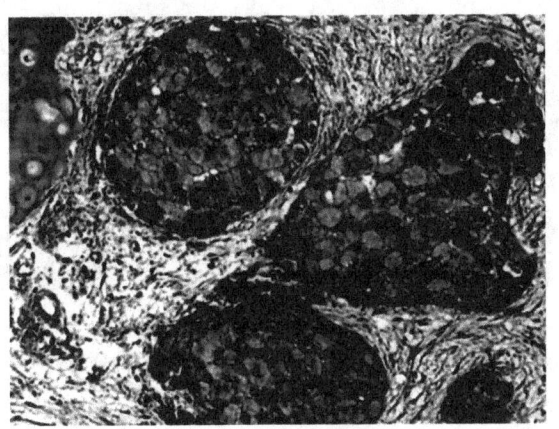

图 9-21　印戒细胞腺癌
支气管软骨旁的癌组织由富含黏液的印戒细胞形成实性团

5. 实性黏液细胞腺癌（solid mucinous cell adenocarcinoma）（图 9-22）

（1）光镜：癌组织由分化不等的黏液细胞构成，形成较大的实性团块或癌巢，很少或几乎不形成腺管，间质为中等量纤维组织，将其分隔，与肺组织分界清楚。癌细胞分化好者呈印戒状，核较小偏位，胞质内充满黏液，呈半透明状，PAS 染色呈强阳性；分化较差者，细胞较小，核居中央，胞质内含有黏液不明显；分化中等者，细胞中等大小，核居中或稍偏位。这些癌细胞相互过渡，无明显分界。核分裂象不多见。

（2）电镜：癌细胞胞核奇形，呈蟹足状，胞质内细胞器少，含有大量不同发育阶段的黏液颗粒。成熟的黏液颗粒，大小不等，中等电子密度，可有或无膜包绕。小颗粒可融合为大颗粒。有时可见黏液颗粒从胞质内穿过细胞膜向细胞外排出的现象。

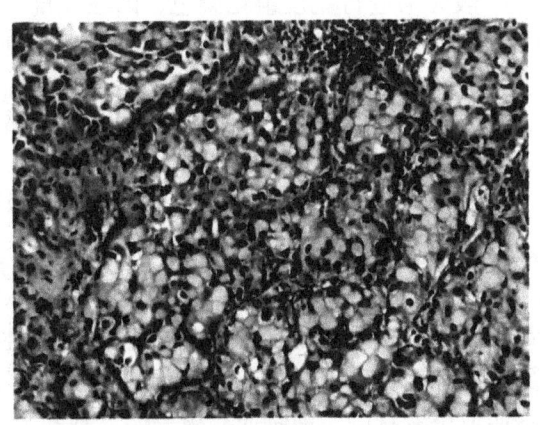

图 9-22　实性黏液细胞腺癌
癌组织由不同分化程度的黏液细胞形成大的实性团，间质较少

6. 透明细胞腺癌（clear cell adenocarcinoma）

肺的透明细胞腺癌极罕见，在日常病理工作中很难见到。诊断时须除外转移性肾透明细胞癌的可能（图 9-23）。

（1）光镜：癌组织位于肺实质，几乎全由立方状、砥柱状透明细胞构成，有明确的腺管形成，腔内充满红染的分泌物；癌细胞核圆形，大小一致，位于基底部，胞质透明，可见核分裂象。间质较少。

（2）免疫组化：癌组织 CK18（+）、CK7 部分（+）、CK5（-）、NSE（-）。

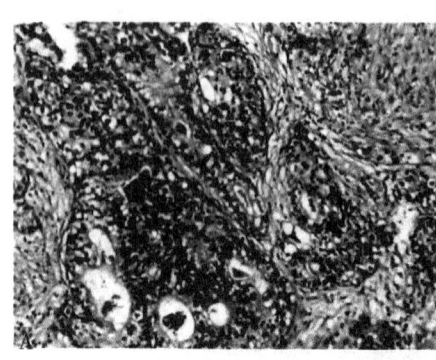 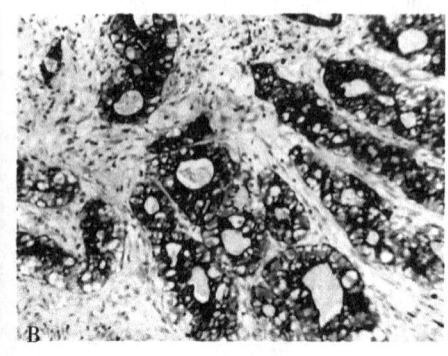

图 9-23 透明细胞腺癌
A. 癌组织由砥柱状透明细胞形成的腺管状结构组成，腔内充有红染的分泌物；B. 癌组织 CK18（＋）

7. 分泌性腺癌（secretory adenocarcinoma）

分泌性腺癌较少见，WHO 肺癌分类中尚无此型腺癌。癌组织的主要成分与分泌性乳腺癌相似。

（1）光镜：在呈腺样结构或实性巢的癌组织中，许多癌细胞的胞质内见有大小不等呈嗜酸性的分泌小球，呈圆形均质状，亦可位于细胞外。PAS 染色，分泌小球呈强阳性。

（2）免疫组化：瘤细胞 CEA 呈阳性，而分泌小球呈阴性。

（3）电镜：癌细胞内的分泌小球位于细胞间或细胞内微腔内，呈均质状。微腔表面见有微绒毛。

8. 混合性腺癌（mixed adenocarcinoma）

在常规工作中，除可见单纯的上述各种类型的腺癌外，由上述各型腺癌中的任何两种或两种以上的成分构成者亦较为常见，按单一的组织形态类型诊断较困难。如腺癌以某一种组织结构为主，占其肿瘤组织成分的 70%～80% 时，则以占主要成分的癌组织来命名；如果几种结构的癌组织之间难以区分主次，即可诊断为混合性腺癌，并按所占比例依次注明包括的各种腺癌成分。如混合性腺癌，包括乳头状腺癌及印戒细胞腺癌。

免疫组化：对腺癌的诊断，一般无须进行免疫组化染色，因在光镜下基本上都能做出明确诊断。除非在某些情况下，如鉴别原发性和转移性腺癌，原发性肺腺癌和恶性间皮瘤。肺腺癌对 CK7、AE1/AE3、EMA、353H11、HMFG-2、CEA、Leu-M1 及分泌成分（secretory component）呈阳性反应；甲状腺转录因子 TTF-1（thyroid transcription factor-1）、E-cadherin 亦可阳性，有的可共同表达角蛋白及波形蛋白，对鉴别诊断有一定价值。

转移性腺癌可表达器官特异性标记，如甲状球蛋白（TG）、前列腺特异性抗原（prostate specific antigen，PSA）、前列腺酸性磷酸酶（prostatic acid phosphatase，PAP）及绒毛素（villin），对鉴别转移性甲状腺癌、前列腺癌及胃肠道腺癌有一定帮助。恶性间皮瘤新近也有一些间皮相关抗原问世，如 MS-2761、AMAD-2、thrombomodulin、calretinin 及 N-cadherin 等，在恶性上皮型间皮瘤呈阳性反应，有助于鉴别诊断。

电镜：观察腺癌的主要特征是，癌细胞间及细胞内有微腔形成，其表面有微绒毛；癌细胞胞质内见黏液颗粒，为低电子密度、不透明或呈絮状的黏液物质，被一层清楚的膜包绕；不少腺癌具有 Clara 细胞的分化特征，即在癌细胞胞质内含有嗜锇性致密颗粒。腺癌细胞间可见连接复合体，也可有桥粒连接，但较鳞癌少。分化差的腺癌，要识别上述各种特征较困难，应注意识别其中间型细胞。少数腺癌亦可伴有神经内分泌分化，即在少数癌细胞胞质内，尚可见神经分泌颗粒。

（四）腺鳞癌（adenosquamous carcinoma）

腺鳞癌是指在同一个肿瘤内有明确的腺癌和鳞癌两种成分并存，其中的一种成分最少要占整个肿瘤的 10%（图 9-24），故腺鳞癌的诊断应建立在对手术切除标本进行全面检查的基础上。如果在鳞癌组织中偶见含有产生黏液的细胞巢，或在腺癌组织中含有小的鳞状分化灶，均不能诊断为腺鳞癌，则应按其主要成分来命名。光镜下诊断的腺鳞癌并不多见，约占肺癌的 2%，大多数患者有吸烟史。

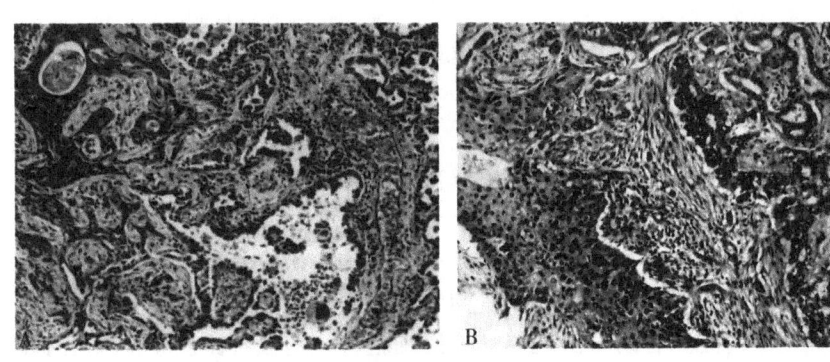

图 9-24 腺鳞癌

A. 癌组织包含腺癌及鳞癌两种成分，左上为鳞癌，右为腺癌；B. 癌组织包含两种成分，左为鳞癌，右为腺癌

1. 大体

腺鳞癌大多位于外周部，且常伴有瘢痕形成。

2. 光镜

腺鳞癌含有明确的腺癌及鳞癌两种成分，二者的比例各异，或一种占优势，或二者比例相等。其组织形态特征如在鳞癌及腺癌中所述，二者均可表现为分化好的、中分化的和分化差的，但两种成分的分化程度并非一致，而是相互组合。两种成分可相互分开而无联系，或相互混杂在一起。此外，有的尚可见大细胞癌的成分，间质如同鳞癌或腺癌，可有炎细胞浸润。有学者报道，腺鳞癌的间质中可见细胞外嗜酸性物质沉着，类似淀粉样物质。电镜观察显示，此物质不是淀粉样物质，而具有基底膜样物质及胶原的特征。

3. 电镜

观察发现，肺的腺鳞癌特别是在分化差的癌中远比光镜诊断者为多，可达近 20%。电镜下，发现癌细胞具有分别向腺癌或鳞癌分化的超微结构特征，也可在同一个癌细胞内见有两种分化特征。

4. 免疫组化

此项与鳞癌和腺癌两种成分表达者相同。

5. 鉴别诊断

诊断包括鳞癌、腺癌伴有上皮鳞化及高度恶性分化差的黏液表皮样癌，主要是后者与具有分化差成分的腺鳞癌的鉴别。黏液表皮样癌发生在近侧大支气管内，呈外生性，突入腔内，由表皮样细胞及黏液细胞杂乱混合构成，呈不规则片块，或有腔隙形成，杯状细胞通常散布在细胞巢内，而不形成腺管，亦无单个细胞的角化及鳞状细胞珠形成。而腺鳞癌多位于外周部，可见角化或细胞间桥。

（五）大细胞癌（large cell carcinoma）

大细胞癌亦可称为大细胞未分化癌，它是一种由具有大核、核仁明显、胞质丰富、境界清楚的大细胞构成的癌（图 9-25）。它不具有鳞癌、腺癌或小细胞癌的任何形态学特征，即光镜下癌细胞大，未见有任何特异性分化特征时，始可诊断为大细胞癌。

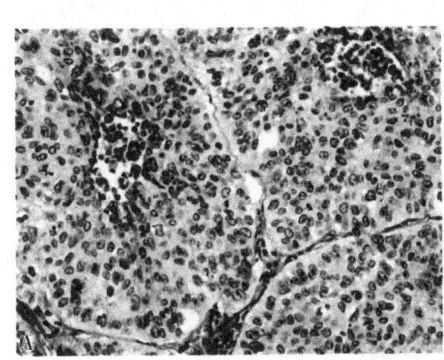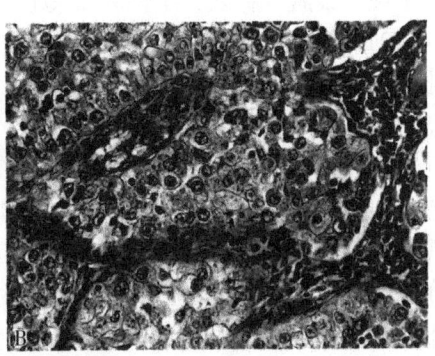

图 9-25 大细胞癌

A. 癌组织呈大小不一的实性巢，间质稀少；B. 癌组织呈实性巢，癌细胞大，核仁显著

1. 临床表现

它占肺癌的 10%～20%，大约 50% 发生在大支气管。几乎所有患者均为吸烟者，平均年龄近 60 岁。影像学上大细胞癌可为中央型或外周型。

2. 大体

肿瘤通常较大，直径一般大于 3 cm，坏死广泛且常见，可侵及胸膜及其邻近的组织。

3. 光镜

癌组织常呈紧密分布的实性团或片块，或弥漫分布呈大片，无腺、鳞分化特征。癌细胞较大，胞质中等或丰富、淡染，或呈颗粒状，或略透亮；核呈圆形、卵圆形或不规则形，有的呈多形性，染色质呈泡状或细颗粒状，核分裂象易见。有的可出现局灶性巨细胞，其胞核可比静止期淋巴细胞大 3～4 倍。大细胞癌组织坏死常见，且较广泛，而间质较少。有的大细胞癌可能见少数黏液阳性的细胞。如经黏液染色并淀粉酶消化后，见有丰富的产生黏液的细胞，则应诊断为实性腺癌伴黏液形成。

4. 免疫组化

AE1/AE3 几乎全部阳性，EMA70% 阳性，353H11 近 70% 阳性。部分病例亦可表达 EMA、CEA、CK7 及 vim。

免疫组化及电镜观察：大细胞癌的分化表型并无特征性，大多表现为腺分化，也可为鳞分化。有少数大细胞癌具有腺、鳞、神经内分泌三相分化表型。如有的表现为神经内分泌分化占优势，可称为大细胞神经内分泌癌，将其归入神经内分泌癌。故从分化表型上看，大细胞癌在一定意义上是一种混杂类型（miscellaneous category）；在另一种意义上，它是一种暂时的类型（temporary category）。

5. 大细胞癌的变异型（variants）

（1）透明细胞癌（clear cell carcinoma）：肺原发性透明细胞癌极罕见，故在诊断此癌时，应先排除来自肾、甲状腺及涎腺等的转移性透明细胞癌。另外，因在肺鳞癌、腺癌中有的可出现局灶性透明细胞癌，不能诊断为透明细胞癌，只有当透明细胞占癌组织的 50% 以上，又无腺、鳞分化特征时，始可诊断为透明细胞癌。

①光镜：由透明细胞构成的癌组织占优势成分，常呈实性片块，癌细胞较大，呈多角形，境界清楚，胞质呈透明状，或呈泡沫状，核较大，异型性明显，形状不规则，核仁显著，可见分裂象。组织化学染色证实，癌细胞内常含糖原，也可不含糖原，无黏液。

②电镜：透明细胞癌无特征性超微结构，大多具有腺癌或鳞癌的分化表型特征，有的为未分化性大细胞癌。

（2）巨细胞癌（giant cell carcinoma）：此癌罕见，大多位于肺外周部，也可为中央型。患者为吸烟者。当确诊时，多形成巨块，大者可达 15 cm，并广泛侵袭和转移。此癌具有向胃肠道转移的倾向。

①光镜：癌细胞巨大，多形性明显，除单核、双核及多核奇异形瘤巨细胞外，大多呈多角形，或相互结合成小巢，或结合不良，松散分布，犹如肉瘤。无论单核还是多核癌细胞均含有一个或多个核仁，偶见核内包涵体。癌细胞之间，常见有大量炎细胞浸润，除淋巴细胞外，尤以中性粒细胞为著。有的癌细胞胞质内充满中性粒细胞，称之为中性粒细胞侵入癌细胞。有些病例可见有腺样分化灶或类似绒癌的结构。在 30%～40% 的病例，可伴有梭形细胞癌成分。

②免疫组化：与大细胞癌类似，癌细胞通常显示 AE1/AE3、CAM5.2 阳性，有的波形蛋白亦阳性，EMA 偶尔阳性。

③电镜：巨细胞癌特征性的超微结构是癌细胞有丰富的线粒体，涡旋状张力微丝样纤维及多对中心粒。有些病例与大细胞癌一样，亦可显示腺分化或鳞分化特征，以腺样分化者为多。

有学者发现数例巨细胞癌无论在免疫组化还是超微结构上，均显示神经内分泌分化特征，可称之为巨细胞神经内分泌癌，将其从巨细胞癌中分出，归为神经内分泌癌的第 5 型。

（3）梭形细胞癌（spindle cell carcinoma）：单纯的梭形细胞癌非常少见，但它常见于构成多形性癌的成分之一。它和多形性癌具有相同的侵袭行为。

①光镜：癌组织主要为梭形细胞成分，具有肉瘤样生长方式，主间质分界不清，常与非肿瘤性结缔

组织成分混合，癌细胞常具有明显的多形性，可见异常分裂象。如肿瘤组织中尚含有鳞癌、腺癌、巨细胞癌或大细胞癌成分，则应诊断为多形性癌。

②免疫组化：梭形细胞成分 CK 呈阳性表达，如角蛋白呈阴性，则难以与肉瘤区分，应做其他免疫组化，进一步明确诊断。

（4）多形性癌（pleomorphic carcinoma）：此癌是一种分化差的癌，癌组织可由多种类型的癌混合构成，其中常见的是梭形细胞癌和/或巨细胞癌成分，至少占癌组织的 10% 以上；而大细胞癌灶亦较常见，亦常伴有鳞癌或腺癌成分。

①免疫组化：梭形细胞成分如显示上皮性标记 keratin、EMA 阳性，可证实为癌分化，如为阴性，则需与癌肉瘤鉴别。

②鉴别诊断：免疫组化及电镜观察有助于把多形性癌和癌肉瘤区别开来。癌肉瘤的上皮成分无论是鳞癌、腺癌还是大细胞癌，上皮性标记呈阳性表达，而梭形细胞成分上皮性标记阴性，Ⅵ mentln 呈阳性。如含有其他异质性恶性成分如骨、软骨、横纹肌等，诊断为癌肉瘤更无问题。

（六）淋巴上皮瘤样癌（lymphoepithelioma-like carcinoma）

淋巴上皮瘤样癌在多方面与发生在鼻咽部的淋巴上皮癌相同，在肺较罕见，但有报道，在远东地区较多见。肿瘤多位于肺实质内。有人在癌组织的石蜡切片上，用原位杂交技术检测 EBER，癌细胞显示强的核信号，提示 EBV 在此型肺癌的发病中可能起作用。

1. 光镜

癌的组织形态与鼻咽部淋巴上皮癌完全相同。癌细胞大，胞质中等量，核呈泡状，核仁十分明显，形成大小不等的片块或呈巢。这些未分化的癌细胞巢无腺、鳞分化特征，被有多量淋巴细胞、浆细胞浸润的纤维性间质包绕，癌巢内亦有淋巴细胞浸润。

2. 免疫组化

AE1/AE3、高分子量角蛋白大部阳性表达，低分子量角蛋白、CK7、EMA、vim 少部分阳性，NSE、CgA、Syn 少数细胞呈阳性表达。

第三节 结核病

一、概论

结核病（tuberculosis）是由结核分枝杆菌引起的一种慢性肉芽肿性疾病，以肺结核最常见，但可见于全身各器官。其典型病变为结核结节形成伴有不同程度干酪样坏死。

结核病曾威胁整个世界，由于有效抗结核药物的发明和应用，由结核病引起的死亡一直呈下降趋势。20 世纪 80 年代以来，由于艾滋病的流行和耐药菌株的出现，其发病率又趋于上升。全球现有结核患者 2 000 万，如不控制，今后 10 年还将有 9 000 万人发病。中国结核患者数位居世界第二，仅次于印度。

（一）病因和发病机制

结核病的病原菌是结核分枝杆菌，对人致病的主要是人型、牛型。结核菌主要经呼吸道传，少数可因进食带菌食物或含菌牛奶而经消化道感染，偶见经皮肤伤口感染。

呼吸道传播是通过肺结核（主要是空洞型肺结核）患者在谈话、咳嗽和喷嚏时，从呼吸道排出大量带菌微滴，每个微滴可有 1~20 个细菌，带菌微滴直径小于 5μm 即可被吸入并到达肺泡引起感染。到达肺泡的结核杆菌趋化和吸引巨噬细胞，并为巨噬细胞吞噬。在有效细胞免疫建立以前，巨噬细胞对结核杆菌的杀伤能力很有限，结核杆菌可以在细胞内繁殖，一方面引起局部炎症，另一方面可发生全身性血源性播散，成为今后肺外结核病发生的根源。机体对结核杆菌产生特异性细胞免疫一般需 30~50 d 时间。这种特异的细胞免疫在临床上表现为皮肤结核菌素试验阳性。

结核病的抗感染免疫反应和超敏反应常同时发生和相伴出现，贯穿在结核病过程中。抗感染免疫反应的出现提示机体已获得免疫力，对病原菌有杀伤作用和抵抗力。而超敏反应常引起干酪样坏死，引起局部组织结构的破坏。已经致敏的个体动员机体产生防御反应较未致敏的个体快，但组织的坏死也更明显。故机体对结核杆菌感染所做出的临床表，现决定于不同的机体免疫状态。如机体状态是以抗感染免疫反应为主，则病灶局限，结核菌可被杀灭；如机体状态是以超敏反应为主，则病变将以急性渗出和组织结构破坏为主。结核病基本病变与机体的免疫状态有关（表9-1）。

表9-1 结核病基本病变与机体的免疫状态

病变	机体状态		结核杆菌		病理特征
	免疫力	超敏反应	菌量	毒力	
渗出为主	低	较强	多	强	浆液性或浆液纤维素性炎
增生为主	较强	较弱	少	较低	结核结节
坏死为主	低	强	多	强	干酪样坏死

（二）结核病的基本病理变化

结核病是一种特殊性炎症。其基本病变也具有变质、渗出和增生。由于机体的免疫反应、超敏反应和细菌的数量、毒力以及病变组织的特性不同，可表现三种不同病变类型。

其见于病变早期或机体免疫力低下、细菌数量多、毒力强或超敏反应较强时，好发于肺、浆膜、滑膜及脑膜等处，表现为浆液性或浆液纤维素性炎。早期有中性粒细胞浸润，但很快为巨噬细胞所取代。在渗出液和巨噬细胞内可查见结核杆菌。当机体抵抗力增强时，可完全吸收不留痕迹，或转变为增生为主的病变，如机体抵抗力低、超敏反应剧烈或细菌数量多、毒力强时，渗出性病变可迅速发生坏死，转变为以变质为主的病变。

1. 渗出为主的病变

此病变见于机体免疫力较强、细菌数量较少、毒力较低时。由于机体对结核杆菌已有一定免疫力，病变常以增生为主，形成具有一定形态特征的结核结节。结核结节是在细胞免疫反应的基础上形成的。由上皮样细胞、朗格汉斯巨细胞（Langhans giant cell）以及外周局部集聚的淋巴细胞和少量反应性增生的成纤维细胞构成。典型的结核结节中央有干酪样坏死。巨噬细胞吞噬结核杆菌后细胞胞体可增大，逐渐转变为上皮样细胞。上皮样细胞体积变大，呈梭形或多角形，胞质丰富，淡伊红染，境界不清，细胞间常有胞质突起互相联络。核呈圆形或卵圆形，染色质少，可呈空泡状，核内有1~2个核仁。上皮样细胞的活性增加，有利于吞噬和杀灭结核杆菌。朗格汉斯巨细胞是由多个上皮样细胞互相融合或一个上皮细胞核分裂而胞质不分裂形成的。朗格汉斯巨细胞是一种多核巨细胞，细胞体积大，直径可达300μm，胞质丰富，染淡伊红色，胞质突起常和上皮样细胞的胞质突起相连接，核与上皮样细胞核相似，核数由十几个到几十个不等。核排列在胞质周围呈花环状、马蹄形或密集在胞体一端。单个结核结节肉眼和X线片不易查见，3~4个结节融合成较大结节时才能看到，约粟粒大小，灰白色，半透明，境界分明。此病有干酪样坏死时略带黄色，可微隆起于脏器表面。

2. 坏死（变质）为主的病变

此病变常见于结核杆菌数量大、毒力强，机体抵抗力低或超敏反应强烈时。上述渗出性和增生性病变也可发生干酪样坏死，也有极少数病变一开始就发生干酪样坏死。

结核坏死灶由于含脂质较多呈淡黄色，均匀细腻，质地较实，状似奶酪，故称干酪样坏死。镜下为红染无结构的颗粒状物。干酪样坏死对结核病病理诊断具有一定的意义。干酪样坏死物中大都会有一定量的结核杆菌，可成为结核病恶化进展的原因。

渗出、坏死和增生三种变化往往同时存在而以某一种改变为主，而且可以互相转化。

（三）结核病基本病理变化的转化规律

结核病的发展和结局主要取决于机体抵抗力和结核杆菌致病力之间的斗争。当机体抵抗力增强时，病变可向好的方向转化，即吸收、消散或纤维化、钙化；反之，则向坏的方向转化，即浸润进展或溶解播散。

1. 转向愈合

（1）吸收、消散：是渗出性病变的主要愈合方式。当机体抵抗力增强或经治疗有效时，渗出物可通过淋巴道吸收而使病灶缩小或完全吸收、消散。X线检查时可见边缘模糊、密度不匀的云絮状阴影逐渐缩小或完全消失。临床上称为吸收好转期。

（2）纤维化、纤维包裹、钙化：增生性病变、未被完全吸收的渗出性病变以及较小的干酪样坏死灶，可被逐渐纤维化形成瘢痕而愈合。较大的干酪样坏死灶难以纤维化，病灶周围的纤维组织可增生，将干酪样坏死包裹，中央逐渐干燥浓缩，并经钙盐沉着而发生钙化。钙化亦为临床痊愈的一种指标，但钙化灶内常残留少量细菌，在一定条件下可以引起复发。病灶纤维化后，一般已无结核杆菌存活，可认为是完全愈合。X线检查可见纤维化病灶边缘清晰，密度增大，钙化病灶密度更高。临床上称硬结钙化期。

2. 转向恶化

（1）浸润进展：当机体抵抗力低下，又未能得到及时治疗时，在原有病灶周围可出现渗出性病变，范围不断扩大，并继发干酪样坏死。X线检查，原病灶周围出现云絮状阴影，边缘模糊。临床上称为浸润进展期。

（2）溶解播散：是机体抵抗力进一步下降，病变不断恶化的结果。干酪样坏死发生溶解、液化后，可经体内的自然管道（如支气管、输尿管）排出，致局部形成空洞。液化的干酪样坏死物中含有大量结核杆菌，播散至其他部位后，可形成新的渗出、变质病灶。X线检查，可见病灶阴影密度深浅不一，出现透亮区及大小不等之新播散病灶阴影。临床上称为溶解播散期。此外，结核杆菌还可经淋巴道播散到淋巴结，引起结核性淋巴结炎，经血道播散到全身各处，引起全身粟粒性结核。

二、肺结核病

结核杆菌主要经呼吸道侵入人体，故肺是发生结核病最常见器官。由于初次感染和再次感染结核杆菌时机体的反应性不同，肺部病变的发生和发展亦各有其特点，故肺结核病（pulmonary tuberculosis）可分为原发性和继发性两大类。

（一）原发性肺结核病

原发性肺结核病（primary pulmonary tuberculosis）是指机体第一次受结核杆菌感染后所发生的肺结核病，多见于儿童，故又称儿童型肺结核病；偶见于从未感染过结核杆菌的青少年或成年人。由于初次感染，机体尚未形成对结核杆菌的免疫力，病变有向全身各部位播散的趋向。

1. 病变特点

结核杆菌经支气管到达肺组织，最先引起的病灶称原发病灶或称Ghon's病灶。原发病灶通常只有一个，多见于通气较好的部位，即上叶下部或下叶上部靠近胸膜处，以右肺多见。病灶直径多在1.0～1.5 cm，呈灰白或灰黄色。病变开始为渗出性变化，继而中央发生干酪样坏死，周围则有结核性肉芽组织形成。由于是初次感染，机体缺乏对结核杆菌的免疫力，病变局部巨噬细胞虽能吞噬结核杆菌，但不能杀灭，结核杆菌在巨噬细胞内仍继续生存，并侵入淋巴管循淋巴流到达肺门淋巴结，引起结核性淋巴管炎和肺门干酪性淋巴结结核。肺部原发病灶、结核性淋巴管炎和肺门淋巴结结核，三者合称原发复合征（primary complex），是原发性肺结核的特征性病变。X线检查，可见肺内原发病灶和肺门淋巴结阴影，两者间有结核性淋巴管炎的条索状阴影相连，形成哑铃状阴影。

2. 发展和结局

绝大多数（约95%）原发性肺结核，由于机体免疫力逐渐增强而自然愈合。小的病灶可完全吸收或纤维化，较大的病灶可纤维包裹和钙化。这些病变常无任何自觉症状而不治自愈，但结核菌素试验阳性。有时肺内原发病灶已愈合，而肺门淋巴结结核病变仍存在，甚至继续发展蔓延到肺门附近淋巴结，引起支气管淋巴结结核。X线检查，可见病侧肺门出现明显的淋巴结肿大阴影。经过适当治疗，此病灶可被包裹、钙化或纤维化。

少数病例因营养不良或患其他传染病（如麻疹、流感、百日咳等），使机体抵抗力下降，肺部原发病灶及肺门淋巴结结核病灶继续扩大，病灶中干酪样坏死可液化并进入血管、淋巴管和支气管引起播散。

（1）支气管播散：原发病灶不断扩大，干酪样坏死物液化，侵及连接的支气管，病灶内液化坏死物可通过支气管排出而形成空洞，含菌的干酪样坏死物可沿支气管向同侧或对侧肺叶播散，引起多数小叶性干酪样肺炎。此外，肺门淋巴结干酪样坏死也可因淋巴结破溃而进入支气管，引起上述同样播散。但原发性肺结核经支气管播散较少见，可能与儿童的支气管发育不完全、口径较小、易受压而阻塞有关。

（2）淋巴道播散：肺门淋巴结病灶内的结核杆菌，可沿引流淋巴管到达支气管分叉处、气管旁、纵隔及锁骨上、下淋巴结。如淋巴管被阻塞，也可逆流到达腹膜后、腋下和腹股沟淋巴结，引起多处淋巴结结核。颈部淋巴结常可受累而肿大，中医称"瘰疬"。病变轻者，经适当治疗可逐渐纤维化或钙化而愈合；重者可破溃穿破皮肤，形成经久不愈的窦道（俗称"老鼠疮"）。

（3）血道播散：在机体免疫力低下的情况下，肺内或淋巴结内的干酪样坏死灶可侵蚀血管壁，结核菌直接进入血液或经淋巴管由胸导管入血，引起血行播散性结核病。若进入血流的菌量较少，而机体的免疫力很强，则往往不发生明显病变。

（二）继发性肺结核病

继发性肺结核病（secondary pulmonary tuberculosis）是指机体再次感染结核杆菌后所发生的肺结核病，多见于成年人，故称成人型肺结核病。其感染来源有二：①外源性再感染：结核杆菌由外界再次侵入机体引起；②内源性再感染：结核杆菌来自已呈静止状态的原发复合征病灶，当机体抵抗力降低时，潜伏的病灶可重新活动而发展成为继发性肺结核病。

1. 病变特点

由于继发性肺结核病患者对结核杆菌已有一定免疫力和敏感性，故其病变与原发性肺结核相比较，有以下不同特点。

（1）早期病变多位于肺尖部，且以右肺多见：其机制尚未完全阐明，可能是与直立体位时该处动脉压较低，且右肺动脉又较细长，局部血液循环较差，加之通气不畅，以致局部组织抵抗力较低，结核杆菌易于在该处繁殖有关。

（2）由于超敏反应，病变易发生干酪样坏死，且液化溶解形成空洞的机会多于原发性肺结核。同时由于机体已有一定免疫力，局部炎症反应又常以增生为主，病变容易局限化。且由于结核杆菌的繁殖被抑制，不易发生淋巴道、血道播散，故肺门淋巴结病变，全身粟粒性结核病患者较少见。

（3）病程长：随着机体免疫反应和超敏反应的相互消长，病情时好时坏，常呈波浪式起伏，有时以增生为主，有时以渗出、变质为主。肺内病变呈现新旧交杂、轻重不一，远较原发性肺结核病复杂多样。

（4）因机体已有一定免疫力：病变在肺内蔓延主要通过受累的支气管播散。

2. 类型及病变

继发性肺结核的病理变化和临床表现比较复杂，根据病变特点和临床经过，可分为以下几种主要类型。

（1）局灶型肺结核：是继发性肺结核的早期病变，多位于肺尖部，右侧多见，病灶常为一个或数个，一般0.5~1.0 cm大小。病变多数以增生为主，也可有渗出性病变和干酪样坏死，临床症状和体征常不明显。病灶常发生纤维化或钙化而愈合。X线检查，肺尖部有单个或多个结节状阴影，境界清楚。如患者抵抗力降低时，病变可恶化发展为浸润型肺结核。

（2）浸润型肺结核：是继发性肺结核最常见的临床类型，属活动性肺结核病，多数由局灶型肺结核发展而来。病灶多位于右肺锁骨下区，故临床上又称锁骨下浸润。病变常以渗出为主，中央有干酪样坏死，周围有直径2~3 cm渗出性病变（即病灶周围炎）。镜下，病灶中央为干酪样坏死，病灶周围肺泡腔内充满浆液、单核细胞、淋巴细胞和少量中性粒细胞。X线检查在锁骨下区可见边缘模糊的云雾状阴影。患者常有低热、盗汗、食欲不振、乏力等中毒症状和咳嗽、咯血。如能得到及时恰当的治疗，渗出病变可在半年左右完全或部分吸收（吸收好转期）；中央干酪样坏死灶可通过纤维化、纤维包裹和钙化而愈合（硬结钙化期）。如病变继续发展，干酪样坏死病灶可扩大（浸润进展期）；如干酪样坏死液化溶解，液化坏死物可经支气管排出而形成急性薄壁空洞，空洞壁坏死层含有大量结核杆菌，坏死物经支气管播散可引起干酪样肺炎（溶解播散期）。急性空洞一般易愈合，适当治疗后洞壁肉芽组织增生，空洞腔可逐渐缩小、闭合，最后形成瘢痕而愈合（图9-26）。如空洞经久不愈，则可发展为慢性纤维空洞型肺结核。

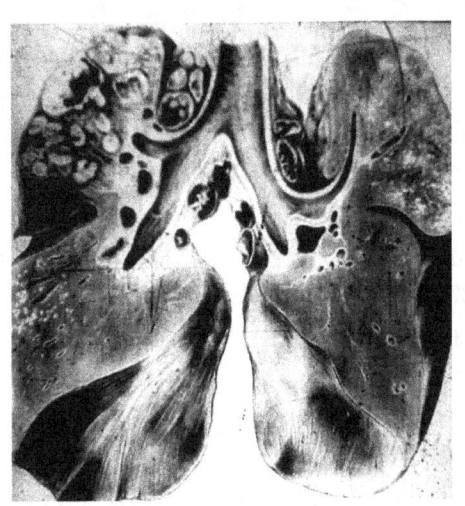

图9-26 继发性肺结核
左肺上叶有干酪样坏死，右肺上叶及左肺下叶有散在性结核，肺门淋巴结病变不明显

（3）慢性纤维空洞型肺结核：为成人慢性肺结核病常见类型，多在浸润性肺结核形成急性空洞的基础上发展而来。此型病变的特点为：①肺内有一个或多个形态不规则、大小不一的厚壁空洞，多位于肺上叶。厚壁空洞最厚处达1 cm以上（图9-27）。镜下见，空洞壁由三层结构组成：内层为干酪样坏死物，中层为结核性肉芽组织，外层为纤维组织。此外，空洞内还常可见有残存之梁柱状组织，多为有血栓形成并机化而闭塞的血管。②在同侧或对侧肺内常有经支气管播散引起的很多新旧不一、大小不等、病变类型不同的病灶。病变发展常自上而下，一般肺上部病变旧而重、下部病变新而较轻。③由于病程长，病变常时好时坏，反复发作，最后导致肺组织的严重破坏和广泛纤维化，胸膜增厚并与胸壁粘连，肺体积缩小、变形、变硬，称为硬化性肺结核，严重影响肺功能，甚至功能丧失。此时，由于病变处毛细血管床减少，肺循环助理增加，肺动脉压增高，导致右心负担加重，进而引起肺源性心脏病。

此外，由于空洞和支气管相通，空洞内大量结核杆菌可随痰咳出而成为本病的传染源（开放性肺结核）；若大血管被侵蚀可引起咯血；如空洞穿破肺膜，可造成气胸和脓气胸；如咽下含菌痰液，可引起肠结核。

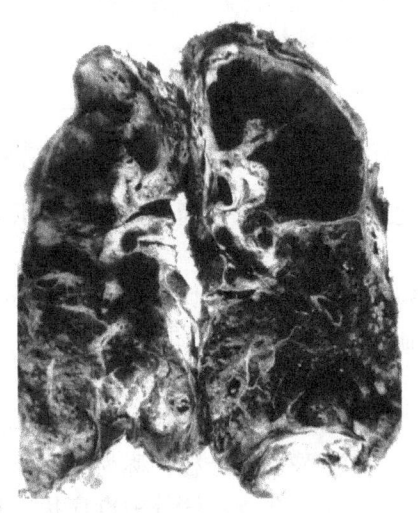

图9-27 慢性纤维空洞型肺结核
右上肺有大空洞，空洞壁有纤维组织，下叶有散在的干酪样结核

（4）干酪样肺炎：常发生在机体抵抗力极差和对结核杆菌敏感性过高的患者。此病由大量结核杆菌

经支气管播散引起,在肺内可形成广泛渗出性病变,并很快发生干酪样坏死。按病变范围可分为大叶性和小叶性干酪样肺炎。受累肺叶肿大、实变、干燥,切面淡黄色、干酪样;有时干酪样坏死液化,可形成多数边缘不整齐之急性空洞,并进一步引起肺内播散。镜下见,肺泡腔内有浆液、纤维素性渗出物,内含以巨噬细胞为主之炎细胞,并可见广泛红染无结构之干酪样坏死。临床有高热、咳嗽、呼吸困难等严重全身中毒症状,如不及时抢救,可迅速死亡(称为"奔马痨")。

(5) 结核球:结核球又称结核瘤(tuberculoma),是一种直径 2~5 cm 孤立的纤维包裹性球形干酪样坏死灶,多数为单个,偶见多个,常位于肺上叶,可以由浸润型肺结核之干酪样坏死灶纤维包裹形成;也可因空洞的引流支气管被阻塞,空洞腔由于干酪样坏死物填满而形成;有时亦可由多个结核病灶融合而成。结核球是一种相对静止的病灶,临床上常无症状,可保持多年而无进展;但当机体抵抗力降低时,可恶化进展,在肺内重新播散。由于结核球有较厚的纤维膜,药物一般不易渗入发挥作用。X 片有时需与肺癌鉴别,故临床常采用手术切除。

(6) 结核性胸膜炎:在原发性和继发性肺结核的各个时期均可发生。按其病变性质,可分为湿性和干性两种,以湿性多见。

①湿性胸膜炎:又称渗出性胸膜炎,较多见,常见于 20~30 岁的青年人,大多为肺内原发病灶的结核菌播散到胸膜引起,或为结核杆菌菌体蛋白发生的超敏反应。病变为浆液纤维素性炎。渗出物中有浆液、纤维素和淋巴细胞,有时有较多红细胞。浆液渗出多时可引起胸腔积水或血性胸腔积液。临床上有胸痛及胸膜摩擦音,叩诊呈浊音,呼吸音减弱。积液过多时可压迫心脏,或致纵隔移位。一般经适当治疗 1~2 个月后可吸收。有时渗出物中纤维素较多,表现为纤维素性胸膜炎,则不易吸收而发生机化与粘连。

②干性胸膜炎:又称增生性胸膜炎,是由肺膜下结核病灶直接蔓延至胸膜所致,常发生于肺尖部,多为局限性,病变以增生性病变为主,很少有胸腔积液。痊愈后常致局部胸膜增厚、粘连。综上所述,原发性肺结核与继发性肺结核在多方面有不同的特征,其区别见表 9-2。

表 9-2 原发性和继发性肺结核病比较表

	原发性肺结核病	继发性肺结核病
结核杆菌感染	初染	再染或静止病灶复发
发病人群	儿童	成人
对结核杆菌的免疫力或过敏性	无	有
病理特征	原发复合征	病变多样,新旧病灶并存,较局限
起始病灶	上叶下部、下叶,上部近胸膜处	肺尖部
主要播散途径	淋巴道或血道	支气管
病程	短,大多自愈	长,需治疗

三、肺结核病引起血源播散性肺结核病

原发性和继发性肺结核病恶化进展时,细菌可通过血道播散引起血源性结核病。除肺结核外,肺外结核病也可引起血源性结核病。

由于肺内原发病灶、再感染病灶或肺门干酪样坏死灶,以及肺外结核病灶内的结核杆菌侵入血流或经淋巴管由胸导管入血,可引起血源播散性结核病。其分为以下类型。

1. 急性全身粟粒性结核病

结核杆菌在短时间内一次或多次大量侵入肺静脉分支,经左心至体循环,播散至全身各器官(如肺、肝、脾、肾、腹膜和脑膜等),引起粟粒性结核,称为急性全身粟粒性结核病。病情凶险,临床有高热、寒战、盗汗、衰竭、烦躁不安,甚至神志不清等中毒症状,肝脾肿大,并常有脑膜刺激征。各器官均可见均匀密布、大小一致、灰白或灰黄色、圆形、粟粒大小的结核病灶。镜下见,病灶常为增生性病变,有结核结节形成,偶尔出现渗出、变质为主的病变。X 线检查双肺可见密度均匀、大小一致的细点状阴影。若能及时治疗,仍可愈复,少数病例可死于结核性脑膜炎。若抵抗力极差,或应用大量激素、免疫抑制药物或细胞毒药物后,可发生严重的结核性败血症,患者常迅速死亡。尸检时各器官内出

现无数小坏死灶,灶内含大量结核杆菌,灶周无明显细胞反应,故有"无反应性结核病"之称。此种患者可出现类似白血病的血象,称类白血病反应。

2. 慢性全身粟粒性结核病

如急性期不能及时控制而病程迁延3周以上,或病菌在较长时间内以少量反复多次进入血液,则形成慢性粟粒性结核病。病变的性质和大小均不一致,同时可见增生、坏死及渗出性病变,病程长,成人多见。

3. 急性粟粒性肺结核

此病常是全身粟粒性结核病的一部分,有时仅局限于肺。由于肺门、纵隔、支气管旁的淋巴结干酪样坏死破入邻近大静脉(如无名静脉、颈内静脉、上腔静脉),或因含菌的淋巴液由胸导管回流,经静脉入右心,沿肺动脉播散于两肺,引起两肺急性粟粒性结核病(图9-28)。临床上多起病急骤,有较严重结核中毒症状。X线见两肺有散在分布、密度均匀、粟粒大小的细点阴影。

4. 慢性肺粟粒性结核病

此病多见于成人。患者原发灶已痊愈,由肺外某器官的结核病灶内的细菌在较长时间内间歇性地入血而致病。病程较长,病变新旧、大小不一。小的如粟粒大,大的直径可达数厘米以上。病变以增生为主。

5. 肺外结核

此病也称肺外器官结核病,多由原发性肺结核病经血道播散所致。在原发复合征期间,如有少量细菌经原发灶侵入血液,在肺外一些脏器内可形成潜伏病灶,当机体抵抗力下降时,恶化进展为肺外结核病。

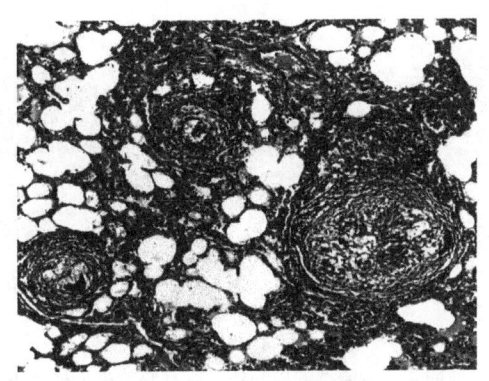

图9-28 急性粟粒性肺结核
肺内有大小一致、分布均匀的结核结节

四、肺外结核

(一)肠结核病

肠结核病(intestinal tuberculosis)可分为原发性和继发性。原发性肠结核病很少见,常发生于小儿,一般由饮用未经消毒、带结核杆菌的牛奶或乳制品而感染。细菌侵入肠壁,在肠黏膜形成原发性结核病灶,结核杆菌沿淋巴管到达肠系膜淋巴结,形成与原发性肺结核相似的肠原发复合征(肠原发性结核性溃疡、结核性淋巴管炎和肠系膜淋巴结结核)。绝大多数肠结核继发于活动性空洞型肺结核病,常由于咽下含大量结核杆菌的痰引起。

继发性肠结核病85%发生在回盲部,其次为升结肠。病变多见于回盲部的原因,可能是由于该段淋巴组织特别丰富,结核菌易通过淋巴组织侵入肠壁,加之肠内容物通过回盲瓣处,滞留于回肠末端时间较长,增加与结核菌接触的机会。

根据病理形态特点,肠结核病可分为两型:①溃疡型:较多见。结核菌首先侵入肠壁淋巴组织,形成结核结节,结节融合并发生干酪样坏死,黏膜破坏脱落形成溃疡。病变沿肠壁淋巴管向周围扩展,使溃疡逐渐扩大,由于肠壁淋巴管沿肠壁呈环形分布,故溃疡多呈半环状,其长径与肠长轴垂直。溃疡一般较浅,边缘不整齐,如鼠咬状,底部不平坦,附有干酪样坏死物,偶见溃疡深达肌层及浆膜层(图9-29),但很少引起穿孔或大出血,与溃疡相对应的肠浆膜面常见纤维素渗出和结核结节形成。

结核结节呈灰白色连接成串,是结核性淋巴管炎所致。临床上有慢性腹痛、腹泻、营养障碍等症状。溃疡愈合后,由于瘢痕组织收缩,可引起肠腔狭窄。一般很少发生肠出血和穿孔。②增生型:较少见。病变以增生为主,在肠壁内有大量结核性肉芽组织和纤维组织增生,使病变处肠壁增厚、变硬,肠腔狭窄,黏膜可有浅在溃疡和息肉形成,故也称息肉型肠结核(图9-30)。临床上表现为慢性不完全低位肠梗阻。右下腹可触及包块,易误诊为结肠癌。

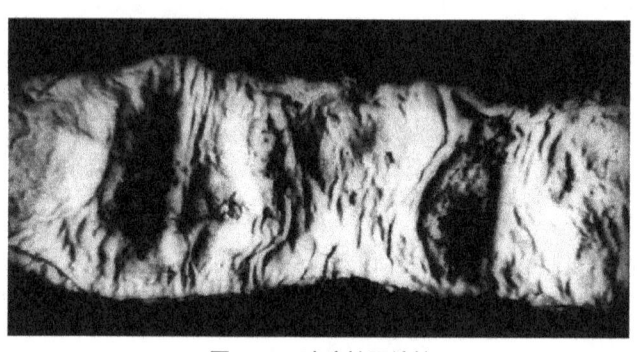

图9-29 溃疡性肠结核
回肠呈环状性溃疡,溃疡长轴与肠道呈垂直状

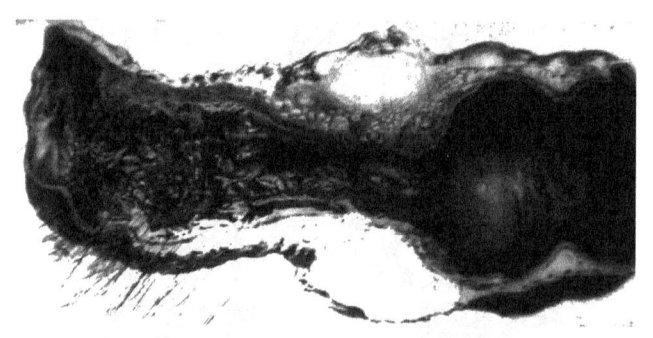

图9-30 增生性肠结核
回肠肠壁增厚,形成干酪样肿块,肠黏膜有多发性息肉形成

(二)结核性腹膜炎

结核性腹膜炎(tuberculous peritonitis)多见于青少年。大多继发于溃疡型肠结核、肠系膜淋巴结结核或结核性输卵管炎,少数可因血行播散引起。本病可分为湿、干两型,但通常以混合型多见。湿型的特点是腹腔内有大量浆液纤维素性渗出液,外观草黄色,混浊或带血性,肠壁浆膜及腹膜上密布无数粟粒大小结核结节,一般无粘连。临床常有腹胀、腹痛、腹泻及中毒症状。干型较常见,其特点是腹膜除有结核结节外,尚有大量纤维素性渗出物,机化后可引起腹腔脏器特别是肠管间、大网膜、肠系膜广泛粘连,甚至引起慢性肠梗阻。腹上部可触及横行块状物,为收缩及粘连之大网膜。由于腹膜有炎性增厚,触诊时有柔韧感或橡皮样抗力。坏死严重者病灶液化可形成局限性结核性脓肿,甚至侵蚀肠壁、阴道、腹壁,形成瘘管。

(三)结核性脑膜炎

结核性脑膜炎(tuberculous meningitis)多见于儿童,常由原发复合征血道播散引起,故常是全身粟粒性结核病的一部分。成人的肺及肺外结核晚期亦可引起血源播散导致本病。病变以脑底部最明显,在视交叉、脚间池、脑桥等处,可见多量灰黄色胶冻样混浊的渗出物积聚,偶见灰白色粟粒大结核结节。镜下见:蛛网膜下隙内有炎性渗出物,主要为浆液、纤维素、单核细胞、淋巴细胞,也可有少量中性粒细胞。部分区域可发生干酪样坏死,偶见典型的结核结节病变,严重者可累及脑皮质,引起脑膜脑炎。病程较长者常并发闭塞性血管内膜炎,从而导致循环障碍而引起多发性脑软化灶。若病程迁延,可因渗出物机化粘连而致脑积水,出现颅内压增高症状和体征,如头痛、呕吐、眼底视盘水肿和不同程度意识障碍甚至脑疝形成。

(四) 泌尿生殖系统结核病

1. 肾结核病

此病最常见于 20～40 岁男性,以单侧多见,多由原发性肺结核血行播散引起。病变常起始于皮髓质交界处或肾乳头。病变初为局灶性,继而发生干酪样坏死破坏肾乳头而破溃入肾盂,形成结核性空洞。随着病变在肾内继续扩大蔓延,可形成多个结核性空洞,肾组织大部分或全部被干酪样坏死物取代,仅留一空壳。由于液化的干酪样坏死物随尿下行,输尿管、膀胱可相继感染受累,临床上引起尿频、尿急、尿痛及血尿、脓尿等症状。膀胱受累后可因纤维化而容积缩小(膀胱挛缩);如病变导致输尿管口狭窄,可引起肾盂积水,或逆行感染对侧肾脏。如两侧肾脏严重受损,可导致肾功能不全。

2. 生殖系统结核病

男性泌尿系统结核病常波及前列腺、精囊和附睾,以附睾结核多见,病变器官有结核结节形成和干酪样坏死。临床上附睾结核表现为附睾肿大、疼痛,与阴囊粘连,破溃后可形成经久不愈的窦道。女性以输卵管和子宫内膜结核病多见,主要经血道或淋巴道播散,亦可由邻近器官结核病直接蔓延引起。临床可引起不孕症。

(五) 骨与关节结核病

骨与关节结核病多见于儿童及青少年,因骨发育旺盛时期骨内血管丰富,感染机会较多。此病主要由原发复合征血源播散引起。骨结核多见脊椎骨、指骨及长骨骨骺(股骨下端和胫骨上端)。关节结核以髋、膝、踝、肘等关节多见。外伤常为本病的诱因。

1. 骨结核

病变起始于松质骨内的小结核病灶,病变可有两种表现:①干酪样坏死型:病变部出现大量干酪样坏死和死骨形成,周围软组织发生干酪样坏死和结核性"脓肿",由于局部无红、肿、热、痛,故有寒性脓肿(冷脓肿)之称。病灶若穿破皮肤,可形成经久不愈之窦道。此型比较多见。②增生型:骨组织中形成大量结核性肉芽组织,病灶内的骨小梁渐被侵蚀、吸收和消失,但无明显干酪样坏死和死骨形成。此型较少见。

脊椎结核(tuberculosis of the spine)是骨结核中最常见者,多见于第 10 胸椎至第 2 腰椎。病变始于椎体中央,常发生干酪样坏死,可破坏椎间盘及邻近锥体。由于病变锥体不能负重,可发生塌陷而被压缩成楔形,造成脊柱后凸畸形(驼背),甚至压迫脊髓,引起截瘫。液化的干酪样坏死物可穿破骨皮质,侵犯周围软组织,在局部形成结核性"脓肿";还可沿筋膜间隙向下流注,在远隔部位形成"冷脓肿"。如腰椎结核可在腰大肌鞘膜下、腹股沟韧带下以及大腿部形成"冷脓肿";胸椎结核时脓肿可沿肋骨出现于皮下;颈椎结核时可于咽后壁出现"冷脓肿"。病灶如穿破皮肤可形成经久不愈的窦道。

2. 关节结核

关节结核多继发于骨结核,常见于髋、膝、踝、肘等关节。如膝关节结核,常由于胫骨上端或股骨下端之骨骺或干骺端先有病变,当干酪样坏死侵及关节软骨和滑膜时,则形成膝关节结核。关节结核时关节滑膜上有结核性肉芽组织形成,关节腔内有浆液、纤维素渗出。游离纤维素凝块长期互相撞击,可形成白色圆形或卵圆形小体,称为关节鼠。由于软组织水肿和慢性炎症,关节常明显肿胀。若病变累及软组织和皮肤,可穿破皮肤形成窦道。关节结核愈合后,关节腔内渗出物机化可造成关节强直而失去运动功能。

(六) 淋巴结结核病

淋巴结结核病(tuberculosis of the lymph node)常由肺门淋巴结结核沿淋巴道播散,也可来自口腔、咽喉部结核感染灶。临床上以颈部淋巴结(中医称瘰疬)最常见,其次为支气管和肠系膜淋巴结结核。病变淋巴结常成群受累,有结核结节形成和干酪样坏死。淋巴结逐渐肿大,当病变累及淋巴结周围组织时,淋巴结可互相粘连,形成包块。淋巴结结核干酪样坏死物液化后可穿破皮肤,形成多处经久不愈的窦道。

第四节 慢性阻塞性肺疾病和肺源性心脏病

一、慢性阻塞性肺疾病

慢性阻塞性肺疾病（chronic obstructive pulmonary disease，COPD）是一组慢性呼吸道阻塞性疾病的统称，主要包括慢性支气管炎、支气管扩张症、支气管哮喘和肺气肿等慢性肺损伤疾病。其共同特点为肺实质和小呼吸道受损，导致慢性呼吸道阻塞、呼吸阻力增加和肺功能不全。

（一）慢性支气管炎

慢性支气管炎（chronic bronchitis）是发生在支气管黏膜及其周围组织的慢性非特异性炎性疾病，是一种常见病、多发病，中老年人群中发病率高达15%～20%。其主要临床特征为反复发作咳嗽、咳痰或伴有喘息症状，且症状每年持续发病3个月，连续2年以上，常在冬春季节加重，夏季缓解。由于病程长、反复发作，部分患者晚期可发展为肺气肿和慢性肺源性心脏病。

1. 病因和发病机制

慢性支气管炎常由体内、外多种因素长期综合作用引起发病。致病因素有：①反复病毒感染和继发细菌感染与本病的发生发展密切相关，凡能引起上呼吸道感染的病毒和细菌均在病变发展过程中起重要作用。②吸烟、空气污染、长期接触刺激性烟尘和粉尘可加重本病的进展。尤其是吸烟，烟雾中含有焦油、尼古丁和镉等有害物质能损伤呼吸道黏膜，降低局部抵抗力，烟雾还可刺激小呼吸道产生痉挛，从而增加呼吸道的阻力。③机体内在因素，如机体抵抗力降低、呼吸系统防御功能受损、内分泌功能失调以及机体过敏状态等，也与本病的发生发展密切相关。

2. 病理变化

慢性支气管炎的病变可累及各级支气管，病变早期，常起始于较大的支气管，随着病程进展，病变可沿支气管向纵深发展，引起小支气管与细支气管炎。受累的细支气管管壁增厚、黏膜增生、表面粗糙、管腔狭窄，致呼吸道阻力增高（图9-31），肺组织受损的程度也越严重。

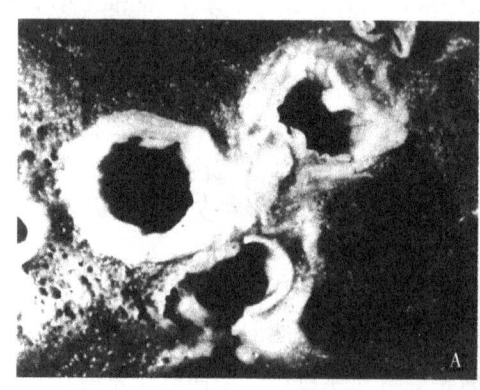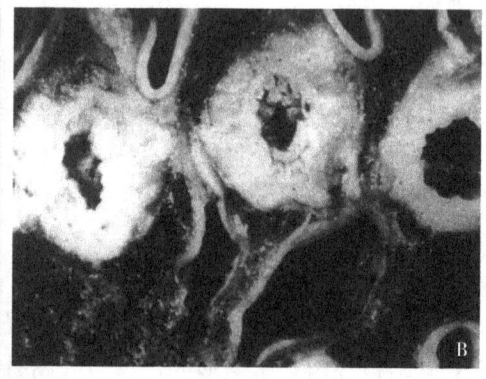

图9-31 慢性支气管炎（1）
A为正常支气管；B为慢性支气管炎，支气管，管壁增厚、管腔狭窄，黏膜表面粗糙呈颗粒状外观

镜下主要病变表现如下：①黏膜上皮纤毛粘连、倒伏甚至脱落，上皮细胞呈空泡变性、坏死脱落，再生的杯状细胞增多，并可发生鳞状上皮化生（图9-32）。②黏膜下腺体增生、肥大，甚至浆液腺上皮发生黏液腺化生，导致分泌过多黏液潴留在支气管腔内，形成黏液栓，使呼吸道发生完全或不完全性阻塞。③支气管壁充血、水肿，淋巴细胞、浆细胞浸润。④由于反复感染和发作，炎症可累及支气管壁全层，引起管壁平滑肌束断裂、萎缩，软骨可发生变性、纤维化、钙化和骨化。

上述病变反复发作逐级向纵深发展蔓延，累及细支气管及肺泡，导致细支气管周围炎及闭塞性细支气管炎，进而引起慢性阻塞性肺气肿。由此可见，细支气管炎及细支气管周围炎是引起慢性阻塞性肺气肿的病变基础。

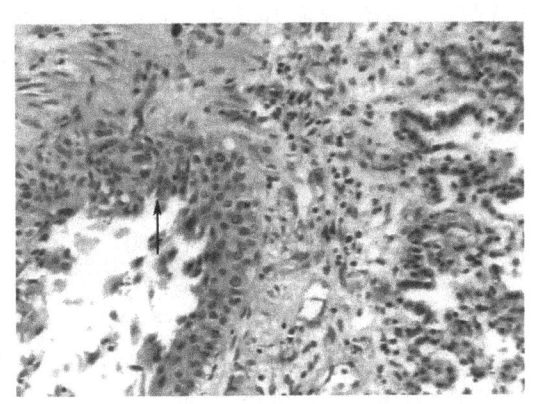

图 9-32 慢性支气管炎（2）
支气管上皮鳞状上皮化生（箭头所示），管壁周围有慢性炎细胞浸润

3. 临床病理联系

由于炎症刺激支气管黏膜和黏液腺增生、功能亢进，临床上可出现咳嗽、咳痰症状。咳嗽的严重程度与炎症程度和痰量多少有关。痰一般为白色泡沫状，并发细菌感染时，咳脓性痰。因支气管黏膜炎性肿胀及黏稠渗出物附着，可导致呼吸道狭窄并在气流通过时产生干性啰音。如小呼吸道内有稀薄渗出液，则气流通过时可产生湿性音。喘息型支气管炎患者可因支气管壁平滑肌痉挛而出现哮鸣音及呼吸急促、不能平卧。病变导致小呼吸道狭窄及阻塞时，可引起阻塞性通气障碍，出现呼气困难为主的呼吸困难。久之，使肺过度充气。

4. 结局及并发症

患者如能做好病因学预防，同时又能及时有效治疗细菌感染，增强机体抵抗力，慢性支气管炎可以逐渐痊愈。但如致病因素继续存在，防治又不及时、彻底，病变可加重并导致以下并发症。

（1）慢性阻塞性肺气肿：由于慢性支气管炎导致小呼吸道狭窄和阻塞，引起呼气阻力大于吸气阻力，末梢小呼吸道和肺泡因内压增高而过度充气与扩张，形成肺气肿。

（2）慢性肺源性心脏病：由于慢性支气管炎并发阻塞性肺气肿，致肺循环阻力增大，肺动脉高压而发生肺心病。

（二）肺气肿

肺气肿（pulmonary emphysema）是指末梢肺组织（呼吸性细支气管、肺泡管、肺泡囊和肺泡）因含气量增加而过度膨胀，并伴有肺泡间隔断裂，肺泡壁弹力组织破坏，致肺泡相互融合，肺容积增大、功能降低的一种病理状态，是支气管和肺部疾病最常见的并发症。

1. 病因和发病机制

肺气肿常继发于慢性阻塞性肺疾病，尤其是慢性支气管炎。吸烟、空气污染及尘肺也是常见发病原因。其发病机制与下列因素有关。

（1）细支气管阻塞性通气障碍：慢性支气管炎时，炎症病变使细小支气管壁破坏、塌陷及纤维化，导致管壁增厚、管腔狭窄；同时黏液性渗出物增多和黏液栓形成，更加重小呼吸道通气障碍，使肺排气不畅，残气量过多。

（2）呼吸性细支气管和肺泡壁弹性降低：正常细支气管壁和肺泡壁上有弹力纤维呈放射状分布起支撑作用，并通过弹力纤维回缩力排出末梢肺组织的残余气。各种原因尤其是炎症造成弹力纤维大量破坏，使细支气管及肺泡回缩力减弱；而阻塞性通气障碍又使细支气管和肺泡长期处于高张力状态，由于弹性降低和回缩力减弱，残气量可进一步增多而引起气肿。

（3）α_1-抗胰蛋白酶水平降低：α_1-抗胰蛋白酶（α_1-antitrypsin，α_1-AT）存于组织、体液中，是多种蛋白水解酶的抑制物，尤其能抑制炎症时中性粒细胞、巨噬细胞分泌的弹性蛋白酶。炎症时，白细胞的氧代谢产物氧自由基等能氧化 α_1-AT，使之失活，导致 α_1-AT 不能抑制弹性蛋白酶的破坏而使之增多，活性增强，从而增强对细支气管和肺泡壁弹力蛋白、Ⅳ型胶原和糖蛋白的降解，破坏了肺组织结构，使肺泡回缩力减弱。临床资料提示，遗传性 α_1-AT 缺乏者因血清中 α_1-AT 水平极低，故肺气肿发病率较一般人高 15 倍。

以上因素综合作用，使细支气管和肺泡腔残气量不断增多，压力升高，导致细支气管扩张，肺泡破裂融合成含气的大囊泡，形成肺气肿。

2. 类型及病理变化

肺气肿一般分为肺泡性和间质性两大类。肺泡性肺气肿常并发有小呼吸道的阻塞性通气障碍，故也称阻塞性肺气肿。

（1）肺泡性肺气肿：病变发生在肺腺泡内，根据其发生的部位和范围不同，又分为：①腺泡中央型肺气肿：病变累及腺泡中央的呼吸性细支气管，肺泡管和肺泡囊扩张不明显。由于呼吸性细支气管位于肺二级小叶的中央，故又称小叶中央型肺气肿。镜下见，一级或二级呼吸性细支气管呈囊状扩张（图9-33）。②腺泡周围型肺气肿：也称隔旁肺气肿，病变主要累及胸膜下肺组织的小叶周边部肺泡管和肺泡囊，呼吸性细支气管基本正常。镜下见，小叶周边肺泡管和肺泡囊扩张。此型不并发慢性阻塞性肺气肿。③全腺泡型肺气肿：病变累及全部腺泡，从呼吸性细支气管、肺泡管、肺泡囊至肺泡均呈弥漫性扩张，一般气肿囊腔较小，但遍布整个小叶（图9-34）。如肺泡间隔破坏严重，气肿囊腔可融合形成直径超过 1 cm 的囊泡，称囊泡性肺气肿。此型肺气肿的发生可能与先天性 α_1-AT 缺乏有关。

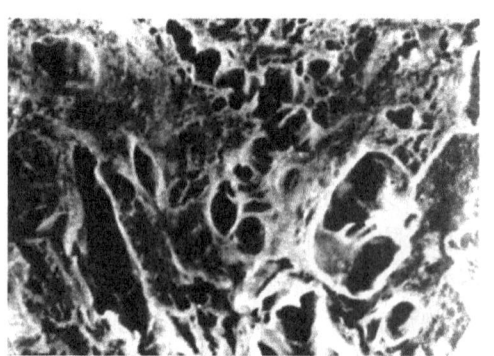

图 9-33　腺泡中央型肺气肿

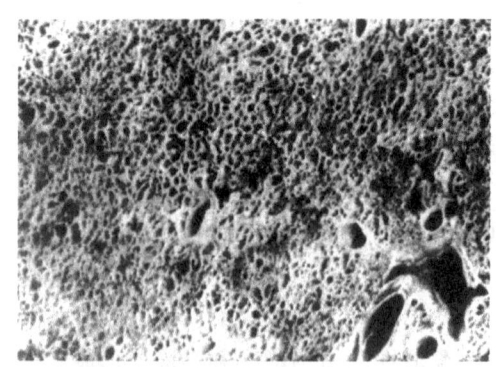

图 9-34　全腺泡型肺气肿

（2）间质性肺气肿：在肋骨骨折、胸壁穿透伤、哮喘时因剧烈咳喘使肺泡内压急剧升高，致肺泡间隔或细支气管壁破裂，空气进入小叶间隔，在小叶间隔与胸膜下形成串珠状小气泡，气体也可沿支气管和血管周围组织间隙扩展至肺门、纵隔，甚至胸部皮下形成皮下气肿。

（3）其他类型肺气肿包括：①瘢痕旁肺气肿：是指出现在肺组织瘢痕病灶周围，由肺泡破裂形成的局限性肺气肿，其位置不恒定，大小也不一，若气肿囊腔直径超过 2 cm，称肺大泡，如发生在胸膜下可引起破裂,并发生自发性气胸。②代偿性肺气肿:是指肺炎性实变病灶周围及肺叶切除后残余肺组织的肺泡代偿性过度充气。③老年性肺气肿:是指老年人由于肺组织弹性回缩力减弱使肺残气量增多而引起的肺膨胀。

肺气肿时肺的体积显著膨胀,色苍白,边缘钝圆,质软缺乏弹性,表面常有肋骨压痕,指压后压痕不易消退。切面不同,类型表现不一。镜下见肺泡扩张,肺泡间隔变薄并断裂,相邻肺泡融合形成较大囊腔(图9-35)。肺泡间隔内毛细血管床数量减少,管腔闭塞,间质小动脉内膜纤维增厚。细、小支气管呈慢性炎症改变。

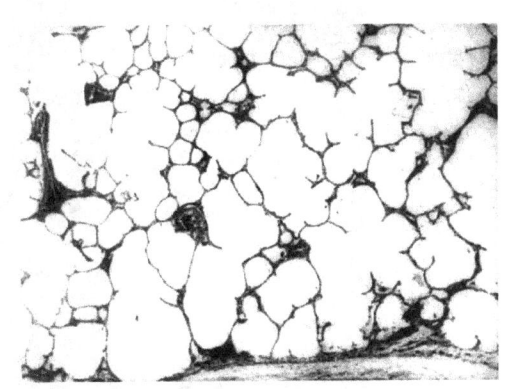

图9-35 肺气肿镜下病变
肺泡扩张融合成囊腔,肺泡间隔菲薄,毛细血管减少,管腔闭塞

3. 临床病理联系

患者除有慢性支气管炎的咳嗽、咳痰症状外,常出现因阻塞性通气障碍而发生的呼气性呼吸困难,气促、胸闷、发绀等缺氧症状。严重肺气肿患者,由于肺泡长期膨胀,胸廓长期呈过度吸气状态,使肋骨上抬,肋间隙增宽,胸廓前后径加大,形成桶状胸。由于肺容积增大,X线检查肺野扩大、横膈下降、透明度增高。体检语颤降低,叩诊呈过清音,心浊音界缩小或消失,呼吸音减弱,呼气延长。由于肺泡扩张或融合,肺毛细血管网可被压迫而显著减少,导致肺循环阻力增高,肺动脉压升高,右心负担加重,引起慢性肺源性心脏病。

二、慢性肺源性心脏病

慢性肺源性心脏病(chronic cor pulmonale)是指因慢性肺脏疾病或肺血管及胸廓病变引起肺循环阻力增加、肺动脉高压、右心室肥厚扩大甚或发生右心衰竭的心脏病,简称肺心病。本病在我国北方地区多见,患病率近0.5%,常在寒冷季节发病,40岁以上中老年人多见,且有随年龄增长发病率也随之增高的趋势。

肺心病发病的主要环节是慢性肺循环阻力增大所致的肺动脉高压。绝大多数肺心病是由肺脏疾病引起的,尤其是慢性支气管炎并发阻塞性肺气肿,发病率占80%~90%,其次是支气管哮喘、支气管扩张症、尘肺、慢性纤维空洞型肺结核和肺间质纤维化,少数由胸廓运动障碍性疾病引起,如严重脊柱弯曲、类风湿性脊椎炎、胸膜广泛粘连和胸廓畸形等,均可使胸廓活动受限而引起限制性通气障碍,极少数可由肺血管疾病(如原发性肺动脉高压症、肺小动脉栓塞)引起。

(一)肺部病变

除原有肺疾病(如慢性支气管炎、肺气肿、尘肺及肺间质纤维化等)病变外,肺心病时肺内的主要病变是肺小动脉的变化,表现为肌型小动脉中膜肥厚,内膜出现纵行肌束,无肌型细动脉肌化。同时,还发生肺小动脉炎、小动脉血栓形成和机化。肺泡壁毛细血管明显减少,存留的肺血管可因肺气肿、炎症、纤维化等原因发生管腔狭窄或闭塞。

（二）心脏病变

以右心室病变为主，表现为右心室肥厚，心腔扩张。扩张的右心室将左心室心尖推向右后方，使心尖钝圆（即心尖主要由右心室构成）（图9-36）。心脏重量增加，可达850 g。右心室前壁肺动脉圆锥显著膨隆。诊断右心室肥大的标准是肺动脉瓣下2 cm处右心室壁肌肉厚度大于等于5 mm（正常为3～4 mm）。镜下见代偿区右心室壁心肌细胞肥大、增宽，核增大、染色深。缺氧区心肌纤维萎缩、肌质溶解、横纹消失，间质胶原纤维增生。

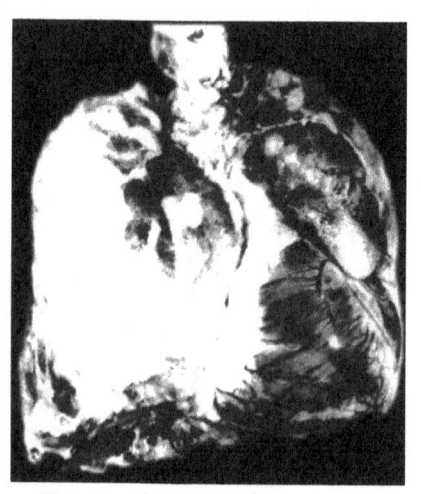

图9-36 肺源性心脏病
右心室肥厚，心腔扩张。扩张的右心室将左心室心尖推向右后方，使心尖钝圆

临床病理联系：肺心病是在原有肺疾病基础上发生的，其临床表现除有原肺疾病症状和体征外（如呼吸困难、气急、发绀），将逐渐出现右心室衰竭的症状和体征（如全身瘀血、肝脾肿大、腹腔积液、下肢水肿、心悸及心率增快等，均属肺心病代偿失调期的症状和体征）。病情严重者，由于缺氧和二氧化碳潴留、呼吸性酸中毒等，可导致脑水肿而并发肺性脑病，出现头痛、烦躁不安、抽搐、嗜睡甚至昏迷等症状。

预防肺心病的发生主要是对引发该病的肺部疾病早期治疗和有效控制。右心心力衰竭多数由急性呼吸道感染致肺动脉高压所诱发，故积极治疗肺部感染是控制右心心力衰竭的关键。

第十章

消化系统疾病

第一节 食管肿瘤和瘤样病变

一、上皮源性肿瘤

(一) 鳞状上皮乳头状瘤

1. 病因和临床特点

鳞状上皮乳头状瘤是食管良性的外生性肿瘤，通常位于食管下段。其发生率0.01%~1%不等，男女比例为24：9。此病主要分为2型：一种为湿疣型，与人类乳头状瘤病毒（HPV）感染有关，常见的是HPV16型，其次是HPV18、6b和11型；另外一种即为与HPV感染无关的类型，常称作鳞状上皮乳头状瘤。

2. 肉眼改变

此病一般为单发，肿瘤呈外生性、分叶状、质地软、粉白色，表面光滑或略粗糙，部分有蒂。肿瘤直径0.2~1 cm，平均0.4~0.5 cm。

3. 镜下改变

不明显的结缔组织轴心被覆良性增生的复层鳞状上皮，轴心内含有薄壁血管和间质细胞。鳞状细胞从基底层向表层顺序成熟，基底层细胞可比较显著，但无明显细胞异型性。如果为湿疣型，鳞状细胞出现HPV感染的特征性细胞学改变，包括巨细胞、多核细胞、浅表层的挖空细胞以及细胞核的大小不等和不规则。表层过度角化、棘细胞层肥厚和角化不良等。

此外，食管乳头状瘤还有几种特殊的组织结构类型：①外生性病变具有光滑、指样、乳头状和尖细结构，纤维血管轴心延伸到乳头表面；②内生性病变由良性增生的鳞状上皮构成，表面上皮向内呈乳头瘤样增生；③钉齿型表面具有钉齿样结构，颗粒细胞层较突出，并伴有显著的角化过度。这些组织学结构可单独存在或与其他结构并存。

4. 预后

乳头状瘤是良性病变，很少恶变。

(二) 食管鳞状上皮异型增生和上皮内肿瘤

食管鳞状上皮异型增生为明确的肿瘤性细胞局限于基底膜之上的黏膜内，是食管鳞状细胞癌直接的癌前病变。2000年WHO分类中明确使用食管上皮内肿瘤代替异型增生。上皮内肿瘤包括异型增生和原位癌。目前，食管上皮异型增生和上皮内肿瘤在病理界均有使用。

1. 病理学改变

上皮内肿瘤包括组织结构异常和细胞学异常。组织结构异常表现为正常上皮结构破坏，失去正常的细胞极向。细胞学异常表现为细胞不规则，大小不一；细胞核深染，异型；细胞核与细胞质比例增加，核分裂象增多，可为病理性核分裂。

2. 分级

传统上异型增生分为轻、中和重度。轻度异型增生是指异常细胞和组织结构的紊乱常局限于上皮层的下 1/3 部分，而重度异型增生中的异常细胞和组织结构的紊乱累及黏膜上皮层 2/3 以上，介于两者中间为中度异型增生。原位癌是指高度不典型的细胞累及整个上皮，表层上皮无成熟证据。鉴于异型增生三级分级系统一致性较差，现一般采用低级别和高级别两级分级法。在两级系统里，低级别上皮内肿瘤是指异常细胞和组织结构异常只累及上皮层的下半部分，包括三级分级系统的轻度异型增生和部分中度异型增生。高级别上皮内肿瘤是指异常细胞和组织结构异常累及上皮层的上半部分，甚至累及全层上皮，包括三级分级系统的重度异型增生和原位癌。

（三）食管鳞状细胞癌

1. 病因和临床特点

食管鳞状细胞癌是我国最常见的恶性肿瘤之一，也是食管癌最常见的组织学类型。食管鳞状细胞癌发病率具有显著的地域性和种族性，我国太行山南部地区、伊朗、南非和巴西南部是食管癌高发区。欧美国家食管鳞状细胞癌的发生率相对较低。患者男多于女，以 50 岁以上多见。一般认为饮酒、吸烟、营养失衡、过热饮食、亚硝胺和食物真菌污染及人乳头状瘤病毒可能与食管鳞状细胞癌发生有关。

此病根据临床进展情况分为：早期食管癌、浅表扩散癌和晚期食管鳞状细胞癌。

（1）早期食管癌：癌组织局限于黏膜或黏膜下层，无肌层浸润，无淋巴结转移，包括黏膜内癌和黏膜下癌。

①大体分型：早期食管癌的大体表现可呈糜烂型、斑块型、乳头/息肉样型和隐伏型。糜烂型表现为病变处黏膜凹陷，边缘不规则，呈地图样，糜烂区有渗出物。此型占早期食管癌的 1/3。斑块型是早期食管癌最常见的类型，约占 50%。病变处黏膜稍隆起，表面粗糙不平，食管黏膜皱襞变粗或中断。乳头/息肉样型病变处黏膜呈乳头或息肉样突向食管腔内，表面可有糜烂，约占 8%。另外一种为隐伏型，病变黏膜既不高起，也不凹陷。此型大体固定后不易查到，必须组织学才能确定，此型约占 7%。

②组织学分型：早期食管癌根据肿瘤侵犯的深度，组织学上分为黏膜内癌和黏膜下癌。黏膜内癌指癌细胞已经穿破基底膜，侵入黏膜固有膜或黏膜肌内，但未侵入黏膜下层。而黏膜下癌是指癌细胞穿破黏膜肌，侵入黏膜下层，但未累及肌层。

WHO 分类中提出了表浅性食管癌的概念，定义为肿瘤局限于黏膜层或黏膜下层，不管是否存在区域性淋巴结转移。此概念与国人提出的食管早期癌的理念不同，也不尽合理，不建议使用。

（2）进展期鳞状细胞癌

①临床特点：进展期食管癌患者最常见的症状为吞咽困难、体重减轻、胸骨后疼痛及肿瘤所致食管狭窄导致的反胃。食管中、下 1/3 是常见的发生部位。

②大体分型：传统上我国学者一般将进展期食管鳞状细胞癌分为髓质型、蕈伞息肉型、溃疡型和狭窄型。a. 髓质型：病变处食管壁明显增厚，上下呈坡状隆起，表面可见相对表浅的溃疡。肿瘤切面灰白、致密，易穿透食管壁。此型最多见，约占 60.9%。b. 蕈伞息肉型：肿瘤呈卵圆形突入食管腔，边缘隆起、外翻，表面多有表浅溃疡，切面多已经穿透食管壁。此型约占 15.4%。c. 溃疡型：肿瘤呈较深的溃疡，边缘略高，溃疡底部较薄，常有较多炎性渗出物。此型约占 12.6%。d. 狭窄型：病变处食管明显管状狭窄，局部食管壁缩短，黏膜呈放射状皱缩，表面一般无溃疡形成。肿瘤切面质地较硬。此型约占 5.5%。此分类方法基本上能够区分我国食管鳞状细胞癌的生长方式，但也有一定局限性，临床工作中遇到的问题是具有特别典型髓质型表现的食管鳞状细胞癌很少，往往与溃疡型难以区分。WHO 分类中采用 Ming 推荐的蕈伞型、溃疡型和浸润型三种大体分型。蕈伞型的特点是明确的外生性生长；而溃疡型的特点是肿瘤在管壁内生长，形成溃疡，溃疡边缘隆起；浸润型最少见，表现为管壁内生长，黏膜缺损很小。

2. 镜下改变

食管鳞状细胞癌可呈现不同程度的分化，根据肿瘤细胞与成熟的非肿瘤性鳞状细胞的相似程度、细胞核大小和分裂活性，将其分为高分化、中分化和低分化。多数肿瘤为高到中分化病变。高分化鳞状细胞癌中，大的、分化好的、角化细胞样鳞状细胞和/或角化珠占肿瘤的大部分，肿瘤细胞巢周边为少部分基底细胞样细胞。低分化鳞状细胞癌中，肿瘤细胞呈多角形、圆形、梭形或非角化小细胞，基底细胞样细胞丰富，核分裂活性很高。分化程度介于两者之间的为中分化鳞状细胞癌。

3. 组织学亚型

鳞状细胞癌有几种特殊的组织亚型。

（1）未分化癌：瘤体往往很大，常穿透外膜，扩散到局部淋巴结，预后差。光镜下缺乏明确的鳞状分化特征，但超微结构和免疫组化存在鳞状细胞癌的分化特征。免疫组化染色 CK14（+）有助于确认肿瘤细胞的鳞状细胞来源。未分化癌 E-cadherin 表达下降，Ki67 标记指数高。

（2）疣状癌：此亚型少见，是一种特殊类型的高分化鳞状细胞癌，生长缓慢，局部浸润，转移能力很低。大体呈外生性、疣状、乳头状或菜花样。肿瘤由分化很好的角化性鳞状上皮构成，细胞异型性非常轻微，肿瘤边缘表现为推挤或膨胀性生长而非浸润性。食管壁浸润为其显著特征，可通过超声波检测。

（3）梭形细胞癌：同义词包括癌肉瘤、肉瘤样癌、伴有梭形细胞特征的息肉样癌、化生癌和伴有间叶性间质的癌。其一般为较大的分叶状肿物，呈息肉样。梭形细胞癌为双相性肿瘤，特征为典型的鳞状细胞癌混合有不等量的梭形细胞成分，通常梭形细胞成分构成肿瘤的主体。从没有多形性的梭形细胞增生到奇异性巨细胞明显的多形性区域，核分裂多见。浸润性鳞状细胞癌成分的分化程度可有明显不同，也可以出现基底细胞样癌、神经内分泌癌、腺癌、腺样囊性癌或未分化癌成分。上皮成分和梭形细胞区域通常界限清楚，两者之间存在移行区域。上皮成分最常见于肿瘤的基底部和周围黏膜。免疫组化特征表现为鳞状细胞癌成分通常表达高分子量角蛋白，而梭形细胞成分不同程度表达 CK、Vimentin、des min 和 SMA。

（4）基底细胞样癌：是鳞状细胞癌的一种少见亚型，占食管恶性肿瘤的 0.3%～4.5%，男女比例为 7∶1；镜下主要为肿瘤细胞排列紧密，核深染，细胞质少，嗜碱性。肿瘤细胞呈实性或筛状结构，可见粉刺样坏死和小腺腔样结构。偶尔肿瘤细胞呈带状排列，类似神经内分泌分化。免疫表型，90% 的肿瘤 CK14 阳性，含有小细胞成分时，NSE 阳性，而 CgA 等其他神经内分泌标记阴性。

（5）伴有淋巴细胞间质的鳞状细胞癌：是食管鳞状细胞癌少见的亚型，肿瘤细胞分化差。其主要组织学特征是弥漫的炎症细胞（包括淋巴细胞、浆细胞、中性粒细胞和巨噬细胞等）浸润分隔肿瘤细胞巢，类似于胃的髓样癌。

4. 预后和预测因素

食管鳞状细胞癌总体预后非常差，影响因素主要有性别、分期、淋巴结转移、肿瘤长度、肿瘤分级、手术切缘、DNA 倍体和增殖指数、表皮生长因子受体（EGFR）及 p53 表达等。

（四）食管腺癌

1. 病因和临床特点

目前研究认为 Barrett 食管、吸烟、肥胖是食管腺癌发生的重要因素，特别是 Barrett 食管已经被认定为食管远端腺癌最重要而且是唯一的癌前病变。胃食管反流作为 Barrett 食管发生的关键因素也是食管腺癌的重要危险因素。幽门螺杆菌与食管腺癌的关系尚待进一步探讨。

从 20 世纪 70 年代开始，欧美发达国家人群，特别是白种人老年男性人群，食管腺癌的发生率明显增加，已经达到甚至超过当地人群食管鳞状细胞癌的发生率。亚洲和非洲国家食管腺癌少见，但也有发生率增长的报道。

2. 肉眼改变

腺癌可以发生在任何存在柱状上皮化生（Barrett 食管）的黏膜部位，但绝大部分食管原发性腺癌发生于食管下 1/3 处存在 Barrett 食管黏膜的近端边缘。另外，腺癌也可发生在食管的中、上 1/3 处，后者常起源于先天异位的柱状黏膜岛。肿瘤早期多表现为扁平状、凹陷型、隆起状或隐伏型，也可以是小息肉样。进展期肿瘤主要为扁平型或溃疡型，1/3 为息肉样或蕈伞型，常为轴向生长，可造成食管远端狭窄或紧缩，息肉样生长的肿瘤可有接触性出血。

3. 镜下改变

镜下观，主要呈典型的乳头状或管状结构。有些肿瘤呈弥漫型生长，极少有腺体结构。肿瘤细胞可有内分泌细胞、潘氏细胞和鳞状上皮分化。黏液腺癌也可见到。

短段 Barrett 食管发生的腺癌易被误认为是贲门腺癌。由于起源于远端食管的腺癌可以浸润到胃贲门，而胃贲门癌及贲门下癌也可生长至远端食管，所以，这些病变经常很难辨别。

4. 分子遗传学

一些证据显示，由 Barrett 食管产生的食管腺癌存在遗传易感性。Barrett 食管多见于白种人，患者主要为男性，提示它与遗传因素有关。Barrett 食管很多分子遗传学变化与化生 – 异型增生 – 癌的顺序有关。对病变进行内镜活检随访显示，在病变早期存在 Tp53 和 CDKN2A 的改变。

5. 预后和预测因素

管壁浸润深度以及是否存在淋巴结转移或远处转移是主要预后因素。大体特点以及组织学分化并不影响预后。绝大多数资料统计发现，手术后总的 5 年生存率低于 20%。

（五）食管腺样囊性癌

1. 临床特点

食管腺样囊性癌是食管少见的肿瘤，类似于涎腺发生的同类肿瘤，但更具侵袭性。此病多发生在食管中 1/3，上 1/3 极少见，女性多见。

2. 病理学改变

镜下表现与涎腺腺样囊性癌类似，主要的组织学结构为管状、筛状、实性或基底细胞样，伴微囊腔形成。肿瘤细胞有内衬导管的上皮和肌上皮两种细胞类型。但与涎腺来源的肿瘤相比，肿瘤细胞更具多形性，核分裂指数较高。

（六）食管黏液表皮样癌

1. 临床特点

食管黏液表皮样癌是食管不常见的恶性肿瘤，最常发生于食管的中上 2/3。

2. 病理学改变

肿瘤由实性鳞状细胞巢、分泌黏液的细胞和组织学特征介于两者之间的细胞构成。上皮巢近似同心圆结构，中心为分泌黏液的细胞，周边围绕多层非角化或极少角化的鳞状上皮。黏液染色可显示细胞巢中心有黏液存在。此外，肿瘤一致性表达 CEA（癌胚抗原）。需要与伴有鳞状化生的腺癌鉴别。

（七）食管腺鳞癌

1. 临床特点

食管腺鳞癌发生于食管黏膜下腺体和导管，由腺癌和鳞状细胞癌混合组成，非常少见。

2. 病理学改变

主要与黏液表皮样癌鉴别：①腺鳞癌易播散至食管黏膜表面；②腺鳞癌中有明确的鳞状细胞癌病灶；③角化是腺鳞癌的特征，在黏液表皮样癌中极少见；④浸润和转移性腺体结构是腺鳞癌的特征，但不是诊断所必需；⑤重度细胞核的多形性是腺鳞癌的特征。

（八）食管神经内分泌肿瘤

食管神经内分泌肿瘤是发生于食管的具有神经内分泌分化的少见肿瘤，包括类癌（高分化内分泌肿瘤）、小细胞癌（低分化内分泌肿瘤）和混合性内分泌 – 外分泌癌。

1. 病因和临床特点

吸烟是小细胞癌发生的重要因素。食管神经内分泌肿瘤只占消化道内分泌肿瘤的 0.05%，占所有食管癌的 0.02%。其多发生于老年人（60～70 岁），男性发病率是女性的 3 倍。

2. 病理学改变

（1）类癌：食管类癌非常罕见，大体多半呈息肉状。镜下肿瘤细胞排列成实性巢状，NSE 阳性，电镜下可见神经内分泌颗粒。

（2）小细胞癌：是一种高度恶性的食管肿瘤，具有类似肺小细胞癌的形态学特征。肿瘤大体上通常表现为蕈伞状生长。镜下肿瘤细胞小，细胞核深染，圆形或椭圆形，细胞质极少；也可有少量稍大、有较多胞质的细胞。这些肿瘤细胞排列成实性片状或巢状，少数情况下可见菊形团形成和灶状黏液分泌。Grimelius 染色可见到嗜银颗粒，电镜下常可见到致密核心颗粒。免疫组化显示肿瘤细胞对 NSE、突触素、嗜铬粒蛋白 A 和 leu7 呈阳性反应。

（3）混合性内分泌-外分泌癌：极少，肿瘤由胃肠型腺癌和小梁状弯刀状的类癌混合而成。

3. 预后

食管类癌的预后较好，而小细胞癌的预后很差，即使原发肿瘤生长较局限，患者的生存期通常也不超过 6 个月。

二、食管胃交界腺癌

食管胃交界腺癌（adenocarcinoma of the esophagogastric junction）是指发生于食管胃交界区域的腺癌，从解剖学的角度包括了食管远端腺癌和胃贲门腺癌，两种腺癌发生部位接近、生物学行为相似、预后均比较差。多数学者认为食管胃交界腺癌是一独特的临床病理类型。

（一）病因

近数十年来欧美人群上消化道肿瘤的发生呈现两个明显的变化：一是食管癌的组织学类型发生明显变化，鳞状细胞癌的比率不断下降而腺癌的比率持续升高；二是胃癌的发生部位出现明显的变化，远端胃癌发生率逐渐下降，近端胃癌发生率显著增高。以上两种变化使食管胃交界腺癌的发病率明显增高。研究表明，近十几年来，我国胃癌食管癌高发区食管胃交界腺癌的发生率也有明显增高趋势。食管胃交界腺癌有一定种族差异，中年白种人的发病率高，而黑种人的发病率只有白种人的 30%。吸烟、肥胖、营养失衡等因素均与食管胃交界腺癌发生有关。食管胃交界腺癌发生率的增长与胃食管反流病的增长平行。作为远端胃癌的重要致癌因素的幽门螺杆菌（Hp）感染在食管胃交界腺癌发生中的作用尚不清楚。

食管胃交界腺癌的发生可能有两条通路：Barrett 通路（在 Barrett 食管的基础上发生的腺癌）和胃通路（近端胃发生的腺癌，大部分在萎缩性胃炎伴肠上皮化生的基础上发生）。

食管胃交界腺癌的发生涉及多种基因结构、基因表达和蛋白质结构的变化。p53 和 p16 等抑癌基因的变化是化生-异型增生-腺癌顺序中的早期事件，其后出现细胞周期调控因子（Cyclin Dl，Cyclin E）、生长因子及其受体等的变化。研究还发现 AEG 常出现 7q21 和 20q13 扩增及染色体 14q31-32 的缺失。

（二）分类

目前，有关食管胃交界腺癌的分类主要有两种：一种是 Siewert 分类，另一种为 WHO 分类。两种分类均为解剖学分类，尚没有基于病因学、分子生物学特点的分类方法。

1. Siewert 分类

1987 年 Siewert 等将食管胃交界近侧和远侧 5 cm 之内的腺癌称作食管胃交界腺癌，并提出了相应的局部解剖学分型。

（1）Ⅰ型：为食管远端腺癌，来源于 Barrett 食管。

（2）Ⅱ型：为真正的贲门腺癌，指肿瘤中心距食管胃交界近心侧 1 cm 和远心侧 2 cm 区域内的腺癌。

（3）Ⅲ型：为贲门下腺癌。

目前，此分型已在世界范围内得到广泛认可和应用。研究表明 Siewert Ⅰ型和Ⅱ型食管胃交界腺癌在黏蛋白的类型、胃左动脉淋巴结转移阳性率、微卫星不稳定性、杂合性丢失（LOH）等方面没有明显差异。但从淋巴扩散上，Ⅱ型胃小弯淋巴结转移多，而Ⅰ型多出现食管周围淋巴结转移。Ⅰ型食管胃交界腺癌 COX-2 表达增加，其表达水平是独立的生存因素，而Ⅱ型食管胃交界腺癌 COX-2 减低，与生存无关。

2. WHO 分类

（1）食管胃交界腺癌：穿过食管胃交界处的腺癌称作食管胃交界腺癌，不管肿瘤的主体在何处。

（2）食管腺癌：腺癌完全位于食管胃交界上方且局限在其上方的腺癌应当看作是食管腺癌。

（3）胃的腺癌：完全位于食管胃交界下方的腺癌应看作原发于胃的腺癌。

WHO 分类不主张使用模棱两可、常有误导作用的"胃贲门癌"这一术语，而主张根据肿瘤大小称为近端胃癌或胃体癌。国际抗癌联盟（UICC）恶性肿瘤分类中没有将贲门癌与其他胃癌分开单列。

三、非上皮源性肿瘤

（一）食管淋巴瘤

食管淋巴瘤是发生于食管地结外淋巴瘤，肿瘤主体位于食管，周围淋巴结可有受累和远处播散。

临床及病理特征：食管是消化道淋巴瘤中最少见的部位。食管原发淋巴瘤可以是大 B 细胞型或是低度恶性 B 细胞黏膜相关淋巴组织淋巴瘤。病理形态学和细胞学特点与消化道其他部位的淋巴瘤相似。继发性食管淋巴瘤可以源于任何类型淋巴瘤的扩散。原发食管的 T 细胞淋巴瘤极为罕见。

（二）食管平滑肌瘤

1. 肉眼改变

平滑肌瘤是食管最常见的间叶性肿瘤，好发于食管下段，大体呈球形，体积较大时可呈腊肠形或哑铃状。当向腔内生长时，肿瘤侵犯黏膜表现为无蒂或有蒂的息肉，但与胃的平滑肌瘤不同，表面很少形成溃疡。

2. 镜下特点

其具有良性平滑肌瘤的一般特征。细胞为梭形，细胞质嗜伊红。少量或中等量，核分裂象少见，可有灶状细胞核不典型性，排列成丛状。肿瘤细胞表达结蛋白和平滑肌肌动蛋白，不表达 CD_{34} 和 CD_{117}，可与食管胃肠间质瘤和孤立性纤维性肿瘤相鉴别。

（三）食管平滑肌肉瘤

食管平滑肌肉瘤是一种存在变异平滑肌细胞的恶性肿瘤，甚少发生于食管，多见于老年患者。α-平滑肌肌动蛋白和结蛋白可证实肿瘤细胞的平滑肌分化。

（四）食管胃肠间质瘤

食管胃肠间质瘤在食管中非常少见，与发生于胃肠部位的该肿瘤病理形态特征和免疫表型相同。肿瘤表达 CD_{117} 和 CD_{34}，平滑肌肌动蛋白表达不一致，而结蛋白总为阴性。

（五）食管颗粒细胞瘤

食管颗粒细胞瘤通常为良性，一般体积很小，大体呈结节状或无蒂息肉，黄色，主要位于食管远端。病理形态学表现为肿瘤细胞呈卵圆形或多角形，有小而深染的核，细胞质内可见细小的嗜酸性颗粒。肿瘤侵犯食管黏膜时会引起假癌性鳞状上皮的增生。肿瘤细胞 PAS 和 S-100 阳性，而 Des min、Actin、CD_{34} 和 CD_{117} 阴性。

（六）食管继发性肿瘤和恶性黑色素瘤

食管继发性肿瘤主要是直接蔓延或转移到食管的继发癌，前者如肺、咽喉、胃和甲状腺癌直接蔓延到食管，后者常见的有乳腺、肾、睾丸、前列腺或胰腺癌转移到食管，转移性肿瘤多位于黏膜下，可以造成食管狭窄，食管黏膜可完整。原发的恶性黑色素瘤大体呈息肉样，多好发于食管下 1/3，组织学形态与发生于皮肤的恶性黑色素瘤相同，免疫组化显示，S-100 和 HMB45 呈阳性。食管转移性的恶性黑色素瘤远多于原发。

四、食管瘤样病变

许多食管病变形成大小不等的肿块，临床和内镜下形态类似肿瘤，包括炎性纤维性息肉、囊肿、重复、假上皮瘤样增生、胰腺化生和异位组织等。

（一）良性息肉样病变

1. 炎症性息肉

此病是最常见的食管息肉，常伴有反流性食管炎，多发生于男性，病变单发或多发。

2. 炎性纤维性息肉

此病通常为孤立性有蒂息肉，表面可有糜烂或溃疡形成。镜下息肉由纤维组织和多量血管组成，间质水肿，偶见淋巴细胞浸润。

3. 巨大纤维血管性息肉

此病是有蒂缓慢生长的腔内肿瘤样病变，常常发生于食管上部括约肌的下面，平均长度 15 cm。镜下有成熟的纤维组织轴心，偶有黏液样间质，其内有分散的薄壁血管以及数量不等的脂肪组织，表面被覆非角化的鳞状上皮。

4. 增生性息肉

此病通常发生在食管远端和胃食管交界处，伴有溃疡性或糜烂性食管炎，可单发，也可多发，一般 < 1 cm。其主要病变表现为对周围黏膜损伤的再生性反应，主要特征是出现增生性胃小凹上皮、增生性鳞状上皮或这两种上皮的混合性增生。本病变与发生于胃的病变相似。在少数病例中可见肠上皮化生和低级别异型增生。

（二）糖原棘皮症

糖原棘皮症是散在的隆起结节状白色斑块样的食管病变，多发性，大小一致，直径通常 < 1 cm。出现弥漫性食管糖原棘皮症是 Cowden 病的内镜下标志。病理特征是鳞状上皮的局灶性增厚，黏膜有增生性变大的鳞状上皮细胞聚集，细胞内糖原的数量增加，通过 PAS 染色可突出显示病变。增生的鳞状上皮细胞沿着纵嵴分布。病变没有炎症及基底细胞增生。

（三）黄斑瘤 / 黄瘤

黄斑瘤 / 黄瘤也称为脂质岛，是一种没有症状的偶然发现的病变，多发生于胃，食管病变非常罕见。其表现为境界清楚的黄白色单发或多发的黏膜结节或斑块。镜下由大的含有胆固醇和脂蛋白的泡沫细胞聚集形成，周围可以围绕慢性炎症细胞。

（四）异位胰腺

异位胰腺常发生于食管远端，表现为食管黏膜下的肿块。其常与 18 号染色体三体、13 号染色体三体、食管闭锁和食管重复畸形有关。镜下含有正常的胰腺腺泡和导管，尽管可出现任何胰腺组织成分，但不含胰岛。由于异位胰腺不能将分泌物排入食管腔，从而引起一系列损伤，包括脂肪坏死、出血、溃疡、憩室形成和囊性变等。

（五）食管憩室

食管憩室是一种外翻的囊状结构，包含所有或部分食管壁，可根据位置、发病机制、真性或假性、先天性还是后天获得性进行分类。鉴别先天性和后天获得性的最重要特征是获得性憩室缺乏完整的固有肌层。Zenker 憩室（咽食管憩室）是最常见的食管憩室，其他常见的食管憩室有食管中段憩室及膈上憩室。镜下除发生于 Barrett 食管区域以外，所有获得性食管憩室都被覆鳞状上皮。先天性食管憩室包含食管壁的所有成分，包括固有肌层，可以内衬柱状上皮、纤毛上皮或鳞状上皮。

（六）食管先天性的发育异常

食管先天性的发育异常包括先天性闭锁、食管瘘、重复畸形、支气管源性囊肿以及食管环或食管蹼。

第二节　胃炎

一、急性胃炎

（一）病因

急性胃炎的病因常比较明确：感染（败血症、脓毒败血症或胃外伤等）；刺激性食物（烈性酒、过热食物等）；腐蚀性化学毒物（强酸、强碱等）；药物（水杨酸、皮质激素等）。

（二）肉眼改变

胃黏膜红肿，表面被覆厚层黏稠的黏液，可有散在小的出血、糜烂灶，甚至形成急性溃疡。

（三）镜下改变

胃黏膜充血、水肿；大量中性粒细胞浸润，并可侵入腺上皮而进入腺腔；常呈多灶性或弥漫性出血；病变严重时黏膜可坏死脱落，形成糜烂或溃疡。根据病变特点可分为：①急性出血性胃炎：以胃黏膜出血为主要特点。②急性糜烂性胃炎：以胃黏膜多发性浅表性糜烂为主要特点。③急性蜂窝织炎性胃炎：较少见，是机体抵抗力极低下时，化脓菌感染引起的，胃壁全层大量中性粒细胞弥漫浸润。④腐蚀性胃炎：腐蚀性化学物质引发胃黏膜以至胃壁深层广泛性坏死、溶解。

二、慢性胃炎

慢性胃炎是指由多种原因引起的局限于胃黏膜的炎症性疾病，其病因目前尚未完全明了，大致可分为以下四类：幽门螺杆菌感染；长期慢性刺激；十二指肠液反流对胃黏膜屏障的破坏；自身免疫性损伤。其多见于中、老年人，常见临床症状是胃痛和胃部不适。

（一）慢性浅表性胃炎

1. 肉眼改变

病变胃黏膜充血、水肿，呈深红色；表面覆盖黏液样分泌物；可伴散在出血、糜烂。

2. 镜下改变

黏膜厚度正常，固有腺体无明显萎缩；炎症限于黏膜浅层，即胃小凹以上的固有膜内；固有膜浅层充血、水肿，有较多淋巴细胞、浆细胞及中性粒细胞浸润；黏膜表面和小凹上皮细胞可有不同程度的变性、坏死、脱落和修复、再生。

（二）慢性萎缩性胃炎

1. 临床特点和分类

慢性萎缩性胃炎多见于中、老年人，常胃酸分泌下降，好发于幽门和胃小弯区域，也可发生于胃体、胃底，可与胃、十二指肠溃疡病、胃癌或恶性贫血等并发。按病因、发病部位及临床表现等分为三类：①A型胃炎（又称自身免疫性萎缩性胃炎）：少见；胃液、血清抗内因子、抗壁细胞抗体阳性；胃黏膜功能严重受损，胃酸分泌明显降低，维生素 B_{12} 吸收障碍，常伴恶性贫血；血清胃泌素水平高；主要累及胃体黏膜。②B型胃炎：多见；与幽门螺杆菌感染相关；胃液、血清抗内因子、抗壁细胞抗体均阴性；胃黏膜功能受损轻，胃酸分泌中度降低或正常，很少发生维生素 B_{12} 吸收障碍和恶性贫血；血清胃泌素水平低；主要累及胃窦部。③C型胃炎：较多见；与化学物质[胆汁反流、乙醇（酒精）、阿司匹林等非固醇类抗炎药等]损伤相关。

2. 肉眼改变

胃黏膜变薄、平滑或颗粒状，皱襞减少甚至消失，色苍白；黏膜下血管清晰可见；可伴出血、糜烂。

3. 镜下改变

（1）胃黏膜固有腺体（胃体胃底腺、幽门腺和贲门腺）不同程度萎缩，表现为腺体变小、囊性扩张、减少以至消失，仅残存小凹上皮，固有膜间质因而相应增宽；胃黏膜糜烂；溃疡边缘处固有腺体的破坏、减少不列为萎缩。

（2）固有膜弥漫性淋巴细胞和浆细胞浸润；可有淋巴滤泡形成（胃窦部黏膜含少量淋巴滤泡不列为萎缩，胃体部黏膜出现淋巴滤泡时考虑萎缩）；可有数量不等中性粒细胞浸润固有膜间质、腺体，提示为活动性慢性萎缩性胃炎。

（3）肠上皮化生或假幽门腺化生；肠上皮化生多见于胃窦部，胃黏膜固有腺（幽门腺、胃底腺）上皮被肠腺上皮取代，出现吸收上皮细胞、杯状细胞、潘氏细胞，也可出现纤毛细胞和内分泌细胞；假幽门腺化生多见于胃体和胃底腺区，胃黏膜固有腺（胃底腺）上皮（壁细胞和主细胞）被幽门腺样黏液分泌细胞取代。

（4）黏膜肌层增厚，平滑肌纤维可伸入固有膜浅层。

4. 组织学分级

按5种组织学变化（H. pylori、慢性炎症、活动性、萎缩和肠化）进行分级，分为轻度、中度和重度（+、++、+++）。

（1）H. pylori：观察胃黏膜黏液层、表面上皮、小凹上皮和腺管上皮表面的 H. pylori。①轻度，偶见或者小于标本全长 1/3 有少数 H. pylori；②中度，H. pylori 分布超过标本全长 1/3 而未达 2/3 或连续性、薄而稀疏地存在于上皮表面；③重度，H. pylori 成堆存在，基本分布于标本全长。

（2）活动性：慢性炎症背景上有中性粒细胞浸润。

①轻度：黏膜固有层有少数中性粒细胞浸润。

②中度：中性粒细胞较多存在于黏膜层，可见于表面上皮细胞、小凹上皮细胞和腺管上皮内。

③重度：中性粒细胞较密集，或除中度所见外还可见小凹脓肿。

（3）慢性炎症：根据黏膜层慢性炎症细胞密集程度和浸润深度分级，两种均可以时，以前者为主。

①轻度：慢性炎性细胞较少并局限于黏膜浅层，不超过黏膜层的 1/3。

②中度：慢性炎性细胞较密集，不超过黏膜层的 2/3。

③重度：慢性炎性细胞密集，占据黏膜全层。计算密度程度时要避开淋巴滤泡及其周围的小淋巴细胞区。

（4）萎缩：萎缩是指胃黏膜固有腺体减少，分为 2 种类型。

①化生性萎缩：胃黏膜固有腺体被肠化或被假幽门化生腺体所替代。

②非化生性萎缩：胃黏膜固有腺体被纤维或纤维肌性组织替代，或炎性细胞浸润引起固有腺数量减少。

按胃黏膜固有腺体萎缩程度，慢性萎缩性胃炎可分为轻、中、重 3 级：a. 轻度，萎缩、消失的固有腺体 < 1/3；b. 中度，萎缩、消失的固有腺体介于 1/3 ~ 2/3；c. 重度，萎缩、消失的固有腺体 > 2/3。胃萎缩是指胃黏膜固有腺体全部或几近全部萎缩消失，固有膜内不见任何腺体，或仅含数量不等的肠型化生腺体，而炎症轻微。

（5）肠上皮化生：

①轻度：肠化区占腺体和表面上皮总面积 1/3 以下。

②中度：肠化区占腺体和表面上皮总面积的 1/3 ~ 2/3。

③重度：肠化区占腺体和表面上皮总面积的 2/3 以上。

肠上皮化生可分为：a. 完全型肠上皮化生（Ⅰ型化生、小肠型化生），化生上皮含有吸收细胞（腔面具有刷状缘或纹状缘）、杯状细胞和潘氏细胞。b. 不完全型肠上皮化生（Ⅱ型化生、不完全型化生），仅有柱状上皮细胞和杯状细胞，又分为Ⅱa型（胃型）化生，柱状细胞分泌中性黏液（似胃小凹上皮），杯状细胞分泌涎酸黏液；Ⅱb型（结肠型）化生，柱状细胞分泌硫酸黏液（似结肠腺上皮），杯状细胞分泌涎酸黏液。一般认为Ⅱb型化生与胃癌的关系密切。

（三）慢性肥厚性胃炎

1. 单纯性肥厚性胃炎

（1）肉眼改变：胃黏膜增厚，皱襞加深、变宽，呈脑回状。

（2）镜下改变：黏膜层增厚，黏膜腺体变长，但结构正常，固有膜内弥漫性淋巴细胞、浆细胞浸润。

2. 巨大肥厚性胃炎

巨大肥厚性胃炎又称 Menetrier 病、胃皱襞巨肥症等。

（1）临床特点：巨大肥厚性胃炎是一种少见的特殊类型的肥厚性胃炎；多见于中年男性；临床特点为消化不良、呕血，低胃酸或无胃酸，低蛋白血症；放射学和胃镜所见易与淋巴瘤和癌混淆。

（2）肉眼改变：胃底胃体部，特别是大弯侧黏膜弥漫性肥厚，形成巨大皱襞而呈脑回状，或形成息肉结节状巨块；胃窦部黏膜很少累及；病变黏膜与正常黏膜界限清楚；胃重量[正常（150±25）g]明显增加，可达 900 ~ 1 200 g，甚至 2 000 g。

（3）镜下改变：胃黏膜全层增厚，呈乳头状；小凹上皮细胞增生致小凹延长加深，形成腺性裂隙，可达腺体基底部，甚至越过黏膜肌层；固有腺体相对减少，壁细胞和主细胞常减少，黏液细胞增多；可见假幽门腺化生，但无肠上皮化生；黏膜深部腺体可囊性扩张；固有层水肿伴淋巴细胞、浆细胞等浸润。

三、特殊性胃炎

(一)淋巴细胞性胃炎

1. 病因

淋巴细胞性胃炎的病因和发病机制尚不清楚,可能代表胃黏膜对于局部抗原(如幽门螺杆菌)的异常免疫反应。

2. 镜下改变

此病多累及胃窦,也可累及胃体;胃黏膜内大量淋巴细胞浸润,尤其表面上皮和小凹上皮内大量成熟T淋巴细胞浸润,淋巴细胞数目大于正常胃黏膜的5倍以上;黏膜固有腺体常不同程度萎缩;大量淋巴细胞增生、浸润,导致胃黏膜肥厚。

(二)嗜酸性胃炎

1. 病因和临床特点

病因不明,可能与过敏有关,25%的患者有过敏史,血嗜酸性粒细胞计数和血清IgE均升高。此病好发于胃远部和十二指肠,甚至累及空肠;常致幽门梗阻;浆膜明显受累及时,可继发嗜酸性腹膜炎和腹腔积液;常伴外周血嗜酸性粒细胞增多和过敏症状。

2. 镜下改变

胃壁有大量嗜酸性粒细胞弥漫浸润,甚至有嗜酸性小脓肿形成,并有多少不等的其他炎细胞浸润及慢性炎症性间质增生;可出现血管炎、坏死性肉芽肿和溃疡。

(三)肉芽肿性胃炎

1. 病因和病变特点

此型胃炎较少见,病因上可分为感染性肉芽肿性炎(结核病、梅毒和真菌病等)和非感染性或原因未明肉芽肿性炎(Crohn病、结节病等)。其特点是肉眼上形成肿瘤样损害,组织学上有多少不等的肉芽肿形成。

2. 病理改变

(1)胃结核病:病变常位于胃窦或小弯,形成溃疡或炎性肿物,局部淋巴结大,可见干酪样坏死。

(2)胃梅毒:初期为幽门部黏膜糜烂或溃疡,进而黏膜皱襞弥漫性增厚、增宽和弥漫性纤维化,可导致胃壁硬化和胃收缩,X线上形似革囊胃;镜下可见胃壁有大量淋巴细胞和浆细胞浸润及闭塞性动脉内膜炎等改变。

(3)胃真菌病:胃真菌病由念珠菌、曲霉菌、毛霉菌等多种真菌感染引起;真菌性溃疡一般较大,底部覆以较厚而污秽的脓苔;真菌性肉芽肿多有脓肿形成或含大量中性粒细胞的肉芽肿;溃疡底部肉芽组织和肉芽肿内可见相关的真菌菌丝、孢子。

(4)胃病毒感染:胃巨细胞病毒感染见于骨髓移植受体和免疫损害患者,多为全身感染的一部分;可并发穿孔和瘘管形成;需要依靠免疫细胞化学和原位杂交来诊断。

(5)胃血吸虫病:胃血吸虫病多发生于重症血吸虫病患者;幽门部病变明显;主要累及黏膜和黏膜下层,形成含虫卵的肉芽肿和结缔组织增生;部分病例可伴发溃疡病或胃癌。

(6)胃软斑病:胃软斑病为灶性胃黏膜病变;病变处有大量嗜酸性颗粒状胞质的巨噬细胞浸润,胞质内有PAS阳性含铁的钙化小球(Michaelis-Gutmann小体)。

(7)胃Crohn病:胃是少见部位;病变处胃黏膜呈颗粒状,有时也可见鹅卵石样改变;胃壁因水肿和纤维化而增厚、变硬,胃腔变小,严重者如革囊胃;局部淋巴结大;光镜下与小肠Crohn病改变相同。

(8)胃结节病:罕见;需排除胃结核病和胃Crohn病等肉芽肿疾病后,才能结合临床资料考虑结节病的诊断;大体上与胃Crohn病和胃结核相似,光镜下显示有非干酪样坏死性肉芽肿形成。

第三节　胃溃疡和应激性溃疡

一、胃溃疡病

（一）病因和临床特点

胃溃疡病的病因与发病机制复杂，尚未完全清楚，目前认为与以下因素有关：幽门螺杆菌感染；黏膜抗消化能力降低；胃液的消化作用；神经、内分泌功能失调；遗传因素。本病多见于成年人（尤其青壮年）；周期性上腹部疼痛、反酸、嗳气等；病程长，慢性经过，常反复发作；餐后 2 h 内上腹痛，下次餐前消失。

（二）肉眼改变

大多数位于胃窦部小弯侧，少数位于胃窦前壁、胃体小弯、移行部和贲门部等；多为单发性，仅 5% 多发；溃疡直径 0.5 ~ 5.0 cm，多数 < 2 cm，可形成巨大溃疡；典型的溃疡常呈圆形或椭圆形，边缘整齐，底部平坦；多较深，常累及黏膜下层、肌层以至浆膜层；切面上小的溃疡常呈漏斗状，稍大的溃疡贲门侧陡峻而幽门侧呈坡状；溃疡周围黏膜皱襞常呈轮辐状向溃疡处集中。

（三）镜下改变

在病变活动期时，溃疡底部由四层构成，从表面向深部为炎性渗出物、坏死组织、肉芽组织和瘢痕组织；溃疡底部瘢痕组织的中、小动脉常呈血栓闭塞性动脉内膜炎，致管壁增厚、管腔狭窄，血管壁也可发生纤维素性坏死；溃疡底部神经纤维常变性、断裂，形成微小创伤性神经瘤；溃疡边缘黏膜肌层和肌层断裂，两者的游离端常粘连融合；溃疡周围黏膜常呈不同程度的炎症、肠上皮化生或假幽门腺化生，以及腺上皮不典型增生。愈合期时，溃疡缺损由纤维瘢痕组织填充，周边的胃黏膜上皮增生，覆盖于溃疡瘢痕表面。

（四）并发症

1. 出血

几乎所有的溃疡都有不同程度的出血，当侵蚀中型动脉时可引起大出血，尤其是老年并发动脉硬化和高血压的患者。

2. 穿孔

穿孔多发于胃前壁溃疡；穿孔过程可分为急性和慢性，前者可引起急性腹膜炎，后者穿孔前常与邻近器官有粘连，可穿入胰腺、脾、胆管、肝及结肠等形成瘘管。

3. 幽门狭窄

幽门前区的溃疡和十二指肠的溃疡，由于瘢痕收缩和括约肌痉挛致幽门狭窄。

4. 癌变

癌变率 ≤ 1%，发生于胃溃疡周边黏膜。

二、胃应激性溃疡

（一）病因

胃应激性溃疡能引起急性胃炎的物理、化学和生物因素都可引起急性胃溃疡，某些严重内、外科疾病也可诱发急性胃溃疡。其中继发于休克、严重烧伤、皮质激素治疗或阿司匹林摄入等的急性胃溃疡，称为 Curling 溃疡；因中枢神经系统疾病或损伤诱发的称为 Cushing 溃疡。

（二）肉眼改变

胃应激性溃疡常多发，可发生在胃的任何部位；溃疡一般较浅，界限清楚，偶尔破坏肌层，甚至穿孔。

（三）镜下改变

溃疡底部无肉芽组织和瘢痕组织形成，仅有散在淋巴细胞和中性粒细胞浸润；溃疡周边黏膜水肿。

第四节 胃肿瘤和瘤样病变

一、胃癌

胃癌是胃黏膜呈腺样分化的一种恶性上皮性肿瘤。贲门下胃癌发生的最常见部位是远端胃，即胃窦幽门区。胃部癌主要分布于大弯侧或小弯侧。

（一）早期胃癌

早期胃癌是指发生于胃黏膜下层以上（未侵犯肌层）的癌，可有淋巴结转移。

早期胃癌分为隆起型、表浅型和凹陷型，其中表浅型又分为表浅隆起型、平坦型和表浅凹陷型。

1. 隆起型

息肉状病变较明显高于周围的正常胃黏膜（大于正常黏膜厚度的2倍），常为有蒂或广基性胃息肉的早期恶变。癌细胞常限于黏膜层内。

2. 表浅型

病变较平坦，又再分为以下几型。

（1）表浅隆起型：病变稍微隆起于周围正常黏膜，呈平盘状。

（2）表浅平坦型：病变处黏膜无明显异常，可稍显粗糙。

（3）表浅凹陷型：病变处黏膜浅表凹陷。深度限于黏膜层内，形成癌性糜烂。

3. 凹陷型

病变处黏膜明显下陷，形成深达黏膜下层的溃疡，最多见。

（二）进展期癌

进展期胃癌指癌侵及胃的黏膜下层以下。

1. 形态学分类

形态学分类包括息肉型、蕈伞型、溃疡型和浸润型。弥漫型（浸润型）肿瘤在黏膜层及黏膜下层中表浅扩散，形成扁平状、斑块状病变，伴有或无浅表性溃疡。广泛浸润的结果就形成了革囊胃或"皮革胃"。黏液腺癌呈胶冻样。

2. 镜下改变

胃腺癌可形成恶性腺样结构：管状、腺泡状或乳头状；也可由黏附力差、孤立的且有多种形态的细胞混合构成，这些细胞有时联合成腺样、管状或小泡状实性结构。

（1）WHO分类：主要是基于占优势的组织学形态。

①管状腺癌：存在显著扩张或呈裂隙样和分枝状的管状结构，管腔大小各异，也可存在腺泡状结构。瘤细胞呈柱状、立方状或被腔内黏液压成扁平状，也可见到透明细胞。实体癌是一种分化差的亚型，而髓样癌是存在显著淋巴间质的癌，也被称作伴有淋巴间质的癌。间质增生程度也不同，有时会非常显著。

②乳头状癌：乳头状癌为高分化的外生性癌，具有伸长的指状突起，突起表面被覆圆柱状或立方细胞，轴心为纤维血管结缔组织。细胞极向尚存。一些肿瘤显示管状分化（乳头状管状）。极少数情况下，可见到微乳头结构。肿瘤的浸润边缘与周围组织有明确界限；肿瘤中可见急性或慢性炎细胞浸润。

③黏液腺癌：瘤组织50%以上成分包含有细胞外黏液池，两种主要生长方式：a. 腺体由黏液柱状上皮组成，间质腔隙中存在黏液；b. 细胞呈链状或不规则串状散在漂浮于黏液湖内，腺内间质中也可见到黏液。

④印戒细胞癌：瘤组织主要成分（超过50%）是由孤立的或呈小团的、包含细胞内黏液的恶性细胞组成的一种腺癌。瘤细胞有五种形态。a. 核被推至细胞膜，形成经典的印戒细胞形态，胞质因扩张而呈球形，光镜下透亮；b. 其他弥漫性癌，细胞核位于细胞中央，类似于组织细胞，有少量或无核分裂象；c. 细胞小并且呈强嗜酸性，但胞质内含有明显且微小的中性黏液颗粒；d. 细胞小，有少量或无黏

液；e. 退行发育的细胞有少量或无黏液。这些细胞类型混杂在一起，以不同比例存在。印戒细胞癌也可形成花边状或纤细的梁状腺样结构，可呈带状或实性排列。印戒细胞癌癌细胞数量相对较少但间质纤维化非常显著。特殊染色包括黏液染色（PAS，黏蛋白卡红或阿辛蓝），或用抗角蛋白抗体进行免疫组化染色，可以用于检测间质中稀少的且分散排列的肿瘤细胞。运用角蛋白进行免疫组化染色要比黏液染色更敏感，可以检测到更多的肿瘤细胞。鉴别诊断包括印戒细胞淋巴瘤、固有层中的黏液吞噬细胞、黄色瘤及存在与胃炎有关的接近死亡的脱落细胞。

（2）Lauren 分类：分为两种主要类型，即肠型和弥漫型。肠型和弥漫型比例大致相同的肿瘤称作混合性癌。

①肠型胃癌：肿瘤内的腺体结构可以辨认，肿瘤分化范围从高分化到中分化，有时在肿瘤扩展区边缘可见到低分化癌，典型者发生在有肠上皮化生的背景中。这些癌的黏液表型是肠型、胃型及胃肠型。

②弥漫型胃癌：弥漫型胃癌由黏附力差的细胞弥漫性的浸润胃壁构成，可见少量腺体或无腺体形成。细胞常呈小圆形，或排列呈印戒细胞形态，或呈中断的花边状腺样或网状结构。这些肿瘤类似于 WHO 分类中的印戒细胞癌。弥漫型胃癌中的核分裂象与肠型胃癌相比更少见，可存在少量间质黏液。肠型胃癌比弥漫型胃癌出现更明显的结缔组织和炎症反应。

（3）罕见亚型。

①腺鳞癌：腺鳞癌由腺癌和鳞状细胞癌混合构成；在数量上均不占优势，两者间存在移行。一个肿瘤中的两种成分如果存在明确的边界可能是碰撞瘤。若肿瘤中存在不连续的、形态呈良性的鳞状上皮化生时应被称为腺癌伴有鳞状上皮分化（又称腺棘皮癌）。

②鳞状细胞癌：鳞状细胞癌极少见，只有肿瘤周围全为胃黏膜的病例才能接受这一诊断。组织学与发生在身体其他部位的鳞状细胞癌类似。

③未分化癌：这些病变除了存在上皮表型以外（如表达角蛋白），缺乏任何分化特征。

④伴有淋巴细胞间质的癌（髓样癌）：这种富于细胞的肿瘤边界一般清楚，呈膨胀性生长，主要由大的嗜酸性癌细胞形成的实性巢构成，腺管状分化相对不明显或缺乏，肿瘤中混杂有密集、弥漫浸润的成熟淋巴细胞和浆细胞，有时形成淋巴滤泡和少数巨细胞。免疫表型通常显示，在反应性淋巴细胞成分中 CD_8^+ 的 T 细胞明显多于 B 细胞。网状纤维染色显示间质中网状纤维呈细丝状分布，但无纤维组织增生性反应。

⑤肝样腺癌：少数原发胃癌含有免疫反应阳性的甲胎蛋白，还常表达癌胚抗原，有些表达清蛋白和 α-1-抗糜蛋白酶。其中某些肿瘤在形态学与肝细胞癌相似，有些具有透明胞质腺管乳头状结构，另一些显示这两种结构混合存在。这些不同的结构可能是消化系统胚胎内胚层分别向胎儿肝和肠分化发育的重复。这种癌预后差。

⑥其他少见的肿瘤：包括壁细胞癌、绒毛膜癌、内胚窦瘤、胚胎性癌和富于潘氏细胞腺癌等。

（4）间质反应：四种常见的胃癌间质反应是：显著的纤维化、淋巴细胞浸润、嗜酸粒细胞增多及肉芽肿反应。肉芽肿反应的特点是存在单个的或融合性的小结节样肉芽肿，常伴有中等密集的单核细胞浸润。淋巴细胞浸润与预后密切相关。

3. 分级

（1）高分化：腺癌具有规则的腺体结构，常与化生的肠上皮极为相似。

（2）中分化：介于高分化与低分化之间的腺癌。

（3）低分化：腺癌由难以辨认的、高度不规则的腺体组成；或单个细胞孤立排列，或多个细胞形成或大或小的实性条索，其中可见黏液分泌或形成腺泡状结构。

它们也可分为低度恶性（高或中分化）或高度恶性（低分化）。注意，这种分级系统主要用于管状腺癌。其他类型的癌不分级。

4. 癌前病变

（1）胃炎和肠上皮化生：慢性萎缩性胃炎和肠上皮化生一般发生在癌之前和/或伴有肠型腺癌。幽门螺杆菌相关性胃炎是胃最常见的癌前病变。自身免疫性胃炎也与癌变的危险性增加有关。如果胃炎持续存在，就会出现伴有肠上皮化生的胃萎缩，启动一系列变化并可能导致癌变，尤其是肠型胃癌。有两种主要肠上皮化生类型："完全型"（也被称为小肠型或Ⅰ型）和"不完全型"（Ⅱa型和Ⅱb型）化生。不同的黏液表达方式决定了化生的特点：完全型化生表现为"胃"（MUCI，MUC5AC和MUC6）的黏液表达减少，表达一种小肠黏液MUC2；不完全肠上皮化生则共同表达胃黏液和MUC2。

（2）腺瘤：腺瘤通常位于胃窦部，一般单发性，体积较大，可以有蒂或无蒂，约占胃息肉样病变的10%，可分为绒毛状腺瘤、管状－绒毛状腺瘤和绒毛状腺瘤。

大体所见腺瘤通常位于胃窦部，肿瘤大小不等，直径一般 > 2 cm，多呈绒毛状，广基性。

光镜下示多呈绒毛状、管状－绒毛状，单纯管状者很少见，形同大肠的腺瘤。增生的腺上皮常存在不同程度的非典型增生（低级别和高级别上皮内瘤变）。绒毛状腺瘤和管状－绒毛状腺瘤继发上皮内瘤变（尤其高级别）者易恶变。

（3）家族性腺瘤病：①家族性大肠腺瘤病（常染色体显性遗传）可累及胃和小肠；常位于胃体（占2/3病例）和/或幽门部，多发性；②胃体腺瘤病：好发于30岁左右，多为胃底腺增生（壁细胞和黏液细胞为主）；③幽门部腺瘤病：发病者多 < 40岁，伴幽门腺增生和腺体囊性扩张，可恶变（8% ~ 10%）。

（4）上皮内瘤变：上皮内瘤变（异型增生）可以源自胃上皮自身或肠化的胃上皮。幽门腺腺瘤是一种上皮内肿瘤形式，源于胃黏膜自身。在胃癌发生的多阶段理论中，上皮内瘤变位于萎缩化生性病变与浸润性癌之间。

①不确定的上皮内瘤变：有时区分一个病变是肿瘤还是非肿瘤（即反应性的或再生性的）会产生困惑，尤其在一些小的活检标本中更是如此。对于这些病例，通过对组织块进行深切，再获得更多的活检材料，或祛除造成细胞过度增生的可能根源，常是解决困境的方法。对于那些难以明确诊断为上皮内瘤变的病例，应诊断为"不确定的上皮内瘤变"。在胃黏膜固有层，小凹过度增生可出现不能确定的异型增生，表现为不规则和扭曲的管状结构，细胞缺乏上皮内黏液、核浆比增大且丧失极向。不确定上皮内瘤变的肠上皮化生区域表现为一个过度增生的化生性上皮，腺体紧密排列，组成腺体的细胞的胞核大且深染，呈圆形或棒状，位于细胞基底部。核仁并不总能见到。从腺体的基底部到浅表区，细胞结构的改变逐渐减轻。

②上皮内瘤变：生长方式呈扁平形、息肉样或轻度凹陷状。在西方国家，当增生成为一个外观独立且突出生长的病变时，用腺瘤一词来表示。而在日本，腺瘤包括所有肉眼类型（即扁平型、隆起型、凹陷型）。a. 低级别上皮内瘤变，黏膜结构轻度改变，出现芽状或分支状的管状结构，管腔内可见乳头，隐窝延长呈锯齿状，并有囊性变。腺体由增大的柱状细胞排列而成，无或有极少黏液。胞质蓝染，核圆形或卵圆形，常排列成假复层。b. 高级别上皮内瘤变。腺体密集且结构扭曲增多，导管形态不规则，常可见分支和折叠，无间质浸润。黏液分泌缺乏或仅有极少量。细胞有明显的不典型性，排列成假复层，极性紊乱，细胞核形态多样、深染，通常呈雪茄形，常见突出的双嗜性核仁，异常核分裂象增加。c. 上皮内瘤变进展为癌。当瘤细胞浸润至固有层或穿透黏膜肌层就可以诊断为癌。在一些胃活检中，当存在孤立的细胞、腺样结构或乳头状隆起时，常提示可能浸润。如果对一个浸润性恶性肿瘤的组织学标准还存在疑问时，就使用"可疑浸润"一词。80%以上的上皮内瘤变可进展为浸润性癌。事实上，已存在高级别上皮内瘤变但无明确肿块的患者可能已经存在浸润性癌。肠上皮化生的范围与上皮内瘤变有关，也和肠化黏膜（Ⅱb型肠上皮化生）的硫酸黏液分泌表型有关，与癌进展的危险性增加有关。

③上皮内瘤变诊断的相关问题：有关胃上皮内瘤变诊断的问题有三个。a. 必须能够区别上皮内瘤变与非典型再生性改变；b. 能够分清高级别与低级别上皮内瘤变；c. 应将上皮内瘤变与浸润癌区分开。非典型再生性改变常伴有活动性炎症，没有显著的结构或分化异常。相反，异型增生的细胞出现一种或多种细胞核的异常（增大、深染、形状不规则、异常核分裂象），并形成有分支的异常腺体，偶尔出现背靠背的结构。免疫组化检测、p53过度表达和Ki-67染色检测向黏膜表面扩展的细胞增生，以及肿瘤抑制基因功能异常可能有助于区分异型增生和非典型再生性改变。

二、神经内分泌肿瘤

（一）组织学分类

2010年版消化系统肿瘤WHO分类将消化系统神经内分泌肿瘤分5类：神经内分泌肿瘤1级（NETG1），神经内分泌肿瘤2级（NETG2），神经内分泌癌（NEC），混合性腺癌神经内分泌癌（MANEC）和产生特异激素的神经内分泌肿瘤。

大部分胃内分泌肿瘤为高分化非功能性肠嗜铬样（enterochromaffin-like，ECL）细胞神经内分泌瘤，它发生于胃体或胃底的泌酸性黏膜上皮，有三种不同类型：①Ⅰ型，与自身免疫性慢性萎缩性胃炎有关；②Ⅱ型，与多发性内分泌肿瘤Ⅰ型和Zollinger-Ellison综合征有关；③Ⅲ型，散在性分布，与高胃泌素血症或ACAG（肾素基因）无关。

（二）部位

Ⅰ、Ⅱ、Ⅲ型嗜铬样细胞神经内分泌瘤均分布于胃体及胃底黏膜，而少见的G细胞肿瘤分布于幽门上区。小细胞神经内分泌癌多发生于胃体/底区，但也可发生于胃窦部。

（三）肉眼改变

Ⅰ型嗜铬样细胞神经内分泌瘤常多发，表现为黄褐色的小结节或息肉，病变局限于黏膜层或黏膜下层。大部分肿瘤最大直径<1cm。仅极少数病例存在肌层浸润。

Ⅱ型嗜铬样细胞神经内分泌瘤表现为胃增大、胃壁增厚（0.6~4.5cm）。黏膜-黏膜下多发结节较Ⅰ型神经内分泌瘤大，但一般<1.5cm。

Ⅲ型嗜铬样细胞神经内分泌瘤常呈单一性病变，多浸润肌层，甚至浸润浆膜层。

（四）镜下改变

1. 神经内分泌瘤

神经内分泌瘤在形态学上表现为高分化的神经内分泌系统肿瘤。典型的肿瘤是由小而一致的多边形或立方形细胞构成，胞质微嗜酸性、细颗粒状，细胞核规则，圆形或卵圆形，染色质点彩状，核分裂象罕见，核有轻度多形性。肿瘤细胞常为混合性生长方式，细胞排列呈巢状或小梁状，由疏松的结缔组织间质分隔，偶尔肿瘤细胞质形成玫瑰花形团、小管状或腺泡状结构。肿瘤发生于胃黏膜，常常浸润黏膜下层，但很少有更深层的浸润。肿瘤细胞团周围收缩造成的人为假象，可能给人以淋巴血管浸润的印象，必须与具有预后意义的真正的脉管浸润相鉴别。

（1）嗜铬样细胞神经内分泌瘤：大部分Ⅰ型和Ⅱ型ECL细胞神经内分泌瘤组织学特点为，排列规则的细胞（镶嵌样）聚集成小梁状结构。瘤细胞核形态单一，常无明显核仁，胞质较丰富且红染，核分裂象少，常有血管浸润。

（2）EC细胞，5-羟色胺生成性神经内分泌瘤：胃中极少见。它由小肿瘤细胞紧密排列成圆形巢状，肿瘤周边常呈栅栏状。瘤细胞亲银，强嗜银，CgA及抗5-羟色胺反应阳性，电镜检查可证实EC细胞的本质，可见到特征性的类似于正常胃EC细胞的多形性强嗜铬颗粒。

（3）胃泌素生成性神经内分泌瘤（胃泌素瘤）：大部分分化好的胃泌素瘤表现为黏膜及黏膜下的小结节，在内镜检查时或胃切除标本中偶然发现。瘤细胞排列呈纤细的小梁状或实性巢状，细胞大小一致，胞质少，免疫组化染色胃泌素呈强阳性。

2. 小细胞神经内分泌癌

胃的小细胞神经内分泌癌与肺内的小细胞癌相似，是一种具有高度侵袭性的恶性肿瘤。组织学上，肿瘤呈实性或片块状生长方式，偶尔伴有腺泡状或小梁状结构，基底呈栅栏状排列。间质血管丰富，坏死十分常见。细胞小或中等大小，圆形或梭形，胞质稀少，核形态相当规则，深染，核仁不明显，常有明显的核分裂和凋亡活性。

3. 大细胞神经内分泌癌

大细胞神经内分泌癌发病率极低，是一种由大细胞组成的恶性肿瘤，瘤细胞排列成类器官样、巢状、小梁状、玫瑰花环样及栅栏状。瘤细胞的胞质丰富，核空泡化明显，核仁明显，核分裂象易见。

4. 混合性腺神经内分泌癌

此类肿瘤相对少见，是指其既有普通腺癌成分又有神经内分泌癌的成分，每一个成分都必须超过30%。如没有达到这个比例就不能诊断为混合性腺神经内分泌癌，只能诊断腺癌伴神经内分泌分化。

三、胃淋巴瘤

胃淋巴瘤起源于胃及邻近淋巴结的淋巴瘤，只占胃恶性肿瘤的一小部分，但有证据表明其发病率在上升。肿瘤主体在胃，大部分胃淋巴瘤是高度恶性 B 细胞淋巴瘤，其中一部分是由低度恶性的黏膜相关淋巴组织（mucosa-associated lymphoid tissue，MALT）发展而来。低度恶性病变几乎全部是 B 细胞 MALT 淋巴瘤。

（一）MALT 淋巴瘤

1. 肉眼改变

MALT 淋巴瘤最常位于胃窦部，黏膜增厚，皱襞粗大，可伴有糜烂或溃疡，有时呈结节状或息肉状突起。MALT 淋巴瘤亦可表现为多发性病灶，可有局部淋巴结大。

2. 镜下改变

淋巴瘤的结构与正常的 MALT 相似，细胞的形态学及免疫表型在本质上属于边缘区 B 细胞。瘤细胞浸润于先前存在的淋巴滤泡之间，最初定位在滤泡帽部外边缘区内。当病变继续进展，瘤细胞侵蚀并最终超出淋巴滤泡，形成模糊的结节或弥漫性浸润。瘤细胞中等大小，胞质淡染，核不规则，瘤细胞形态与滤泡中心细胞相似，所以常用"中心细胞样（centrocyte-like，CCL）"一词来描述；但有时 CCL 细胞更像成熟的小淋巴细胞。瘤细胞也可呈单核细胞样形态，胞质丰富且淡染，细胞界限清楚。可见典型的浆细胞分化，还可见 Dutcher 小体。CCL 细胞浸润并破坏邻近的胃腺体，形成典型的淋巴上皮病变。MALT 淋巴瘤典型的淋巴-上皮病变是指肿瘤性的淋巴细胞聚集并侵犯腺体，腺上皮结构破坏，并引起上皮细胞的形态变化。肿瘤出现簇状转化的"母细胞性"大 B 细胞反映其向高度恶性淋巴瘤的转化。最终，这些区域的细胞汇合成片状，这些细胞与弥漫性大 B 细胞淋巴瘤细胞难以区别。只要低度恶性的成分依然存在，这些肿瘤可命名为"高度恶性 MALT 淋巴瘤，处于进展期"。

3. 免疫表型

CCL 细胞的免疫表型与边缘区 B 细胞相似，可表达全 B 细胞抗原如 CD_{20} 和 CD_{79a}，并可表达更成熟的 B 细胞标记物 CD_{21} 和 CD_{35}，不表达 CD_{10}，它们一般 bcl-2 蛋白阳性，表达 CD_{43}，但不表达 CD_5 和 CD_{23}。少数细胞表面以及胞质可表达免疫球蛋白（常为 IgM 和 IgA，极少为 IgG），并且只表达轻链。抗角蛋白抗体进行免疫组化染色对显示淋巴上皮性病变非常有用。

4. 鉴别诊断

旺炽性胃炎与低度恶性 MALT 淋巴瘤的区别可能很困难，必须有足够的活检材料，完好地保存形态以及正确地对活检标本固定。在反应性和肿瘤性病例中，淋巴滤泡可存在，并可见活动性的炎症、隐窝脓肿及反应性上皮变化。胃炎中，固有层内围绕淋巴滤泡浸润的主要是浆细胞；而 MALT 淋巴瘤中，主要是具有 CCL 形态的淋巴细胞群浸润，浸润可穿过固有层并围绕着腺体。对于某些病例，很难明确区分是反应性淋巴细胞增生还是淋巴瘤，这种情况下可将这些病例诊断为"不确定性质的不典型性淋巴浸润"。

（二）套细胞淋巴瘤

套细胞淋巴瘤常是胃肠道多发性淋巴瘤性息肉病的一部分，循环血液通常可检测到肿瘤细胞。肉眼上，胃黏膜和黏膜下广泛受累有时表现为多发性息肉，更常见的是胃黏膜弥漫增厚、黏膜皱襞苍白粗大，形成脑回样改变。镜下，瘤细胞在形态学及免疫表型上与淋巴结内套细胞淋巴瘤很难区分，细胞呈弥漫单一性淋巴细胞增生，呈模糊的结节状、弥漫性、套区或罕见的滤泡等生长方式。多数病例由小到中等大小的淋巴细胞组成，核形轻微至显著不规则，非常类似于中心细胞，核仁小而不明显。常见玻璃样变性的小血管、散在的上皮样组织细胞和滤泡树突状细胞。瘤细胞表达 B 细胞标记物、CD_5 和 CyclinD1。

（三）滤泡性淋巴瘤

滤泡性淋巴瘤的组织形态学和淋巴结内的滤泡性淋巴瘤类似，但其肿瘤性滤泡需与低级别 MALT 淋巴瘤中的肿瘤性中心细胞样细胞植入的反应性滤泡相鉴别。免疫组化检查除了特征性的 Bcl-2（+）外，CD_{20}、CD_{10} 和 Bcl-6（+），CD_5、CyclinD1（−）。

（四）弥漫性大 B 细胞淋巴瘤

弥漫性大 B 细胞淋巴瘤通常见于 50 岁以上的患者，可有大且可触及的肿块，但其身体状况仍然很好。肿瘤容易发生在胃的远侧 1/2 处，但一般不侵犯幽门部。肉眼上，肿瘤通常表现为大的分叶状或息肉样肿块，并常出现浅表性或深在溃疡，与癌很难区别。这种淋巴瘤在形态学上与结内原发弥漫性大 B 细胞淋巴瘤无法区分。瘤细胞浸润并破坏胃黏膜结构，细胞大，核呈泡状，核仁明显。另外，胃还可发生浆母细胞淋巴瘤。

（五）Burkitt 淋巴瘤

Burkitt 淋巴瘤少见，其与发生在其他部位的 Burkitt 淋巴瘤形态相同。瘤细胞弥漫成片，中等大小，胞质少，核呈圆形或卵圆形并有小核仁。在成片瘤细胞中有很多巨噬细胞分布，呈"满天星"外观。核分裂象多。瘤细胞表达 CD_{10} 及全 B 细胞标记物，几乎 100% 的瘤细胞核 Ki-67 免疫反应阳性。

（六）T 细胞淋巴瘤

胃的原发性 T 细胞淋巴瘤是罕见的侵袭性淋巴瘤。大部分病例都分布于地方流行性人 T 细胞白血病/淋巴瘤病毒（human T-cell leukemia/lymphoma virus 1，HTLV-1）感染地区，患者可出现成人 T 细胞白血病/淋巴瘤（adult T-cell leukemia/lymphoma，ATLL）时胃的临床表现。这些地区的 T 细胞淋巴瘤可占胃淋巴瘤的 7%。大部分为外周 T 细胞淋巴瘤，偶尔也可见到 NK 细胞淋巴瘤。肿瘤由小、中等到大多形性细胞组成，其细胞谱系只能通过免疫组织化学或克隆性 T 细胞受体基因重排证实。

（七）霍奇金淋巴瘤

霍奇金淋巴瘤可累及胃肠道，但它常继发于淋巴结病变。原发性胃霍奇金淋巴瘤极其罕见。

（八）其他类型的淋巴瘤和相关病变

此项包括间变性大细胞淋巴瘤、浆细胞瘤、粒细胞肉瘤和朗格汉斯细胞增生症等。

四、间叶性肿瘤

大部分胃肠道间叶性肿瘤是胃肠间质瘤（gastrointestinal stromal tumour，GIST）或平滑肌肿瘤。病变主要发生于胃。

（一）胃肠间质瘤

1. 部位

GISTs 可发生于胃肠道的各段，并可原发于网膜和肠系膜。胃最常见（60%～70%），其次是小肠（20%～30%）、结肠和食管（总共 < 10%）。

2. 肉眼改变

小的胃 GISTs 可为浆膜、黏膜下或胃壁内结节，常在腹腔手术或内镜检查时偶然发现。有些肿瘤有溃疡形成，尤其是上皮样间质瘤。较大的肿瘤突入腔内或突出于浆膜侧，有时胃外成分巨大，掩盖了肿瘤由胃起源的真相。腔内肿瘤常被覆完整的黏膜，但 20%～30% 的病例伴溃疡形成。肿瘤可直接浸润到胰腺或肝组织。GISTs 切面黄褐色，常伴灶状出血，质地从稍韧到软。体积较大的肿瘤可出现大片出血坏死及囊性变。恶性肿瘤可形成复杂的囊性肿块。多结节腹膜种植是恶性 GISTs 的典型表现。

3. 镜下改变

（1）形态学：GISTs 在组织学上及大体上很像平滑肌瘤。大部分 GISTs 为梭形细胞肿瘤，组织学形态多样。肿瘤中胶原丰富、细胞稀少，常见核旁空泡。部分肿瘤具有中等量细胞且细胞核灶性栅栏状排列，形态类似于神经鞘瘤。瘤组织可出现血管周玻璃样变及伴黏液样变。约 1/3 的胃 GISTs 表现为上皮样型肿瘤，相当于过去命名的上皮样平滑肌肉瘤。有些上皮样型 GISTs 可呈中度的多形性。

（2）免疫表型：大部分 GISTs 呈 CD_{117}（KIT）阳性，表现为膜阳性、弥漫性胞质阳性或核旁浓积。

70%～80%的GISTs呈CD_{34}阳性（典型为膜阳性方式）。30%～40%呈灶状或弥漫性α平滑肌肌动蛋白阳性。少数病例呈结蛋白阳性（<5%）及S-100阳性（<5%且常为弱阳性）。

（3）恶性程度及分级判定：恶性程度的组织学评估必须基于核分裂的数量以及病变的大小（表11-1）。

（4）预后：GISTs的预后与核分裂率、肿瘤大小、浸润深度及是否存在转移密切相关。

①决定性指标：肿瘤大小、核分裂象计数。

②非决定性指标：瘤细胞异型性、微血管密集排列、黏膜层和浆膜层浸润、脉管和神经浸润、瘤栓形成、坏死、Ki-67标记指数、基因突变位点和方式等。

表11-1 GIST危险程度评估（Fletcher CDA等）

危险程度	肿瘤直径（cm）	核分裂象计数（/50HPF）
极低	<2	<5
低	2～5	<5
中等	<5	6～10
	5～10	<5
	>5	>5
	>10	不计
	不计	>10

（二）平滑肌瘤和平滑肌肉瘤

传统上在胃和小肠诊断为平滑肌瘤和平滑肌肉瘤的间叶性肿瘤，现证明大多数为胃肠间质瘤。只有免疫组化显示结蛋白和平滑肌肌动蛋白弥漫阳性，而CD_{34}和CD_{117}（KIT）阴性才可诊断。目前经证实的平滑肌瘤和平滑肌肉瘤并不多，因此，在人口统计学、临床特点或大体特点上缺乏有意义的资料。

1. 平滑肌瘤

平滑肌瘤由少量或中等量的温和梭形细胞组成，核分裂象少见，可能存在局部细胞的异型性，细胞呈纤维状，可呈丛状排列，细胞胞质嗜酸。

2. 平滑肌肉瘤

平滑肌肉瘤常发生于老年患者，主要发生于胃窦，多呈直径1～4cm的胃壁内肿块。肿瘤核分裂象一般>10个/10HPF。

（三）血管球瘤

胃是皮肤外血管球瘤最常见的部位之一，主要发生在胃窦，表现为小的胃壁内肿块（直径1～4cm，平均2cm）。该肿瘤多发生在老年患者（平均60岁），无性别差异。1/3为溃疡，1/3为出血性病变，1/3可无症状。镜下病变周围常围绕有增生的平滑肌，瘤细胞呈圆形或上皮样，细胞界限明显，片状分布，外围为境界清楚的基底膜，可用PAS染色或用基底膜蛋白（如层粘连蛋白或Ⅳ型胶原）免疫染色显示基底膜。

（四）神经鞘瘤

神经鞘瘤在胃肠道中少见，但在消化系统中，胃是最常见发生部位。本病同Ⅰ型或Ⅱ型神经纤维瘤病无关，主要发生于老年人，大体表现及临床特点类似于GISTs。神经鞘瘤表面常被覆完整的黏膜，基本上位于黏膜肌层。肿瘤直径0.5～7.0cm（平均3cm），呈球形或卵圆形，偶尔为丛状多结节样。组织学上，胃肠神经鞘瘤常由梭形细胞构成，类似细胞型神经鞘瘤，肿瘤细胞核不呈明确的栅栏状排列。肿瘤中常见散在淋巴细胞和结节状淋巴套。神经鞘瘤和GISTs的鉴别非常重要，因为即使前者巨大且核分裂象很多时，它仍是良性肿瘤。神经鞘瘤S-100蛋白为阳性，结蛋白、肌动蛋白及CD_{117}为阴性。

（五）脂肪瘤

脂肪瘤起源于胃壁，可以突向胃腔，放射学检查时呈现典型的充盈缺损改变；有时其临床表现类似于消化性溃疡。镜下肿瘤由成熟的脂肪组织组成。

（六）颗粒细胞瘤

胃颗粒细胞瘤与外周软组织颗粒细胞瘤相似，胃中偶发。病变主要表现为小的黏膜下结节，少数肿瘤发生在胃壁内或浆膜下。此病多发生在中年患者，黑色人种易发。病变多伴有胃溃疡症状。

（七）丛状纤维黏液瘤

胃丛状纤维黏液瘤少见，多位于胃窦，可浸润至胃外软组织或十二指肠球部。肿瘤直径 3～15 cm（平均 5.5 cm）。组织学特征性地表现为瘤细胞少至中等量的多灶微结节在胃壁内丛状生长，结节内还包括胶原、黏液样和纤维黏液样肿瘤成分。丛状毛细血管结构有时很显著。浸润至胃外（包括浆膜下结节）的瘤组织中，梭形瘤细胞有时更丰富，呈实性非丛状生长。瘤细胞椭圆形至梭形，不典型性不明显，核分裂象 < 5 个/50HPF。溃疡、黏膜浸润和血管侵犯常见，但这些与预后无关。免疫组化，瘤细胞表达 α-SMA，CD_{10} 表达不定，不表达 CD_{117}、DOG1、CD_{34}、Desmin 和 S-100 蛋白。丛状纤维黏液瘤是胃窦部一种独特的良性肿瘤，不应与 GIST、神经鞘瘤和其他纤维黏液样肿瘤相混淆。

（八）Kaposi 肉瘤

胃 Kaposi 肉瘤表现为黏膜病变或不常见的胃壁肿块，病变一般发生在 HIV 阳性患者，其病理特征与发生在其他部位的 Kaposi 肉瘤相似。

五、胃继发性肿瘤

胃继发性肿瘤是胃内存在的肿瘤，但肿瘤起源于胃外，或肿瘤与胃其他部位的原发性肿瘤不相连。

（一）起源

肺癌、乳腺癌及恶性黑色素瘤是最常见的胃转移癌。较少见的还有卵巢、睾丸、肝、结肠以及腮腺的癌转移至胃。

胃内转移并无优先部位。任何部位的癌都可经过血行扩散发生胃转移。胰腺、食管以及胆囊的病变可以直接扩散或部分病例经淋巴管扩散至胃。卵巢腺癌常经过腹膜和淋巴管扩散至胃。但卵巢癌也可经血行转移至胃。

（二）肉眼改变

胃转移性病变可表现为溃疡、革囊胃或息肉。黏膜下浸润情况以及转移范围可能会比内镜下或放射影像学观察到的范围大得多。

（三）镜下改变

胃转移性肿瘤的组织学形态同原发性癌相似。免疫组化和分子标记物可协助区分胃转移癌和原发癌。原发性乳腺癌胃转移常为小叶癌，而非导管癌。

（四）预后

发生胃转移表示肿瘤已经到了扩散期，常可同时见到其他部位的血行转移。患者预后较差。在一项系列研究中，患者的平均生存时间为 11 个月，范围从 3 个月到 5 年不等。

六、瘤样病变

（一）胃息肉

1. 增生性息肉

增生性息肉来自增生的胃小凹上皮，是对黏膜损伤的再生性反应；最多见（约占胃息肉的 85%），常见于老年人。

增生性息肉好发于胃体与胃窦交界处，常多发，直径 0.5～2.5 cm，表面光滑或略呈分叶状，小息肉多无蒂，大息肉具有短而宽的蒂。

镜下改变主要由伸长、扭曲、扩张和分支的胃小凹组成，固有层水肿和炎细胞浸润；胃小凹上皮细胞肥大、无异型，有或无肠化。息肉可包括幽门腺、主细胞及壁细胞。在少数病例中，息肉的肠上皮化生及异型增生区可发展成癌。

2. 胃底腺息肉

胃底腺息肉又称为胃底腺增生，多见于中年人，无恶变倾向。

胃底腺息肉胃底或胃体黏膜多发性、小的息肉样隆起，平均大小为 2.3 mm；偶尔可弥漫散在数百个息肉，称胃底腺息肉病。

镜下见由单个或成群的囊性扩张胃体腺组成，含壁细胞和主细胞；息肉表面被覆单层柱状上皮，胃小凹短浅或缺如。零星存在的胃底腺息肉没有恶变潜能，但在那些家族性息肉病患者，其胃底腺息肉可发展成异型增生和癌。

3. 炎性纤维样息肉

炎性纤维样息肉见于胃肠道的任何部位，主要发生于胃（约占 75%），特别是胃窦；平均发病年龄 53 岁，无性别差异；组织来源未明。

大体检查见肉眼改变病变隆起，一般无蒂，大小不等，直径可达数厘米。

镜下可见病变集中在黏膜下层，血管和成纤维细胞增生，散在炎细胞（淋巴细胞、浆细胞和嗜酸性粒细胞等），可伴溃疡形成。有的息肉含有大量嗜酸性粒细胞，不伴有外周血嗜酸性粒细胞增多，与嗜酸细胞性肠炎或嗜酸性肉芽肿病无关。

4. 息肉病综合征

一些胃息肉（和肠息肉）常作为遗传性综合征的组成部分。例如：Peutz-Jeghers 综合征的 Peutz-Jeghers 息肉病；Cronkhite-Canada 综合征的 Cronkhite-Canada 息肉病；Cowden 综合征的胃肠息肉。

（1）Peutz-Jeghers 息肉病：最常见于儿童或青春期人群，被认为是错构瘤性息肉。大小多为 1～3 cm，表面呈粗分叶状，有一个短而粗的蒂。镜下见表面被覆正常胃黏膜上皮，常常排列紊乱，其内而见由来自黏膜肌层的纤细分支状平滑肌束构成的轴心。

（2）Cronkhite-Canada 息肉病：弥漫性胃肠道息肉病，息肉无蒂，由增生性水肿性黏膜组成，伴有上皮囊肿形成。

（3）Cowden 综合征的胃息肉：一般为无蒂的息肉，直径约数毫米，息肉含有过多的固有膜，黏膜基底的黏膜肌束向上不规则地展开并分割固有膜。

（二）其他瘤样病变

其他瘤样病变包括：①疣状胃炎；②嗜酸性肉芽肿；③结节病；④软斑；⑤胃溃疡病等。

第十一章

妇产科疾病

第一节 外阴病变

一、炎症

(一) 梅毒

外阴可发生Ⅰ期、Ⅱ期或Ⅲ期梅毒（primary syphilis）。

Ⅰ期梅毒病变称为软性下疳（chancre），病变常位于小阴唇或阴道入口，为无痛性、单发性、硬性丘疹或结节，表面有溃疡。直径约1 cm，常伴腹股沟淋巴结肿大。一般3~6周自愈。炎性渗出物中可找到梅毒螺旋体。皮肤病变在组织学上显示局部溃疡形成，溃疡底或其周有少量中性粒细胞浸润，较深层病变主要是以浆细胞、淋巴细胞及单核组织细胞浸润为主的非特异性慢性炎。有两点相对突出的病变：①浆细胞较一般慢性炎突出；②小血管内皮细胞增生肿胀，呈闭塞性脉管炎改变。

Ⅰ期梅毒除外阴外，也可发生于阴道、宫颈、乳头、舌及口唇等部位。

Ⅱ期梅毒为扁平湿疣（flat condyloma），常在Ⅰ期之后3~6周出现，为多发性结节或丘疹性病变，可累及邻近的会阴、肛周及大腿内侧。镜下血管内膜炎及血管周浆细胞及淋巴细胞浸润外，还有假上皮瘤样增生和上皮内中性粒细胞浸润。

Ⅲ期外阴梅毒的特征性病变为树胶肿（gumma），除了有大量浆细胞浸润及增生闭塞性动脉内膜炎外，主要特点为形成中央有坏死的结核样肉芽肿，并有不同数量的巨细胞和明显纤维化。

(二) 腹股沟肉芽肿

腹股沟肉芽肿（granuloma inguinale）是由一种革兰氏阴性肉芽肿性荚膜杆菌引起的慢性疾病。病变为单发或多发的无痛性丘疹，表面有糜烂或呈边缘匍行的溃疡，在组织学上与梅毒性病变有如下不同：①溃疡周上皮常有较明显的假上皮瘤样增生，可误诊为癌；②有散在小脓肿形成，小脓肿常在增生的上皮脚间；③在组织细胞内可见Donovan小体，此小体呈短棒状或椭圆形，是Giemsa染色阳性的荚膜杆菌。Donovan小体也可见于细胞外，含有这些小体的组织细胞常呈空泡状。文献上有上皮增生发生癌变的报道。

(三) 性病性淋巴肉芽肿

性病性淋巴肉芽肿（lymphogranuloma venereum）是由一种称为Chlamydia trachomatis的衣原体引起的性传播疾病。最初是外阴皮肤或黏膜的小丘疹或溃疡，病变轻微。数周后出现腹股沟淋巴结肿大，镜下有特征性但并非特异性的病变是星芒状坏死，周围是栅栏状排列的上皮样细胞。肉芽肿周为非特异性慢性炎，常见较明显纤维化及淋巴管扩张。由于广泛纤维化瘢痕形成，常导致尿道、阴道及肛门的瘘管形成和狭窄。应用电镜、免疫组化和PCR技术可检测组织中的病原体。

(四) 湿疣

外阴湿疣（condyloma）是人类乳头瘤病毒（human papilloma virus, HPV）的6型、11型引起的一种性传播疾病，也可以通过非性接触的间接感染而致病（如通过产道传给婴儿）。病变常累及下生殖道和肛周的皮肤及黏膜，呈多部位发生，以外生性多见。

（1）大体：病变可分三型：①细颗粒型：常为早期病变，表面粗糙呈细颗粒状；②斑块型：为稍隆起的扁平斑块或丘疹；③乳头或菜花型：常为较晚期病变。有时呈现较大的结节菜花状，称为巨大尖锐湿疣（Buschke-Loewenstein瘤），伴有浸润时又被称为疣状癌（verrucous carcinoma）。晚期病例三型常混合存在。外阴等多部位损害及三型病变混合存在是尖锐湿疣的大体特点。

（2）光镜：①表皮呈外生或内翻性乳头状增生；②被覆的鳞状上皮棘层和旁基底细胞增生明显，表层有过度角化、不全角化及上皮内不良角化；③挖空细胞（koilocytosis），此细胞具有诊断意义，形态有以下特点：位于表皮中层或表层，散在或成簇分布；核增大，不规则，可双核；核周有空晕。

（3）鉴别诊断。

①假性湿疣：这是一种可能由真菌感染引起的伴有颗粒状或小疣状表皮增生的慢性炎症疾病。它的特点为：a. 病变主要局限于小阴唇；b. 大体上呈均匀一致的细颗粒状或珍珠样；c. 表皮呈单纯疣状增生而无挖空细胞，但常有空泡变性细胞。它与挖空细胞不同，常为单个散在，核不增大，无异型性。

②寻常疣：常有疣状突起及假上皮瘤样增生，易与尖锐湿疣混淆。此疣特点：a. 表皮脚常呈环抱状增生；b. 角化过度，角质层明显肥厚，可有点状角化不全，但细胞核无异型性；c. 颗粒层明显肥厚且有明显空泡变，颗粒层内可见核内或胞质内包涵体形成；d. 无挖空细胞；e. 基底层无明显增生。

③乳头状瘤：此肿瘤特点：a. 常为单发，有蒂；b. 上皮明显分支，乳头状增生；c. 表皮角化过度，无角化不全；d. 基底层及棘细胞层无明显增生肥厚；e. 无典型的挖空细胞。

④表皮内肿瘤（VIN）：常呈扁平斑片状生长，细胞异型性更明显。湿疣可合并有VIN病变（warty VIN）。

（五）肉芽肿性外阴炎

除性病外，结核、真菌感染及Crohn病等均可引起肉芽肿性外阴炎（granulomatous vulvitis）。结核病变特点是有干酪样坏死的肉芽肿。真菌性肉芽肿是化脓性肉芽肿，即上皮样细胞肉芽肿中心有小脓肿形成。病因不明的肉芽肿性外阴炎主要包括与肉芽肿性唇炎（cheilitis granulomatosa）相关的外阴肉芽肿和Crohn病，镜下有明显淋巴组织增生，可有非干酪样坏死性肉芽肿，常伴有肠道及肛管病变。

（六）白塞综合征

白塞综合征（Behcet syndrome）是一种血管炎性疾病。经典的临床表现是出现外阴和口腔溃疡、眼的虹膜炎和葡萄膜炎三联症。还可有关节、胃肠、皮肤及神经系统等损害。外阴表现为多发性溃疡或结节。组织学较特异性病变是非特异炎症灶中有以损害小动脉血管为主的坏死性血管炎。白塞综合征（Behcet syndrome）与结节性多动脉炎等血管炎常有重叠。血管炎病变可呈多样性（坏死性或增生闭塞性）、多系统性多器官损害或局限性。故外阴组织学显示为典型的血管炎而无系统性损害时，可称为孤立性外阴血管炎（isolated vasculitis of the vulva）。

二、囊肿及其他良性病变

外阴囊肿有多种类型，一般体积较小，可单发或多发，主要根据它们的部位、内容和被覆上皮类型来诊断。其与圆韧带一起下行附着于大阴唇上侧，内含清亮液，衬以单层扁平或矮立方间皮的是腹股沟管残件源性浆膜囊肿，又称Nuck管囊肿（cyst of the canal of Nuck）。其位于前庭部或小阴唇内侧，由于前庭小黏液腺导管阻塞所致的黏液性囊肿（mucinous cyst）内壁为柱状或立方含黏液的腺上皮，核位于基底部，可有灶性鳞化。子宫内膜异位囊肿不常见，常有局部手术创伤史。表皮样囊肿（epidermoid cysts）可以是多发性，位于大阴唇前部，内含干酪样角化物，有的也有外伤或手术史。位于小阴唇外侧或阴蒂旁，被覆矮立方上皮呈鞋钉状排列的中肾管囊肿（mesonephric-like cyst），囊壁有少量平滑肌。位尿道周，被覆移行或鳞状上皮的尿道旁腺囊肿（skene gland cyst），体积较小，囊壁内有残余的尿道旁腺腺体。外阴囊肿中最多见是前庭部的Bartholin腺囊肿，又称前庭大腺囊肿（cyst of greater vestibular gland）。此种囊肿可以是炎症性或潴留性。前者被覆上皮可部分或大部被破坏，但囊壁能找到残存的Bartholin腺泡或小导管；潴留性者含稀薄的黏液，被覆矮立方、移行或鳞状上皮，也可见黏液柱状上皮。二者囊壁的上皮均可有不同程度的增生或形成囊内乳头状瘤，偶有癌变的病例报道。Bartholin腺囊肿破裂，黏液进入间质，也可引起与口腔部所见相似的黏液囊肿（mucocele）。

各种皮肤病变，包括表皮、毛囊、汗腺、皮脂腺以及乳腺的病变均可累及外阴。外阴的皮脂腺增生常在大、小阴唇形成光滑柔软的皮肤小结节，一般直径不超过1.5 cm。小前庭腺结节状增生则质地软而韧，直径在2 cm内。外阴的良性色素性病变包括雀斑样痣（lentigo）和色素细胞痣（melanocytic nevus）。前者少见，常为多发性。发生在年轻妇女的外阴的非典型交界痣或复合痣可以很像黑色素瘤，区别是前者的痣细胞分化好，在表皮基底层呈明显巢状而不是散在分布于表皮各层，并显示出从表皮到真皮的逐渐成熟分化。外阴色素沉着又称黑变病（melanosis），临床也很像黑色素瘤，镜下是基底细胞色素沉着和真皮乳头层有较多嗜色素细胞，而无痣细胞增生。

三、非肿瘤性表皮病变及表皮内肿瘤

国际外阴疾病研究协会（ISSVD）1985年对外阴营养不良分类进行了修改，1989年将其更名为非肿瘤性表皮病变，其中包括：硬化性苔藓、鳞状上皮增生及其他皮肤病变。1994年至今，关于外阴非肿瘤性疾病的WHO分类仍保留了此方案。由于外阴癌的癌前病变远不及宫颈癌明了，这组病变的本质一直受到关注，此分类方案的沿用实为无奈之举。

（一）硬化性苔藓

硬化性苔藓（lichen sclerosus, LS）见于各种年龄组，以生育年龄和老年妇女多见。

（1）大体：病变可发生在外阴的任何部位，也可累及肛周及大腿内侧；常呈多发、双侧对称性分布；早期为粉白或淡红色小斑片，随着病变发展逐渐变硬发白而光亮，因搔抓常发生皲裂或溃疡。晚期外阴结构发生改变，大小阴唇及阴蒂萎缩、融合、变僵硬。

（2）光镜：随病程不同，有多种动态的组织学改变。特征性的病变是表皮下的硬化带。表皮的变化主要是角化过度、萎缩变薄、上皮脚消失和/或上皮层不规则增生肥厚，基底细胞水肿、液化、色素脱失。早期病变真皮浅层水肿，下方有炎细胞浸润；晚期真皮萎缩，形成玻璃样变的硬化带，带下以淋巴单核细胞为主慢性炎细胞浸润。伴有上皮增生的硬化性苔藓（即所谓混合性营养不良）发生或合并上皮内肿瘤或癌变的概率增高。

（二）鳞状上皮增生

鳞状上皮增生（squamous cell hyperplasia）是指不能归属于某种明确皮肤疾病的原发性表皮增生，以往曾被称作增生性营养不良，近年又被称作慢性单纯性苔藓（lichen simplex chronicus），病因尚不清楚。此病变常见于外阴鳞癌，尤其是角化型鳞癌的周围，发生率达70%。临床以瘙痒为主要症状。

（1）大体：表现为散在红色或白色斑片，常伴有隆起或结痂。

（2）光镜：主要是棘层增生，上皮脚延长、增粗，可有融合，表层有不同程度的角化过度，真皮无明显纤维化或炎细胞浸润。增生的细胞虽然有明显的核仁，但仍保留有各层的分化极向，细胞无异型性。诊断需首先除外其他因素如各种感染继发的上皮增生，并注意与表皮内肿瘤鉴别。

（三）表皮内肿瘤

外阴表皮内肿瘤（vulvar intraepithelial neoplasia, VIN）是指外阴鳞状上皮不典型增生－原位癌病变的系列连续过程，包括了以往的"鲍温病""Queyrat红斑"及"单纯型原位鳞癌"病变。组织形态特点是表皮的极向消失，细胞核有异型性，发生于表皮的不同层面。按病变层面不同，从下向上分为VIN Ⅰ、Ⅱ、Ⅲ，病变可以累及皮肤附属器。发展为浸润癌的概率为10%。

外阴表皮内肿瘤有4种组织学类型：鲍温样型（Bowenoid type）、基底样型（basaloid type）（图11-1）、湿疣样型（warty type）（图11-2）、单纯或分化型（simplex or differentiated type），前三型组织形态有重叠，又被合并为"未分化型"，与HPV感染有关。鲍温样型瘤细胞核大，胞质少，细胞界限不清楚，核分裂多见，表层有少数挖空细胞。基底样型是异型的基底或基底旁细胞向上扩展，可达全层；常与外阴基底细胞样鳞癌移行。湿疣样型是异型的基底或基底旁细胞向上扩展的同时，表面伴有湿疣病变，可发展为外阴湿疣样鳞癌。与以上"未分化型"相对应的是分化型VIN，最少见，细胞分化好，有细胞间桥。特点是基底或基底旁细胞胞质丰富，有不良角化，常在上皮脚内出现角化珠（图11-3）；虽然核的大小较均匀，但染色质较粗或有明显核仁。P53表达可达上皮浅层。此型VIN可见于角化型鳞癌的癌周上皮。

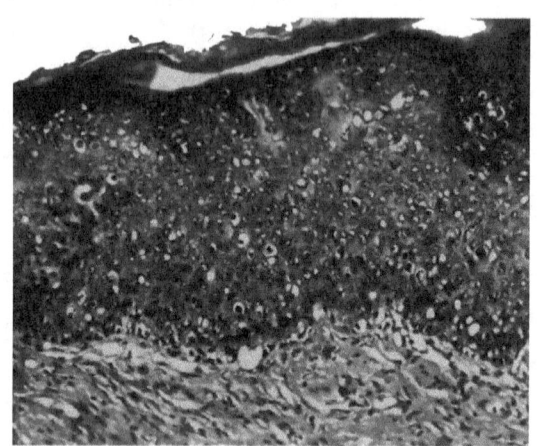

图 11-1　基底细胞样型 VIN
由异型的基底或旁基底细胞向上扩展形成（HE）

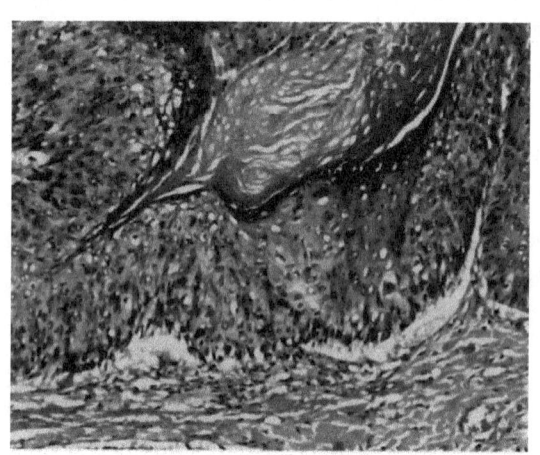

图 11-2　湿疣样型 VIN
异型的基底或旁基底细胞向上扩展的同时，表皮有挖空细胞（HE）

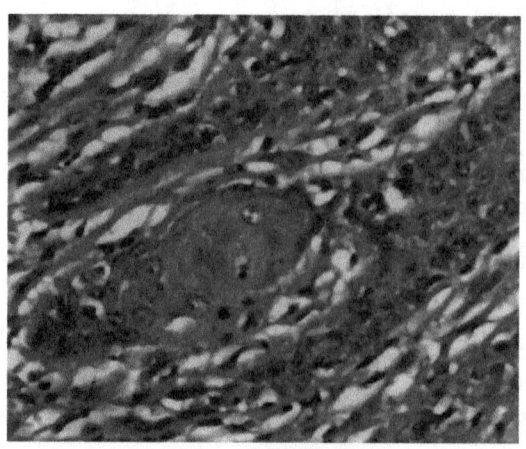

图 11-3　分化型 VIN
特点是细胞分化好，有不良角化，可在上皮脚内出现角化珠（HE）

20%～30%的外阴癌周围有VIN病变。关于VIN的恶性潜能，研究结果证实与其组织类型有关。"未分化型"，尤其是鲍温样型，患者年龄较轻，病变范围较小，常呈多发性丘疹样损害，棕红或紫色，有色素沉着；可反复发生或自愈，癌变率仅为3%～4%。所谓"鲍温样丘疹病"（Bowenoid papulosis）和"Queyrat红斑"都是临床诊断名词，病理诊断应避免使用。"分化型"的恶性变概率高。

四、恶性肿瘤

（一）鳞状细胞癌

鳞状细胞癌占外阴恶性肿瘤的80%～90%，可由上皮内肿瘤发展而来，但多数是直接发生。最常见的症状是局部瘙痒，多位于大阴唇，也可在小阴唇、会阴、阴阜，约10%发生在阴蒂。大多数外阴鳞癌病因不明，多见于老年妇女（平均63.3岁），组织学为典型鳞癌。少数外阴鳞癌（35%）与HPV感染有关，又被称作HPV相关外阴鳞癌。后者见于较年轻妇女（平均47.8岁），癌旁常伴有VIN病变，有的可同时或先后伴有下生殖道其他部位的鳞状上皮肿瘤；手术治疗后复发率较高（4/13例），但淋巴结转移率低（0/13例），再次手术后效果较好；组织学类型为基底细胞样癌、湿疣样癌。

1. 典型鳞癌（squamous cell carcinoma）

此癌又称作角化鳞癌（cutinization squamous cell carcinoma），分为高、中、低分化。高分化者以大小不等的鳞状细胞巢为特点，表面常覆以大致正常的鳞状上皮。细胞巢略呈圆形，常可见桥粒结构；巢中心有角化珠，有时呈洋葱皮样，几乎取代整个细胞巢，中分化者的细胞巢内角化物较少，细胞分化略不成熟。低分化肿瘤的细胞呈实性片状、梁索状、小簇状分布，异型性明显，角化很少。

2. 基底细胞样癌（basaloid carcinoma）

此癌以带状、片状Ⅱ成巢的不成熟鳞状上皮为特征。细胞形态似基底或旁基细胞，呈卵圆形，大小较一致，胞质少；核卵圆，染色质较粗，核仁不明显。细胞巢中心可有明显角化。

3. 湿疣样癌（warty carcinoma）

肿瘤表面为钝圆或毛刺样突起的乳头结构，乳头由角化过度的鳞状上皮和纤维血管轴心构成。瘤细胞巢内常见单细胞角化、角化珠或大的轮状角化物；细胞异型性明显，有挖空细胞、双核或多核细胞。肿瘤基底部不规则插入周围组织。

（二）疣状癌

疣状癌（verrucous carcinoma），此型外阴鳞癌多见于绝经后妇女，阴道、宫颈及子宫也可发生，多数病例与HPV感染有关。大体上肿瘤体积较大，呈菜花样，不同于尖锐湿疣之处在于基底较固定，表面常有溃疡。镜下：鳞状上皮呈宽带状延伸并形成乳头状生长，乳头的表面有角化过度和角化不全，纤维血管轴心纤细。鳞状上皮分化成熟，棘层明显增厚，仅基底部有轻微异型性。上皮脚粗大，呈球状或棍棒样挤压，推入上皮下间质（图11-4）。小活检取材浅表，诊断需结合临床大体所见。

鉴别诊断：主要与尖锐湿疣或湿疣样鳞癌鉴别：①体积较大，为孤立结节，表面有坏死及溃疡；湿疣体积小，常多发；②乳头较细长，血管结缔组织轴心较纤细；③上皮分化成熟，仅基底部有轻微异型性；湿疣的异型性较明显，挖空细胞易见；④上皮脚向下呈推移性生长，而湿疣样鳞癌是插入性浸润。临床上所谓的"巨大湿疣"这一名词，目前仍有争议；病理形态则可能为不典型尖锐湿疣、疣状癌或湿疣样鳞癌。

慢性非特异性炎或其他原因引起的假上皮瘤样增生，表面无明显疣状及乳头状突起，上皮内炎症水肿明显；高分化鳞癌，上皮脚不呈球状，而呈小团状、舌状或条索状浸润，异型性更明显。

（三）基底细胞癌

基底细胞癌（basal cell carcinoma）见于中老年妇女，生长缓慢，切除不彻底可复发，但极少转移。镜下特征是瘤细胞巢边缘细胞呈栅栏状排列，形态同其他部位皮肤基底细胞癌。若出现鳞状分化，则称"鳞状基底细胞癌"；若出现腺样结构，就称"腺样基底细胞癌"，这些都是其亚型；若为明确的鳞癌或腺癌则称作混合性癌。

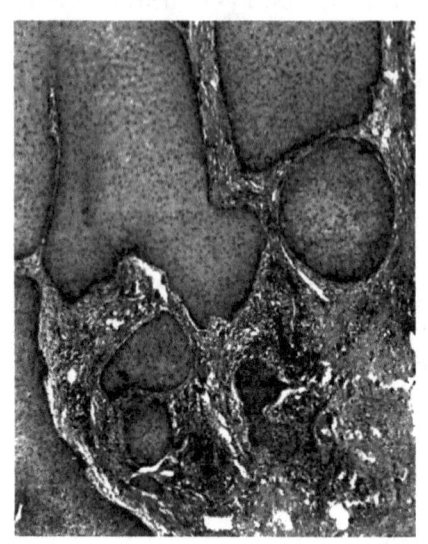

图 11-4 疣状癌细胞
分化成熟，上皮脚粗大，呈球状或棍棒样挤压或推入间质（HE）

（四）外阴腺癌

外阴的原发性腺癌（adenocarcinoma of the vulva）罕见，可以来源于皮肤附件、乳腺样组织、小前庭腺、尿道旁腺、巴氏腺或其他异位组织如子宫内膜异位或泄殖腔残余等。诊断时要结合肿瘤的部位，并注意除外转移性。

1. 前庭大腺癌

此癌又称巴氏腺癌（Bartholin gland carcinoma）。临床表现为大阴唇后部的深在肿块，但有局部手术或外伤史的患者肿瘤部位可以不典型。组织学类型可以是腺癌、鳞癌、腺样囊性癌、移行细胞癌、混合型癌、未分化癌等，其中主要是腺癌和鳞癌。肿瘤内常有残留的巴氏腺导管或腺泡。

2. 其他类型腺癌

其他类型腺癌包括乳腺、汗腺、小前庭腺等来源的腺癌。

（五）Paget 病

外阴 Paget 病又称乳腺外 Paget 病，与乳腺 Paget 病不同的是其下方不常伴有浸润性腺癌。此病可以分为 3 种类型。Ⅰ型：最常见，是原发于皮肤的一型特殊外阴表皮内肿瘤或称表皮内腺癌，肿瘤细胞（Paget 细胞）来自皮肤附属腺，沿导管到达表皮；由于肉眼不易识别病变的边缘，可导致手术切除不完整而复发，通常需要术中冷冻证实，临床完整切除病变（包括边缘和皮下组织）预后好。Ⅱ型：外阴表皮内腺癌（即Ⅰ型）伴有浸润。Ⅲ型：同时伴有原发性外阴皮肤或非皮肤腺癌如原位 / 浸润性直肠 - 肛门腺癌、宫颈腺癌或泌尿上皮肿瘤。各型 Paget 病的皮肤的镜下形态与乳腺 Paget 病相似，伴有浸润的病变，尤其是深度超过 1～3 mm 者，可转移至淋巴结。Paget 细胞吞噬黑色素时应注意与 Paget 样黑色素瘤鉴别，来源于泌尿上皮癌的 Paget 样细胞胞质不含黏液，免疫组化有助于鉴别（表 11-1）。外阴 Paget 病还可与 VIN 伴随发生，可能来源于多潜能的表皮基底细胞。对病变的进一步组织学分型是提供临床选择合理治疗方案和预后估价的重要依据。

表 11-1 各型 Paget 病和黑色素瘤的免疫组化鉴别

Melan-A	CK7	CK20	GCDFP-15	CDA	S-100HMB45
原发皮肤型 Paget 病	+	-	+	+	-
直肠癌相关型 Paget 病	+	+	-	+	-
泌尿癌相关型 Paget 病	+	- / +	-	-	-
黑色素瘤	-	-	-	-	+

(六) 黑色素瘤

外阴黑色素瘤 (melanoma of the vulva) 是继鳞癌之后的第二常见恶性肿瘤；多见于阴蒂、小阴唇、大阴唇；可以继发于色素痣恶变，也可直接发生；病理特点及分型同皮肤黑色素瘤。

五、平滑肌肉瘤

目前采取的标准是具有以下指标 3 项以上者诊断为肌肉瘤，2 项为非典型肌瘤，1 项以下为良性：①直径 ≤ 5 cm；②核分裂数 $5^+/10HPF$；③边缘浸润性生长；④细胞异型性中至重度。

六、转移性肿瘤

此肿瘤发生率约占外阴肿瘤的 8%，主要来源于泌尿生殖道如宫颈、子宫、卵巢、膀胱、尿道以及消化道、乳腺等。腹膜后或盆腔的恶性肿瘤也可转移至外阴。

七、其他肿瘤

(一) 纤维上皮性息肉

纤维上皮性息肉 (fibroepithelial polyp) 发生在外阴皮肤，也可见于小阴唇或阴道。形态同皮赘，纤维间质内有时可见核大、不规则，核染色深的异型成纤维细胞，不要误认为恶性。

(二) 乳头状瘤

乳头状瘤 (papillary epithelioma) 多见于育龄妇女，位于外阴前庭黏膜，直径 1 ~ 2 mm，不超过 5 mm，单发或多发。镜下是由被覆鳞状上皮的纤维血管轴所构成的良性乳头状病变。

(三) 血管肌纤维母细胞瘤

血管肌纤维母细胞瘤肿瘤边界清楚，质地柔软或稍韧，切面棕粉黄色。

光镜：由细胞稀少的水肿间质和富细胞区域混合存在。丰富但不规则分布的毛细血管样薄壁小血管，周围有疏松的间质细胞包绕；间质细胞核短梭形，胞质嗜酸，似上皮或浆细胞样，有的呈双核或多核细胞。异型性轻微，核分裂罕见。肿瘤切除后无复发，文献报道有 1 例伴肉瘤变。

(四) 侵袭性血管黏液瘤

侵袭性血管黏液瘤 (aggressive angiomyxoma) 多见于年轻妇女，也有发生在儿童的报道，主要位于外阴、阴道、会阴、腹股沟和盆腔软组织。

(1) 大体：肿瘤通常体积较大，直径常在 10 cm 以上，切面呈胶冻状质软或灰白色质韧。

(2) 光镜：成片的疏松黏液样间质内有散在星芒状或小梭形细胞和少量胶原纤维；其中有少量散在及成群分布、直径大小不等、管壁厚薄不一的血管。

(3) 免疫组化：显示黏液中的小间质细胞 SMA、MSA、vimentin 阳性，CD_{34}、ER、PR 也常阳性。肿瘤无坏死、异型性、核分裂。

由于生长缓慢并呈局部侵袭性，切除不彻底容易复发，病发率可高达 72%；术后有必要长期随诊，有转移或致死个例报道。

(4) 鉴别诊断：①血管肌纤维母细胞瘤边界清楚，细胞丰富，肿瘤内血管为薄壁的毛细血管样小血管，血管周围较多上皮样的间质细胞。免疫组化（包括 ER、PR）没有意义。②黏液样神经纤维瘤有黏液样成分，但缺乏相应的血管成分，S-100 阳性。③各型黏液性软组织肿瘤如肌肉内黏液瘤多位于大腿或股部，缺乏血管特征；黏液性纤维组织细胞瘤的异型性更明显，等等。

第二节 阴道病变

一、炎症

虽然外阴的病变以炎症为主,但由于临床诊断并不依赖组织病理,故在日常外检中并不常见。阴道炎包括感染性和非感染性,大多数同时伴随有外阴炎存在,常被称作外阴-阴道炎。

气囊肿性阴道炎(emphysematous vaginitis)是一种较为特殊的、原因尚不清楚的疾病,多见于妊娠期或生育年龄妇女:

(1)大体:阴道或宫颈外口表面有稍隆起,从针头大到直径约 2 cm 大的泡或囊,其内充以气体。

(2)光镜:黏膜上皮和上皮下间质有多发性、大小不等的囊腔和少量淋巴单核细胞、浆细胞浸润及多核巨细胞反应。

二、瘤样病变及良性肿瘤

(一)囊肿

阴道囊肿相对少见,可以是炎症性或腺体潴留性的,也可以是鳞状上皮包含性的。最常见的是鳞状上皮包涵囊肿(squamous epithelial inclusion cyst),常位于阴道前或后壁,一般临床无症状。它们的发生可能与外伤有关,也可能是发育畸形。此囊肿也可称为表皮样囊肿,囊内充满角化物质,被覆分化很好的鳞状上皮。其次是 Wolffian 管残件囊肿(mesonephric cyst),位于阴道前侧壁或侧壁,常为单发、较小,最大直径约 2 cm。囊壁被覆矮立方或柱状无黏液分泌上皮,有时部分上皮可发生鳞状上皮化生。此外,阴道尚可见 Bartholin 腺囊肿和 Mullerian 囊肿等。

(二)创伤或手术后病变

1. 手术后梭形细胞结节(postoperative spindle cell nodule)

此结节发生于子宫切除术后 1~3 个月内,在阴道残端,呈息肉样,但界限不很清楚。镜下以束状的梭形肌纤维母细胞和网状小血管为特征,常伴新旧出血、黏膜溃疡和炎症反应。由于结节中的梭形细胞较肥大,核分裂多见(有时可多达 25/10HPF),而且病变的边缘并不很清楚,常需要与肉瘤相鉴别,了解近期有无手术史很重要。结节切除后没有局部复发的报道。

2. 阴道残端肉芽组织(vaginal vault granulation tissue)

此肉芽组织常在子宫切除后 6 个月左右发生。肉眼观呈单个或多个小红色结节或息肉状病变,临床上易误诊为肿瘤再发或转移。镜下为肉芽组织。

3. 放射性坏死(radionecrosis)

经术后放疗的阴道残端可以形成结节或息肉样病变,临床很像肿瘤复发。镜下的纤维肉芽组织可有异型性,表层黏膜上皮可因手术切除卵巢而萎缩。肉芽组织中增生的小血管闭塞,血管内皮细胞肿胀,核呈空泡状,很像浸润性癌,常需结合免疫组化鉴别。此外,萎缩的黏膜上皮仅保留基底和旁基底层细胞,需注意不要误认为上皮内肿瘤。

4. 阴道脱垂(vaginal prolapse)

多次经阴道分娩后,可以形成阴道壁的膀胱、直肠膨出和阴道脱垂。局部黏膜上皮出现程度不等的棘上皮增生、角化及不全角化。

5. 输卵管脱垂(Fallopian tube prolapse)

手术切除子宫,特别是经阴道切除子宫手术后,有时见输卵管组织自阴道残端脱出。临床触诊时异常疼痛。镜下除水肿、肉芽和炎症外,可见输卵管结构。注意勿将输卵管伞和皱襞的乳头结构诊断为腺癌。

(三)阴道腺病

阴道腺病(adenosis)发生于中青年妇女,临床上常无症状或有阴道黏液分泌物增多症状。虽然阴道壁各处均可发生,但较多见于前壁上 1/3 段,阴道镜下黏膜呈红色颗粒或斑块状。组织学上以阴道固有膜腺体为特征（图11-5），有时累及被覆上皮；腺体为各种Mullerian上皮分化分别或混合存在，可伴有鳞化。所谓不典型腺病，是指腺体结构更加复杂（图11-6），细胞有异型性；常见于阴道透明细胞癌周围。

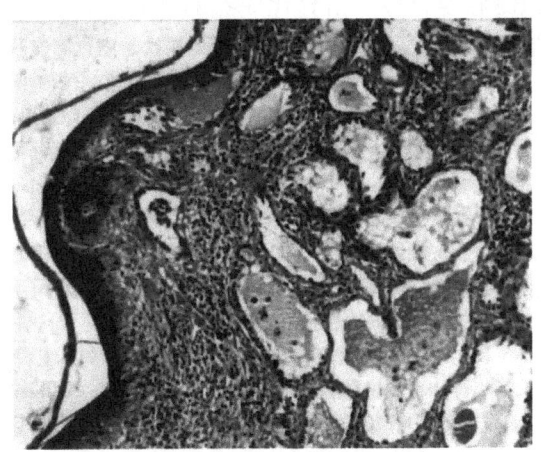

图11-5　阴道腺病，上皮下的腺体结构（HE）

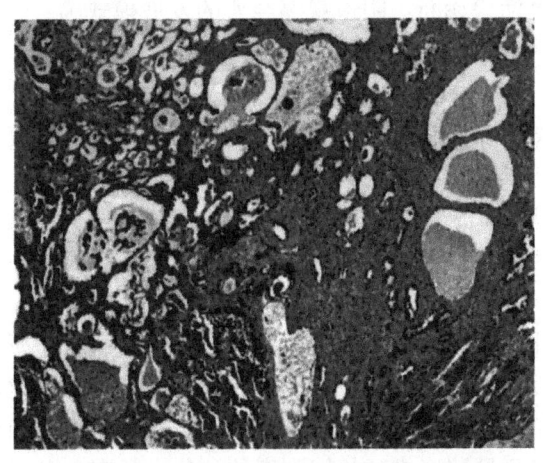

图11-6　阴道不典型腺病的腺体结构复杂，细胞有异型性（HE）

（四）阴道纤维上皮性息肉

阴道纤维上皮性息肉（vaginal fibroepithelial polyp）主要见于成年人，儿童也可发病。可能是激素诱导的局部疏松结缔组织增生，也可能是病毒性阴道炎的一种间质慢性炎症性继发病变，简称为阴道息肉。其常位于阴道下段侧壁，呈多发息肉状、指状和脑回状，直径0.5～4.0 cm。镜下为水肿的纤维血管间质，表面被覆鳞状上皮。有时，特别是妊娠时息肉间质成纤维细胞有异型性，可见核较大、深染、不规则的巨成纤维细胞，有时可见多核巨细胞，需注意与葡萄状肉瘤区别。鉴别点是：无生发层（cambium layer），异型性主要表现为个别成纤维细胞样细胞，无明显幼稚的间叶组织及横纹肌分化；临床发病年龄较大，妊娠终止后或单纯切除后病变消失。形态上还需注意与近年报道的一种亚型称作富细胞性假肉瘤样纤维上皮间质息肉（cellular pseudosarcomatous fibroepithelial stromal polyps）鉴别。

（五）子宫内膜异位症

阴道子宫内膜异位症（endometriosis of vagina）并不少见，在表浅黏膜或深部间质如阴道直肠隔均可发生，组织形态与其他部位的内膜异位相同。

（六）乳头状瘤

阴道乳头状瘤有两型：鳞状上皮乳头状瘤（squamous papilloma）和苗勒乳头状瘤（Mullerian papilloma）。前者多位于下段近处女膜处，与湿疣的主要区别是缺乏典型的挖空细胞；后者常位于阴道上段，镜下为分支的纤维血管轴心被覆矮柱状。

(七) 其他良性肿瘤

阴道尚有其他少见的良性肿瘤，如：绒毛状管状腺瘤（相似于结肠直肠病变）、平滑肌瘤、横纹肌瘤、血管瘤、良性混合瘤（似涎腺混合瘤，由分化成熟的鳞状上皮、黏液腺体及小型间质细胞组成）等。阴道是良性横纹肌瘤较常见的部位，发病年龄较大，平均 45 岁。肉眼呈孤立的结节或息肉样，通常被覆完整的黏膜上皮。镜下的横纹肌细胞可以是成人型，也可以是胚胎型。诊断此类肿瘤时要注意与横纹肌肉瘤鉴别，前者分化良好，无明显异型性，核分裂少见，无病理核分裂。

三、恶性肿瘤

阴道原发性恶性肿瘤较少见，大多为其他器官转移或直接浸润的继发性恶性肿瘤。例如阴道鳞癌，大多为宫颈鳞状细胞癌直接扩散或转移的。阴道常见的原发性恶性肿瘤主要为鳞癌、腺癌、内胚窦瘤、恶性黑色素瘤、葡萄状肉瘤、平滑肌肉瘤及血管肉瘤等。

(一) 阴道鳞癌

发生在阴道的鳞癌比发生在宫颈的少见，大约占妇女恶性肿瘤的 2%。大体及光镜形态与宫颈或其他部位发生的鳞癌相似。镜下显示为不同分化的典型鳞状细胞癌。5 年存活率为 40%～50%。它的预后主要与临床分期有关（表 11-2），而与癌的分化程度关系不大。早期鳞癌常无自觉症状，主要依靠中老年妇女的定期体检作细胞学及活检诊断。阴道鳞癌经典的发展模式为：鳞状上皮内肿瘤 – 早期浸润癌 – 浸润性鳞癌（Ⅰ、Ⅱ、Ⅲ及Ⅳ期鳞癌）。

(二) 疣状癌

疣状癌（verrucous carcinoma of the vagina）是鳞癌的一个亚型，也是发生在阴道的一种高分化的癌，可能与 HPV 感染有关。大体呈明显外生性结节状、乳头状或蕈伞样。镜下特点为分化好的鳞状细胞，基底部压向并侵入间质。疣状癌手术切除后可局部复发，但很少发生淋巴结转移。形态上合并有经典鳞癌时则侵袭性强，应归类为阴道鳞癌。

(三) 小细胞癌

阴道小细胞癌（small cell carcinoma of the vagina）很少见。它可以呈现为单一的神经内分泌性小细胞癌，形态似肺的小细胞癌。以前单凭光镜形态特点可诊断为小细胞未分化癌。免疫组化及电镜观察这类肿瘤的最大特点是细胞内有神经分泌颗粒及神经内分泌的标记，故将它归属于阴道神经内分泌肿瘤。有的病例除小细胞癌结构外，尚可见腺癌或鳞状细胞癌的分化，具有此种组织学结构的肿瘤，也可称为复合性小细胞癌。阴道的神经内分泌肿瘤，除小细胞癌及复合性小细胞癌外，也可表现为各型经典的类癌及不典型的类癌结构。

(四) 腺癌

阴道腺癌（adenocarcinoma of the vagina）较少见。根据它的临床病理特点可以分为以下四型。

1. 黏液腺癌

镜下与宫颈腺癌相似，有的病例在组织学上表现为肠型上皮，即肠型黏液上皮癌，多见于中老年人。

2. 透明细胞癌

光镜形态与子宫或卵巢的同类型癌相似。较老的文献称为中肾样癌（mesonephric adenocarcinomas）。现在已公认它是起源于 Mullerian 上皮。免疫组化及电镜显示与发生子宫及卵巢的透明细胞癌相似。患者以青年人居多，平均年龄为 17 岁，12 岁前及 30 岁后很少。肿瘤位于阴道的任何部位和/或宫颈，60% 位于阴道，多在上段前及侧壁；临床预后通常较好，小的病变可以手术治愈，浸润深度 3 mm 以上者复发转移率增高。患者常有接触雌激素（DES）的历史，故提示这类型腺癌可能与 DES 或有关药物有关。

诊断时要注意与阴道腺病的微小腺体增生（microglandular hyperplasial）和 Arias-Stella（A-S）反应鉴别。二者均可发生在宫颈，也可见于阴道腺病。微小腺体增生时的腺体大小较一致，无明显癌性间质反应，细胞无明显异型性，透明细胞黏液染色强阳性等特点可与之鉴别；A-S 反应则以细胞核的退变为特征。

3. 中肾管源性腺癌

这型癌常位于阴道侧壁,来源于中肾管残件。组织学呈现为分化较好的腺癌,腺体较规则,大小较一致,腺上皮为矮立方或矮柱状,胞质较透明或空泡状。

4. 子宫内膜样腺癌

这种腺癌常位于阴道直肠间隔,早期常无阴道或直肠黏膜侵及。它可以起源于异位子宫内膜,部分病例可见异位子宫内膜并存。

以上各型阴道癌与预后有关的诸因素中,最重要的是肿瘤的浸润转移状况。显示癌浸润转移状况最重要的标志是癌的分期,表 11-2 是阴道癌的 FIGO 分期。

表 11-2　阴道癌的分期(FIGO,1978)

0	上皮内肿瘤
Ⅰ	肿瘤限于阴道壁
Ⅱ	肿瘤侵及阴道旁组织,但未侵及盆壁
Ⅲ	侵及盆壁
Ⅳ	侵及盆腔以外或膀胱/直肠黏膜
Ⅳa	盆腔器官浸润
Ⅳb	远处器官浸润

(五)葡萄状肉瘤

葡萄状肉瘤(sarcoma botryoides)或称胚胎型横纹肌肉瘤是阴道较少见的恶性度较高的肿瘤。其主要特点:①绝大多数为 5 岁以下幼儿,平均年龄 2 岁以下;②主要位于阴道前壁,大体呈多结节或息肉状互相融合的突起,紫红色,形似葡萄(图 11-7),因此而得名;③临床上主要症状为阴道出血,检查时葡萄状肿物充满阴道,有时可突出阴道外口;④光镜下特点为胚胎型横纹肌肉瘤的结构和上皮下的"生发层"(cambium layer)(图 11-8)。结节或息肉状突起表面衬覆鳞状上皮,可有糜烂或溃疡形成。间质为疏松水肿样富于黏液的幼稚的间叶组织。上皮下主要细胞为淋巴细胞样或成纤维细胞样的幼稚的间叶细胞和少量不成熟的横纹肌母细胞,形态上或为圆形胞质较宽、透明富于糖原的无明显肌性分化的幼稚肌母细胞,或似单核细胞样,或短带状突起的胞质强嗜酸性,或红颗粒状示有肌性分化的肌母细胞。在这些幼稚的间叶细胞及肌母细胞之间常可见分化较好的横纹肌母细胞,它们具有明显的长短不一的带状胞质,有纵纹或横纹分化。在肿瘤细胞间可见呈蝌蚪样或网球拍样的多核细胞,这些多核巨细胞胞质较红,也可见纵纹或横纹分化。带状或网球拍样细胞是较典型的横纹肌分化细胞。有时肿瘤分化较低,无明显肌性分化细胞,则需借助于免疫组化或电镜检查诊断。有的肿瘤有灶性软骨岛,通常患者的年龄相对较大,预后相对较好。

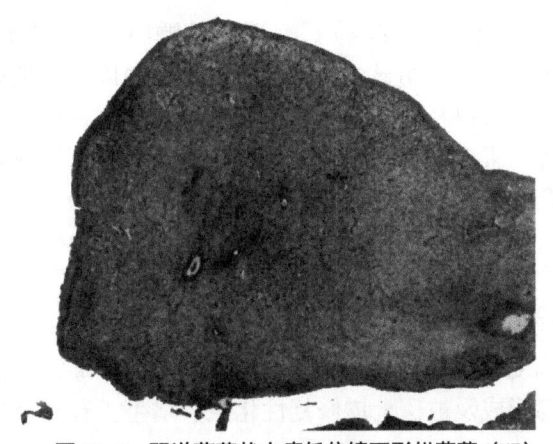

图 11-7　阴道葡萄状肉瘤低倍镜下形似葡萄(HE)

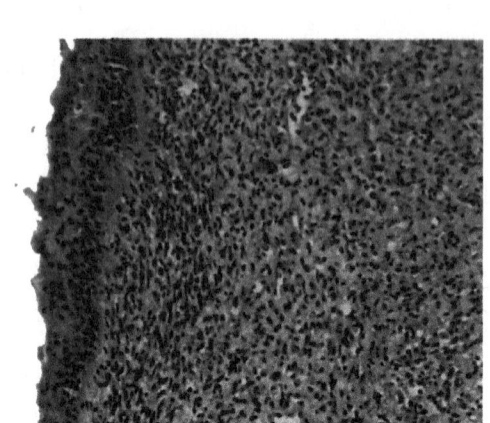

图 11-8 阴道葡萄状肉瘤
上皮下的生发层为淋巴细胞样或成纤维细胞样的幼稚的间叶细胞和少量不成熟的横纹肌母细胞（HE）

阴道葡萄状肉瘤最主要的特点是：婴幼儿阴道葡萄状肿物，肿物主要由富于黏液的幼稚的间叶组织构成，有横纹肌分化即可诊断。

鉴别诊断：①良性横纹肌瘤：此瘤大体可呈结节或息肉，但无明显葡萄状外观，婴幼儿少见；组织学上分化好，主要特点为似胚胎性分化的排列较规则的正常胚性横纹肌，或似正常成人成熟的横纹肌，无多量幼稚的间叶细胞或不成熟的肌母细胞及黏液性间质；②阴道息肉：常为单发，无葡萄状外观，间质只有少数核大深染的异常细胞，无多量幼稚间叶细胞及横纹肌分化的细胞；③阴道内胚窦瘤：发生在婴幼儿，可呈结节或息肉，富于黏液性间质，可与葡萄状肉瘤部分相似。但组织学内胚窦瘤除黏液性间质外，都可找见各种上皮性分化，组织学上鉴别并不困难。

（六）其他

阴道原发性恶性肿瘤除上述各型外，尚可见平滑肌肉瘤、基底细胞癌、恶性黑色素瘤、恶性苗勒混合瘤、腺泡状软组织肉瘤、滑膜肉瘤、恶性神经纤维瘤及恶性纤维组织细胞瘤等。

阴道的转移性肿瘤多来自女性生殖道、卵巢、下消化道及泌尿道等。

第三节 宫颈病变

一、炎症

（一）非特异性宫颈炎

非特异性宫颈炎又称慢性宫颈炎（cervicitis），是成年已婚妇女最常见的妇科疾病。大多数是由急性炎症转化而成，但急性期临床症状常不明显，故绝大多数病例似以慢性炎症开始。慢性宫颈炎原因多种多样，常见原因为细菌和病毒感染以及性交和产伤等机械损伤。宫颈抗炎功能与宫颈上皮的完整性、增生修复功能及黏液分泌状况等因素有关，而这些因素又与激素状况及局部血液循环状况有关。故慢性宫颈炎常是感染、损伤、激素紊乱以及局部血液循环障碍等多种因素综合作用的结果。绝大多数病例临床上无明显症状，但有的慢性宫颈炎与宫颈化生、非典型（异性）性化生、增生以及癌有一定关系而受到重视。

（1）大体：局部黏膜可见红润充血、水肿、粗糙、糜烂、溃疡以及分泌物增多等变化。

（2）光镜：主要有两个方面变化：①非特异性慢性炎细胞浸润；②宫颈上皮损伤及修复性变化：上皮细胞变性、坏死、糜烂、溃疡形成及被覆上皮修复性化生、增生。有时炎症已消退，而以这种修复性增生病变为其主要特点。

慢性宫颈炎可继发以下几种病变。

（1）Nabothian 囊肿（Nabothian cyst）：由于炎症，黏液腺分泌亢进，或腺口不畅而致黏液潴留性腺体囊性扩张，有时可以陷入宫颈壁深处。大体及镜下均可见潴留性囊性结构，腺上皮变扁平，甚至萎缩消失。

（2）上皮化生（epithelial metaplasia）：包括鳞状上皮、移行上皮、卵管上皮和子宫内膜上皮化生。鳞状上皮化生根据成熟程度可分为成熟型及未成熟型。后者常显示细胞较紧密、胞质稍少、染色较深。但细胞大小较一致，排列规则，核无明显异型性等可与上皮内肿瘤及分化性鳞癌鉴别。化生时所伴有的异性增生。

（3）上皮再生性增生（reactive atypia）：长期严重感染和损伤可引起宫颈鳞状或柱状上皮再生性增生。增生的上皮极向紊乱，胞质嗜酸性，细胞核增大，有异型性，常有明显突出的核仁，很容易误认为上皮内肿瘤。

（4）慢性淋巴滤泡性宫颈炎（follicular cervicitis）：淋细胞增生明显，如有多数淋巴滤泡形成时，称为慢性淋巴泡性宫颈炎；有时形成所谓淋巴瘤样病变又称假性淋巴瘤，增生的淋巴组在上皮下呈带状，活检时很难与淋巴瘤鉴别。宫颈淋巴罕见，肉眼形成肿块或结节，浸润深度达宫颈内膜腺体，以弥漫幼稚的大 B 淋巴细胞为主。

（二）肉芽肿性宫颈炎

肉芽肿性宫颈炎（granulomatous cervicitis）中以结核性最常见，常继发于输卵管等其他器官结核。其他诸如异物、梅毒、腹股沟肉芽肿以及性病性淋巴肉芽肿等亦可引起肉芽肿性宫颈炎。

（三）宫颈 HPV 感染及湿疣

宫颈 HPV 感染常无典型的疣状或乳头状突起，表现为扁平、呈钉状突、内翻性以及合并非典型增生（warty CIN）等。组织学上有湿疣的主要基本病变。HPV 感染可伴发下生殖道包括外阴、阴道及宫颈的湿疣，也可在宫颈孤立发生。

目前认为某些高危亚型的 HPV 感染与宫颈癌关系密切，如 HPV16 型主要引起宫颈鳞癌，HPV18 型可能与宫颈腺癌的发生有关。

二、宫颈鳞状上皮内肿瘤

在各种致癌因素中，包括人乳头状瘤病毒（HPV）感染因素作用下，宫颈上皮在修复的过程中发生化生，非典型化生，上皮内肿瘤。在此连续发展过程中细胞核逐渐增大、不规则、大小不一、染色深，细胞排列不规则；病变常累及柱状上皮与宫颈外口鳞状上皮交界处（移行区），较少发生于颈管化生鳞状上皮及阴道部鳞状上皮。以往根据细胞核非典型性的程度及其所累及表皮的范围分为轻、中、重度非典型性增生及原位癌（四级），目前已将此系列病变称作宫颈表皮内肿瘤（cervical intraepithelial neoplasia，CIN）。用 CIN 三级分类代替以前的四级分类，即用 CIN Ⅰ、Ⅱ 及 Ⅲ 代替以前的轻度、中度及重度非典型增生 / 原位癌。CIN 三级分类简述如下。

1. CIN Ⅰ

细胞及核有非典型性，病变的范围限于表皮基底层以上占三分之一。以往称为轻度非典型性增生，也有人称为早期交界性病变。这类病变与化生的不成熟鳞状上皮的鉴别要点是：①核染色较深，染色质较粗；②核浆比较大，胞质较少，且嗜碱性增强；③核大小不一致；④细胞极向紊乱。

2. CIN Ⅱ

非典型性增生细胞异型性明显，病变范围累及表皮的二分之一左右。以往称为中度非典型性增生。

3. CIN Ⅲ

目前 WHO 将此病变包括以往的重度非典型性增生及原位癌，也可称 CIN Ⅲ /CIS。非典型性细胞的异型性更明显，病变几乎累及表皮全层（图 11-9）。细胞极向紊乱更明显，可出现个别核较大的明显肿瘤性细胞。表层细胞可以较扁平，但核较大，有异型性。虽然表皮的各层细胞异型性明显，但基底膜完好，无间质浸润是重要特点。

CIN 累及腺体简称 CIN 累腺。各级 CIN 均可以累及部分腺体，即部分为正常柱状腺上皮，部分为基底膜完好的 CIN；也可是整个腺体都被累及，但中心部位即腔面仍为腺体柱状上皮被覆。CIN 累腺要与腺体鳞状上皮化生鉴别，后者腺体轮廓常无明显扩大，细胞层次较少，可呈现鳞状上皮各层次分化，细胞无明显异型性以及细胞极向规则等。原位癌累及腺体可随腺体分支延伸，呈现不规则团状。此时要与腺体原位癌发展为早期浸润癌鉴别，后者分支尖锐，呈指状或锯齿状突起或呈不规则巢状膨胀挤压，破坏基底膜，周围常有较明显炎症反应。网织纤维或 PAS 染色有助于观察基底膜是否完整。原位癌累腺常呈圆顶状分叶状突起，基底膜完好。两个累及腺体的原位癌巢互相融合，中间间质不完整断续残存（作网织纤维染色更易观察），可视为原位癌的早期浸润性变化。

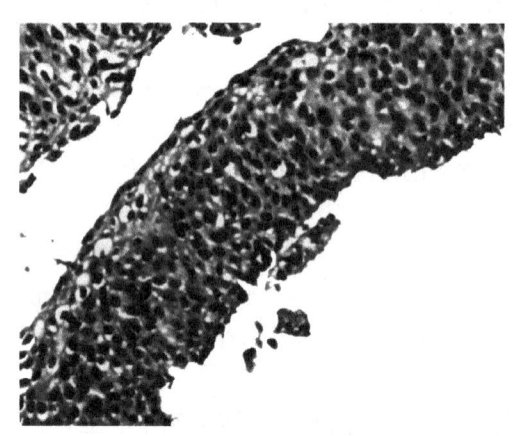

图 11-9　宫颈 CIN（HE）

三、宫颈浸润性鳞癌

宫颈鳞癌根据浸润扩散程度可以分为原位癌、微小浸润癌及浸润癌。宫颈浸润性鳞癌的主要组织学类型见表 11-3。

表 11-3　宫颈鳞癌的主要组织学类型（WHO）

微浸润性鳞状细胞癌	microinvasive squamous cell carcinoma
浸润性鳞状细胞癌	invasive squamous cell carcinoma
疣状癌	verrucous carcinoma
湿疣状癌	warty（condylomatous）carcinoma
乳头状鳞状 - 移行细胞癌	papillary squamous cell（transitional）carcinoma
淋巴上皮样癌	lymphoepithelioma-like carcinoma

（一）微小浸润癌

关于微小浸润癌（microinvasive carcinoma）的定义尚有争论。目前较公认的意见是所谓微小浸润是指早期间质浸润，即ⅠA1 期。浸润间质的深度从发生浸润的表皮基底膜向下测量，按浸润程度分期（表 11-4）。微小浸润癌大多无血管癌栓形成及淋巴结转移，预后较好。但少数也有血管癌栓形成，甚至有淋巴结转移。浸润方式分两型：第一型为"发芽"或"喷枪"，即不规则（插入性）浸润式，这种浸润式的肿瘤易有血管癌栓形成，易发生转移，局部容易再发；另外一型为推进式（膨胀性）浸润，这一型预后较好。目前认为至少要注意两个因素的测定，即浸润的深度及广度，也有人认为应当三维，即肿瘤体积的测定是微小浸润癌预后的最好指标。需要指出的是，微小浸润癌的诊断需锥切标本经规范取材后才能确立，而宫颈活检材料不能诊断。确立微小浸润癌的意义是对需要保留生育功能的患者，可以通过腹腔镜取前哨淋巴结进一步明确分期后，采取保守治疗。

表 11-4 宫颈癌分期（FIGO，1995）

0 期 原位癌

Ⅰ期　限于宫颈

　Ⅰ A　浸润深度 5 mm、宽度 7 mm 以内

　　Ⅰ A1　浸润深度 3 mm、宽度 7 mm 以内

　　Ⅰ A2　浸润深度 3～5 mm、宽度 7 mm 以内

　Ⅰ B　病变限于宫颈、大于 Ⅰ A 期

　　Ⅰ B1　病变小于 4 mm

　　Ⅰ B2　病变大于 4 mm

Ⅱ　扩散到宫颈外但未达盆腔侧壁

　　限于阴道上 2/3

Ⅲ　扩散到盆腔侧壁和 / 或阴道下 1/3

Ⅳ　累及膀胱或直肠或骨盆外

（二）浸润性鳞癌

浸润性宫颈鳞癌（invasive squamous cell carcinoma），简称为宫颈鳞癌，是女性器官中最常见的恶性肿瘤，绝大多数为中老年妇女，平均年龄在 40 岁以上。

（1）大体：宫颈鳞癌大体上可分为三型：①外生结节型；②溃疡型；③管壁浸润型。后者肿瘤不形成明显结节状突起，主要往宫颈管壁及周围组织浸润。

（2）光镜：可分为三型：①非角化型；②角化型；③小细胞型，此型似基底细胞癌，但比皮肤基底细胞癌分化差，异型性较明显。以上三型中小细胞型预后最差。但也有人认为预后与组织学分型无关。

宫颈鳞癌可直接扩散到宫体、阴道、子宫旁组织、卵巢以及盆腔器官如下部输尿管、膀胱、直肠以及阔韧带等。晚期癌瘤浸润并互相融合粘连，形成冷冻样团块，称为冷冻骨盆。

宫颈鳞癌的转移常通过淋巴道，转移可起始于直接扩散之前，但大多发生在有不同程度的直接扩散中，淋巴道转移中常按以下途径转移：子宫旁淋巴结，然后经髂内、髂外、闭孔、腹下及骶部等淋巴结，也可达腹股沟、髂总、主动脉旁以及主动脉淋巴结等。有的病例不按常规途径，而是跳跃式转移。

宫颈鳞癌很少发生血行转移，少数病例可发生肺（约 9%）及骨（约 4%）的血行转移。

（三）宫颈鳞癌的少见组织学类型

近年来，文献报道许多具有一定特点的宫颈鳞癌亚型，并认为其生物学行为与经典鳞癌有所不同。

1. 伴间质嗜酸细胞浸润的界限性癌（clrcumscribedcarclnoma with stromal eosinophilia）

这一型癌呈膨胀性生长，边界清楚。镜下略有鳞状分化，癌细胞较大，胞质较丰富，核也较大，核仁较明显，核分裂较多。间质有大量淋巴细胞和嗜酸细胞浸润。5 年生存率为 97%（一般鳞癌为 79%），淋巴结转移率也较一般鳞癌低。

2. 淋巴上皮瘤样癌（lymphoepitheliorna-like carcinoma）

这一型癌很像鼻咽部淋巴上皮癌，肉眼见肿瘤也呈团块状生长，很像淋巴瘤，有些肿瘤细胞似低分化淋巴细胞，但免疫组化示淋巴细胞标记阴性，而上皮性标记阳性。肿瘤细胞中尚可见较大胞质嗜酸性或嗜碱及嗜酸双染性的有鳞状细胞分化的细胞。预后较一般鳞癌好。

3. 乳头状癌（papillary carcinoma）

此型癌外观呈乳头或疣状。镜下为乳头状原位癌或浸润性鳞癌。有明显真性乳头形成，即乳头中心有明显血管结缔组织轴心，并有分支，要注意与尖锐湿疣鉴别，后者乳头分支不明显，细胞异型性较轻，有诊断性"挖空细胞"。

4. 梭形细胞鳞癌（spindle cell squamous cell carcinoma）

组织结构似食管的梭形细胞癌。梭形细胞区很似肉瘤，但仔细观察或多切片可见鳞状上皮分化的上

皮性癌巢，甚至有典型角化。有时可见单核或多核的巨细胞。

5. 疣状癌（verrucous carcinoma）

此型癌病理及临床特点与外阴的疣状癌相似。

6. 腺样基底细胞癌（adenoid basal cell carcinoma）

此型癌罕见，由基底细胞样细胞巢构成，这些细胞巢有局部腺样分化，也可有鳞状分化。Brainard 等报道 12 例并复习 27 例有随诊资料的病例，此型肿瘤手术治疗后不复发或转移，临床过程良性，提出修改命名为"腺样基底上皮瘤"（adenoid basal epithelioma）。需要强调的是，此型肿瘤常伴有上皮内肿瘤，甚至早期浸润性癌，诊断时不要忽略。

7. 毛玻璃细胞癌（glassy cell carcinoma）

此型癌是一种分化差的腺鳞癌。癌细胞有丰富的毛玻璃样或颗粒状胞质，细胞界限清楚，细胞核大并有突出的核仁，核分裂多见。间质有丰富的炎细胞。仔细观察有少量腺样或鳞状分化。肿瘤对放、化疗不敏感，预后较一般鳞癌差。

四、宫颈腺体增生、上皮内肿瘤及腺癌

（一）宫颈腺体增生

1. 隧道簇（tunnel clusters）

隧道簇多为手术标本中的偶然发现，有时累及宫颈壁深层，肉眼很像肿瘤。临床一般无症状，较多见于 30 岁以上多产的妇女，有的患者合并妊娠。组织学上宫颈内膜腺体呈管道状扩张，扩张的腺体密集，大小形态相近，呈囊管状小叶性或簇状分布；腺管间仅见少量宫颈间质。虽然腺管扩张常延伸得较深，有时有异型性，但仍保留小叶状结构分布，不浸润间质。

2. 微腺体增生（microglandular hyperplasia，MGH）

此病多见于育龄妇女的宫颈管腺上皮，可能与口服避孕药或妊娠有关，但也可见于绝经后妇女，可能与炎症刺激有关。组织学上的特点是宫颈腺体的储备细胞增生。腺体呈团状或丛状增生，增生的腺体大小较一致，腺腔较小，上皮呈矮立方状，常有鳞化和核下空泡。若细胞有灶性轻 - 中度异型性称不典型微腺体增生，常伴明显的炎症反应。有异型性的 MGH 易误诊为腺癌。以下几点可与腺癌鉴别：①询问有关病史，绝经后妇女诊断 MGH 要谨慎；②混有典型微腺体增生结构；无乳头状结构；细胞异型性较轻，无病理核分裂；③增生腺体局限于黏膜层，无浸润现象；④临床检查宫颈无明显增厚及变硬现象；⑤胞质含黏液而不是糖原，免疫组化 CEA 阴性。

3. 中肾管增生（mesonephric hyperplasia）

残留的中肾管为小圆形腺管，上皮为立方或矮柱状，无纤毛，不含黏液或糖原。腺管扩张时腔内有 PAS 染色阳性的嗜酸性透明物质。残留的中肾管增生时密集成簇或散在弥漫分布，有时增生的腺管形成乳头或网状、裂隙状结构，但无细胞异型性或核分裂；伴有不典型增生时可有异型性和核分裂，需注意与中肾管癌鉴别。后者有肉眼可见的肿物，腺管更密集，核分裂和异型性更突出，有间质浸润。囊性中肾管增生时还需与管状囊性透明细胞癌鉴别，前者细胞异型性不突出，胞质不含糖原，没有透明细胞癌的实性片状和鞋钉状（hobnail）结构。

4. 叶状宫颈内膜腺体增生（lobular endocervical glandular hyperplasia，LEGH）

此病见于生育年龄妇女，部分病例临床有症状，在大体上形成含大小囊的结节，通常限于宫颈壁内 1/2。镜下呈小叶状结构，小叶内为增生的中 - 小型腺体，中央有一较大的腺体。腺上皮为高柱状黏液上皮，分化好。与微偏离腺癌的区别是保留小叶结构和无浸润性生长。

5. 弥漫层状宫颈内膜腺体增生（diffuse layered endometrial gland hyperplasia）

增生的腺体限于宫颈壁的内 1/3 层，呈层状，与其下地间质分界清楚。腺体弥漫分布，常伴有明显炎症反应和上皮的反应性增生。

（二）宫颈腺上皮内肿瘤及腺癌

理论上宫颈腺体恶变过程如鳞状上皮一样，腺上皮的非典型性增生 - 原位癌 - 浸润癌也可能是一个

连续过程,即从宫颈腺体上皮内肿瘤(cervical glandular intraepithelial neoplasia,CGIN)发展为浸润性癌的过程。CGIN 的发生部位在移行区,常伴有鳞状上皮病变;但宫颈腺癌的癌前病变远不如鳞癌的癌前病变那样已被肯定并得到公认,由于缺乏充分的随访研究,宫颈腺体的非典型增生目前尚无统一明确的形态学诊断标准。浸润癌也可分为微小浸润癌及浸润性癌。微小浸润腺癌的定义与鳞癌相同,但测量方法并不明确,目前多以肿瘤的厚度取代。

1. 原位腺癌(adenocarcinoma in situ,AIS)

远较原位鳞癌少见。形态学定义是:具有恶性细胞特征,但保留正常腺体的原有位置和结构;有时可有腺腔内小乳头。实际工作中要严格掌握标准,不要误将早期分化好的浸润癌误诊为原位癌。与原位鳞癌一样,活检标本的原位癌需要通过子宫全切或宫颈锥切标本充分取材、全面检查方能做出最后的诊断。下列几点可作为宫颈腺体原位癌的组织学诊断指标:①腺体的轮廓平滑,局限于原有的小叶结构内,相似于乳腺原位癌;②病变的腺体位于内膜内,深度不超过原有的内膜厚度;③与正常腺上皮同存在于一个腺体结构单位内,即同一基底膜内,二者界限截然,无移行(图 11-10);④增生的腺小叶体积增大,可有明显细胞异型性,但一般无筛状或表面乳头状结构;⑤无明显间质反应(包括水肿、炎细胞浸润及纤维化等)。以上几点中最主要的是小叶增生扩大,有明显异型性,但无明确的浸润迹象。

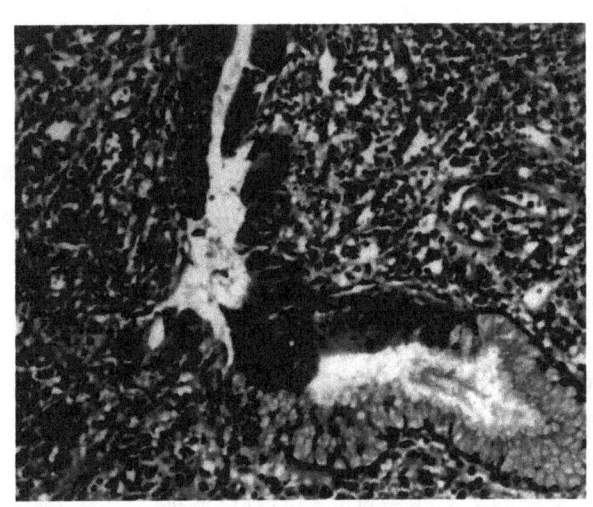

图 11-10 宫颈原位腺癌
与正常腺上皮同存在于一个腺体结构单位内,即同一基底膜内,二者界限截然(HE)

宫颈腺体原位癌组织学上分四型:宫颈腺型、子宫内膜型、肠型及杂类(如浆液性、透明细胞性和腺鳞癌等),前三者较常伴有鳞状上皮内肿瘤,其中肠型的细胞异型性相对不突出。认识这些不同组织学类型的原位腺癌的形态特点,易于进行工作中的正确判断,但其临床意义尚有待于进一步探讨。

2. 微浸润性腺癌(microinvasive adenocarcinoma,MIA)

此型癌又称早期浸润腺癌,其定义与早期浸润鳞癌趋于一致,但由于管泡状的宫颈腺体结构特点,其浸润深度的测量方法目前尚未达成共识。浸润的细胞和结构的形态学特点与其他腺癌浸润类似,即亦可形成膨胀性和/或插入性浸润图像,特征为:①腺体出芽或间质内有明确恶性细胞特点的单个细胞或不完整的腺体碎片;浸润的癌细胞胞质丰富,嗜酸性,核大而空,常有核仁;②周围有间质反应的恶性腺体;③腺体结构复杂分支或成簇融合的小腺体;④腺腔内无间质的恶性上皮呈筛状结构充填伴有周围间质反应;⑤位于正常腺体深层。实际工作中 10%~15% 的病例在病理上明确微浸润很困难,可以用肿瘤的厚度取代。若病变累及活检组织的边缘或病变表面有溃疡形成时,做出微浸润的诊断应慎重。

3. 浸润性腺癌(invasive adenocarcinoma)

此型癌较少见,只占宫颈所有上皮性恶性肿瘤约 5%,临床主要症状是宫颈出血(>75%)。

(1)大体:可呈结节、息肉状或形成溃疡等,约 15% 的病例在大体上无明显异常,或仅有宫颈肥厚（图 11-11）、稍粗糙等变化。

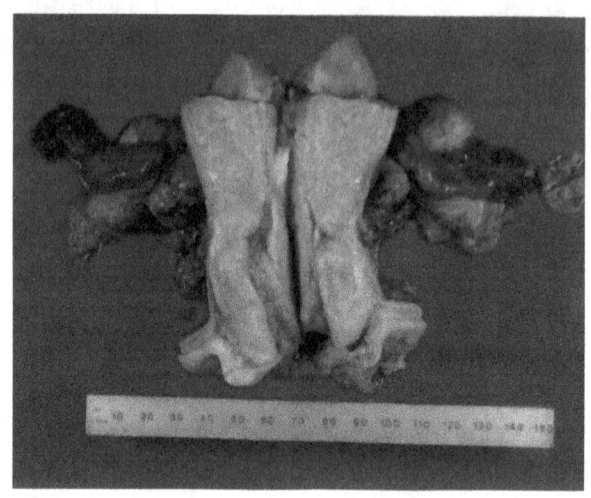

图 11-11　宫颈浸润性腺癌大体上仅有宫颈管壁肥厚（HE）

（2）光镜：宫颈腺癌的组织学类型是多种多样的。它可以呈现相似于 Mullerian E 皮的各型上皮的腺癌；组织学分型主要为黏液腺上皮型，部分为子宫内膜样型、透明细胞腺癌或腺鳞癌等，还有少量罕见的特殊类型，如腺样囊性癌、腺样基底细胞癌和微囊性腺癌等。

（3）鉴别诊断：典型的宫颈腺癌诊断并不困难。主要注意与转移到宫颈的腺癌和宫颈腺体的良性病变鉴别。由于子宫内膜及卵巢癌的组织类型可以与宫颈腺癌相似，故诊断宫颈原发性腺癌，特别是晚期宫颈腺癌时要注意除外转移性腺癌。组织学上难以与从子宫内膜或卵巢转移来的腺癌鉴别时，免疫组化染色 CEA 阳性有助于宫颈腺癌的诊断，而 ER、PR 和 Vimentin 阳性有助于子宫内膜癌的诊断；还要依靠大体标本的观察、取材、详细病史及临床上全面检查鉴别。

组织学上宫颈癌大多为高分化及中分化的腺癌，特别是高分化的黏液腺癌很易漏诊，尤其炎症较明显时易误诊为炎症性增生。腺癌的以下特点可作为癌与增生的鉴别：①呈结节状或不规则增生，增生超出原有正常结构单位，即不局限于小叶内，原有的结构消失；②腺腔明显大小不一，结构不规则；仔细检查，特别是多切片时常可见不规则索条状或具有较明显异型性、不完整腺腔状结构；③增生腺体有较深层组织浸润；④虽然细胞可呈单层，但核常增大，深染，形状不规则，染色质较粗大等，有时可见病理核分裂；⑤有时可具有异型性核上移，极向紊乱；⑥有明显炎细胞、水肿及纤维间质等间质反应。不一定每一个视野都有间质反应，但仔细检查都可见上述间质反应。

在妊娠时宫颈上皮可有明显 Arias-Stella（A-S）反应，细胞核增大，胞质透明，但以下几点可与宫颈透明细胞腺癌鉴别：①妊娠发生的 A-S 反应，虽然核可增大，深染，但无核分裂活性，更无病理核分裂；②腺体较规则，无明显囊性扩张，也无实性条索状增生；③无癌性纤维性间质反应；④无深部组织的浸润等。

五、宫颈其他恶性肿瘤

除以上各型鳞癌及腺癌外，宫颈尚可见少数其他恶性肿瘤如黏液表皮样癌、小细胞未分化癌（神经内分泌性小细胞癌）、类癌、恶性黑色素瘤、恶性淋巴造血组织肿瘤（包括淋巴瘤、白血病浸润及颗粒细胞肉瘤）、原发绒癌、横纹及癌肉瘤等。

六、宫颈良性肿瘤及瘤样病变

（一）宫颈息肉

宫颈息肉（endocervical polyp）是最常见的病变。凡突出宫颈内膜表面带蒂状肿物均称为息肉，一般是单发，可数个。小者几毫米，也可达 2～3 cm 直径大小，甚至更大。组织学上可以分为以下类型：

炎症型（炎症性肉芽间质增生为主）；宫颈腺性增生型（以宫颈黏液腺增生为主，增生腺体可有囊性扩张）；纤维型（较成熟纤维组织增生为主）；血管型（肉芽性血管瘤样增生为主），宫颈与子宫内膜型腺混合增生型；假蜕膜型（间质明显蜕膜变）以及肉瘤型（间质为疏松的结缔组织并有少数核深染的巨纤母细胞）。最后一型要注意与葡萄状肉瘤鉴别，前者：①异巨细胞核深染，结构不清；②息肉内无幼稚的间质细胞；③无"生发层"和横纹肌肉瘤细胞。

宫颈息肉内的腺体可以发生各种类型的增生，也可癌变；另外，有的腺癌也可形成息肉样外观，故腺体增生有显异型性时要注意除外腺癌。表面上皮和腺上皮均可发生鳞化，也可发生非典型性增生，甚至发生原位或浸润性鳞癌

（二）鳞状上皮包涵囊肿

鳞状上皮包涵囊肿（inclusion cyst）或称表皮样囊肿可单或多囊性，囊壁被衬以成熟的鳞状上皮。

（三）宫颈蓝痣

宫颈蓝痣（blue nevi）与皮肤蓝痣相似，主要由梭形、支状含有明显色素的痣细胞组成。

（四）子宫内膜异位

子宫内膜异位（endometriosis）形态与其他部位子宫膜异位相似。

（五）中肾管残件

中肾管残件（mesonephric remnants）发生于宫颈两侧上皮为矮立方或柱状无纤毛，大小规则，分化良好，呈管状或小囊状，细胞较透明，但不含糖原及黏液，管腔内可见 PAS 阳性分泌物。

（六）软骨或神经胶质异位

异位软骨或神经胶质可形成结节，因只有单一软骨神经胶质成分，故易与畸胎瘤鉴别。

（七）其他良性肿瘤

子宫颈可见平滑肌瘤、腺肌瘤、神经纤维瘤、乳头状腺纤维瘤以及纤维腺瘤等。

第四节 子宫内膜癌

子宫内膜刮出物的病理诊断在临床外检中很常见。

一、宫腔妊娠

临床上宫内孕或宫外孕的诊断有时需要通过刮宫来进行鉴别。当送检物有绒毛、胚胎或含滋养细胞时，诊断并不困难。然而在实际工作中，有的患者在刮宫前胎囊已经流失；甚至在极少数情况下，输卵管异位妊娠的个别绒毛，可以反流入宫腔；这些都会直接影响对宫内孕或宫外孕的正确判断。组织学上，宫内孕的最直接证据是对刮宫物中"胎盘床（placental site）"的确认，在刮宫物不含胎囊时，仍可明确诊断宫内孕。"胎盘床"的形态特点是由扩张的血管、纤维素样物及中间型滋养细胞构成，后者大而深染的细胞核、嗜伊红的纤维素样物和明显的迂曲扩张的血管使其在低倍镜下呈多样杂色的图像。高倍镜下，确认铺砖状蜕膜细胞间有散在中间型滋养细胞是诊断的关键（图11-12）。有时退变的蜕膜细胞或子宫内膜腺上皮的细胞核皱缩而深染，很像滋养细胞，但通常细胞的体积较小，胞膜更清楚；免疫组化染色中间型滋养细胞 CK 和 hPL 均阳性（图11-13）可与前二者鉴别。其他改变如：腺体 A-S 征、腺上皮毛玻璃核、间质广泛蜕膜样变等，尽管形态上有特征性，但对宫内孕并不具有诊断意义；这些变化只是患者体内激素状态的表达，同样可在宫外孕、体内激素不平衡或服用孕激素等时发生。

二、子宫内膜腺体与间质比例和腺体结构的异常

观察子宫内膜腺体与间质比例和腺体结构，是明确内膜有无病变及其病变性质的最基本和重要指标。

1. 正常内膜

正常周期的内膜和大多数功能性病变的内膜腺体与间质的比例大约是 1∶1。腺体比例的增多常见

于内膜增生或癌,有时也见于分泌旺盛的或间质崩解的内膜。间质比例的增多见于蜕膜样变、间质增生或肿瘤以及有些萎缩的内膜。正常的子宫内膜腺体是呈"排笔状"排列的、弯曲的、无分支的管状腺结构;分泌期的内膜腺体盘卷弯曲更明显,管腔扩张,尤其是晚泌期的腺体可扩张呈花苞状或锯齿状,腺体与间质的比例增大。子宫下段和基底层子宫内膜无周期性变化,不能用以评估周期。当子宫内膜的腺体与间质的比例和结构变化超出正常范围时,应认真观察细胞核的形态,警惕内膜病变。在实际工作中以下情况应引起注意。

(1)观察腺体结构的极向应寻找具有表面上皮的组织,而横切的或基底层的内膜组织没有极向。基底层内膜的特点是腺体轮廓不规则,呈微弱的增殖期改变,间质较致密,有少数厚壁小血管。

(2)子宫下段内膜可有腺体轮廓不规则,特点是间质纤维化明显。

(3)组织破碎崩解时可形成腺体密集的假象,此时应注意观察组织碎片中常同时有间质崩解,否则应警惕子宫内膜病变。

(4)刮宫,尤其是吸宫时的人为改变,如:腺体中断、小灶性腺体拥挤和轮廓扭曲或腺体之间的腔隙结构等,可导致腺体拥挤的假象。

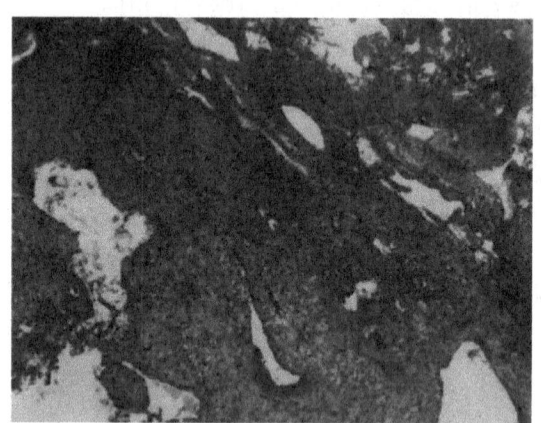

图 11-12　胎盘床的杂色图像（HE）

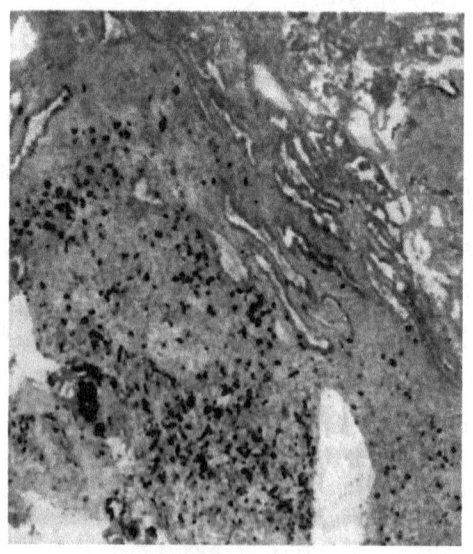

图 11-13　蜕膜细胞间有散在中间型滋养细胞
（免疫组化 hPL 染色）

2. 异常腺体结构的形态特点

异常腺体结构常表现为以下一种或多种形式。

(1)囊性扩张:正常内膜没有扩张的圆形腺体,但在绝经前妇女的正常内膜可偶见。囊性扩张常见于老年性囊性萎缩、单纯性增生和子宫内膜息肉。

（2）排列拥挤：密集的腺体使单位面积内腺体的比例较正常内膜明显增多，是子宫内膜增生和癌的特点之一，此时应认真观察细胞核的形态。

（3）轮廓不规则：腺体轮廓的变化超出正常内膜的周期性改变，出现过度的扭曲，形成乳头、出芽或分支乳头的复杂结构。子宫内膜是激素的靶器官，受内源性或外源性激素的影响，可以出现腺体退缩呈小管状（如孕激素作用的子宫内膜），或扩张呈花苞状，有腺腔内出芽或乳头（如妊娠时腺体的A-S反应），或真性乳头形成。子宫内膜的病变，尤其是各种肿瘤性病变，无论是上皮性还是间叶性的，也都常具有种种腺体轮廓的不规则。

3. 子宫内膜腺体

子宫内膜腺体与间质比例和腺体结构异常的常见情况在很多病理的和生理的情况下都可伴有以上的形态改变。

（1）功能性改变（functional disorders）：生育年龄妇女的子宫内膜受机体激素水平的影响发生周期性增生、分化和脱落。在有排卵的周期，黄体期是14 d，滤泡期10～20 d，正常排卵月经周期的长短有一定的变动范围，主要决定于滤泡期的长短。月经初潮时，常周期较长而不规则，一般5～7年后月经规律，一直持续到绝经前，周期又渐渐延长而最终停经。由于卵巢滤泡的生长和维持依赖于机体下丘脑-垂体-卵巢轴的正常功能，当其紊乱时可引起内分泌失衡，发生子宫不规则出血和/或不孕。

临床上可引起子宫出血的常见病因有：子宫内膜息肉、腺肌瘤、肌瘤、宫内避孕器、流产、异位妊娠、增生/恶性肿瘤、妊娠性滋养细胞疾病、恶性血液系统疾病、严重肝肾疾病等。而"功能性出血"则是指非器质性的且无明确病因的，由激素功能的作用引起的子宫出血，其中以生育年龄妇女的无排卵月经、黄体不足或延长最为多见，老年妇女则以子宫内膜萎缩、崩解最为常见。

无排卵周期（anovulator cycle）：无排卵的周期是指卵巢有1个或多个滤泡发育但并无黄体形成，子宫内膜受滤泡合成的雌激素作用增生，但缺乏黄体合成的孕激素作用，不能进一步分化形成分泌期。卵巢滤泡可以持续发育而不断地合成雌激素，从而维持子宫内膜的增生状态，也可退缩闭锁从而中止雌激素的形成，这种激素状态也可由外源性的药物人为造成；当体内雌激素水平下降到不能维持子宫内膜的增生状态时，则出现无排卵月经。出血的状况与雌激素刺激的水平相关，相对微弱的刺激导致延长、断续的出血，持续高水平的刺激多引起闭经后大出血。二者均属雌激素突破性出血。

由于刮宫时的出血量和时期不同，送检组织的量多少不一，组织增生的程度也与所受刺激的时间长短有关。持续长达数月、数年的可发展为化生-增生-癌，若雌激素在这一过程中受限，内膜可呈碎片状，腺体结构紊乱，需认真观察这些腺体的特征，避免造成低诊断或过诊断。无排卵月经的内膜形态上类似于增殖期内膜的碎片，含有不完整的腺体和间质；由于背景塌陷，间质细胞可形成紧密、深染、裸核的细胞巢；由于腺体结构萎陷，腺体呈杂乱的碎片状，周围常无间质包绕，上皮胞质内场含有核碎片。这种在增殖期背景上的腺体和间质崩解提示无排卵月经（图11-14）。较长的雌激素作用的内膜碎片崩解不突出，若伴有灶性腺体扩张、不规则或分支、出芽则分类为不规则增殖期子宫内膜。无排卵月经还常伴有上皮乳头状合体细胞变（化生）、嗜酸性变、鳞化和间质行纤维素性血栓的薄壁小静脉，但螺旋动脉的发育和间质蜕变不明显。

刮宫时可造成人为的腺体明显拥挤，同时退变的细胞核肿大，可以很像增生或癌，但无排卵月经的腺体多数结构正常，没有突出的复层、异型性和核分裂；有时鉴别很困难，需请临床再送检。其与经期内膜的区别是后者有间质蜕膜样变和较明显的腺腔内分泌物。

黄体不足（inadequate luteal phase）：由于黄体分泌产生的孕激素不充足，临床常表现为不孕、不规则出血或早期自然流产。诊断的确立需有2～3个周期的形态异常，并结合基础体温测定和血中的激素水平综合判断。其发病机制目前尚不明确，可能是卵巢黄体的发育不充分或成熟前退缩，也可能是滤泡期的滤泡生成素（TSH）和中期的黄体素（LH）水平不足，从而影响滤泡发育和颗粒细胞黄素化，还有可能是机体的激素水平正常而终末器官受体有缺陷，与子宫内膜的孕激素减少有关。

对此目前尚无明确的形态学诊断标准。子宫内膜与正常分泌期相似，但结合基础体温和月经周期比预测的日期提前 2 d 以上（如：第 26 d 呈现第 24 d 的内膜图像）；或出现异常的分泌期图像，如腺体有分泌但弯曲不好（图 11-15）、间质的变化与腺体不同步等。

不规则脱落（irregular shedding）：临床表现为月经期延长而量大，有时可延续 2 周以上。正常月经出血 4～5 d 后现有分泌期内膜混合在增殖期内膜的图像即可诊断。

子宫内膜混有不规则的分泌期和增殖期腺体。在增殖期的腺体周围间质细胞致密深染，在分泌期的腺体周围间质水肿、蜕膜样变，并伴有间质崩解。与黄体不足的区别是后者并无增殖期内膜混合。由于其他如：流产后、息肉或慢性子宫内膜炎也可发生不规则出血和相类似的组织学图像，一般在病理上仅做描述性诊断，由临床医师结合临床进行判断。

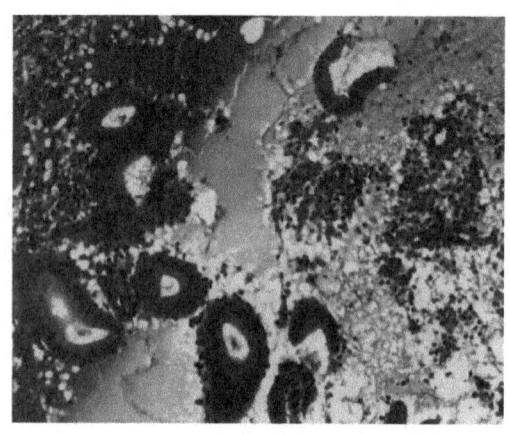

图 11-14　在增殖期背景上的腺体和间质崩解提示无排卵月经（HE）

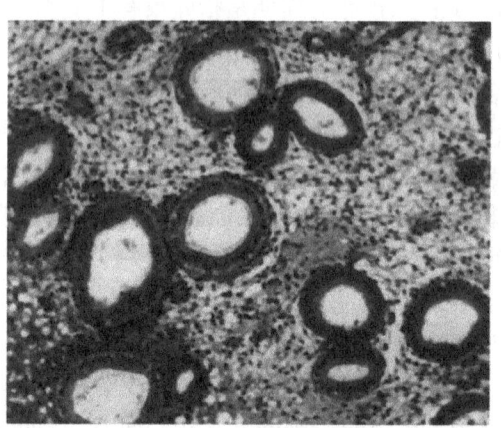

图 11-15　黄体不足的内膜腺体有分泌但呈小管状，弯曲不好（HE）

（2）子宫内膜息肉（endometrial polyp）：由局灶性子宫内膜，通常是基底层内膜的过度生长并突入宫腔而形成。临床常见于 40 岁以上妇女，表现为经间出血、月经过多或绝经后出血。近年分子病理的研究证实，子宫内膜息肉为同源性增生并常含有染色体 6 异常。

送检的刮宫物在组织切片中辨认息肉有时较困难，应注意不要误认为局灶性增生或癌。息肉的形态学特点是：①组织周边至少三侧有表面上皮，这在刮出物中如为部分息肉或组织破碎有时不易见到；②扩张的厚壁血管，形态似螺旋动脉（图 11-16）；③间质有不同程度的纤维化，而不是活跃的小间质细胞。息肉常伴有腺体结构的改变，与周围正常内膜的腺上皮周期不同步，并常伴有化生。

鉴别诊断：正常分泌期的子宫内膜可以形成息肉样的外观，但镜下无以上结构特点。子宫内膜腺纤维瘤也具有息肉样外观，但镜下为长的、裂隙状腺体插入间质或在囊性扩张的腺腔形成乳头结构，而子宫内膜息肉不具有这种结构。与非典型腺肌瘤性息肉的鉴别是后者有腺上皮的异型性，且通常伴有鳞化。需要强调的是，若在子宫内膜息肉内出现腺体拥挤、细胞核异常和/或间质高度密集，应注意警惕合并增生、癌和/或腺肉瘤、癌肉瘤的可能性，其发生率大约占息肉的5%。近几年有作者报道的子宫内膜浆液性腺癌中，少数病例在早期大体上可呈息肉样，肿瘤仅累及息肉的部分表层上皮，但同时可伴有腹膜浆液性癌；由于对这种病例需进行正规的手术分期，活检时应尽量避免漏诊。此外，息肉样子宫内膜样癌与息肉的鉴别是前者除了具有恶性的腺上皮外，通常没有息肉的厚壁血管结构和纤维性间质成分。

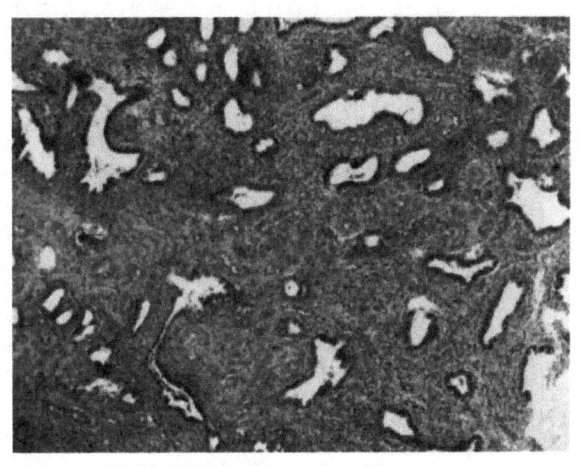

图 11-16　子宫内膜息肉内弯曲的厚壁血管（HE）

三、子宫内膜化生

子宫内膜化生（metaplasia）的发生原因主要与组织的局部损伤和机体的激素状态有关，临床上多见于接受外源性激素的绝经前后妇女、原发不孕或持续无排卵的生育年龄妇女以及子宫内膜息肉、创伤后、炎症和维生素 A 缺乏的妇女。化生的形式包括腺体和间质的化生，可转化为子宫内膜以外其他苗勒系统上皮和间叶组织。形态上，激素的刺激不但可引起子宫内膜腺体结构和细胞核的改变（如子宫内膜增生），还可引起细胞胞质的改变，主要表现为胞质嗜酸性（包括合体状）、有纤毛（输卵管状）、鳞状、分泌/透明和黏液性分化，这些细胞质的分化通常被统称作化生，其本身并无临床治疗意义。由于种种化生可存在于正常的或各种不分泌的子宫内膜（如：萎缩的、微弱增殖期的、不规则增殖期的），更常见于药物作用的，以及各种增生性或癌的子宫内膜中，认识其存在的可能性和形态的特点，可减少诊断时的困惑和盲目性，避免过度诊断和误诊。

以上各种上皮的化生可以单独存在，但更多见的是混合存在或形态上有重叠移行。其中鳞状、合体状、乳头状、嗜酸性和纤毛状化生都可出现胞质的嗜酸性变。

化生的范围通常较小，但也可呈弥漫性（如子宫积脓时的鳞化）。有时刮宫物为成片的鳞状上皮，几乎没有上皮结构，尽管这种情况在切宫时常常发现合并癌，但并不意味着这种成片的鳞状上皮在刮宫时即可直接诊断为癌；因为无论萎缩、增生还是癌均可伴有广泛的鳞化；若出现成片的鳞状上皮而无间质成分时，应注意有无细胞核异型性和间质的促纤维反应以除外恶性。黏液性上皮伴有复杂的乳头结构时需警惕分化好的黏液腺癌。乳头状合体细胞化生所形成的乳头可以很像浆液性乳头状癌，但缺乏明确的细胞异型性。嗜酸性化生可以很像不典型增生，但没有腺体拥挤和间质减少。化生的上皮非常罕见核分裂，所形成的腺体结构不复杂。

关于子宫内膜化生与癌的关系目前尚不十分明确。形态上，大约50%的子宫内膜样癌和癌周的子宫内膜伴有不同程度的上皮化生，伴化生的内膜癌患者通常较年轻，肿瘤分化较好。像异位的子宫内膜一样，近年来有学者观察到在子宫内膜也存在着化生-增生-癌的移行现象，并提出所谓非典型化生是高雌状态下上皮的非肿瘤性增生，但可发展为不典型增生或癌。还有学者对子宫内膜化生和癌的 P53 表达进行了比较研究，结果显示：二者均可呈阳性表达，但化生上皮呈弱阳性、散在、不均一表达；而内膜癌，特别是非子宫内膜样分化的内膜癌，则呈强阳性、弥漫性表达。

另外，子宫内膜的间质也可发生诸如钙化、骨化、脂肪化生以及肌纤维母细胞或平滑肌的化生。在刮宫物中，平滑肌化生很容易误诊为癌的肌层浸润，尤其是在伴有腺上皮异型性时。这种肌纤维母细胞或平滑肌化生与子宫壁的平滑肌不同，前者细胞较丰富，排列较乱，细胞核略大。

四、子宫内膜增生

子宫内膜增生（endometrial hyperplasia）按 WHO 标准分类为单纯增生、复合增生和不典型增生。这些不同类型的增生中，仅不典型增生是癌前病变。近年来有学者基于克隆的分子基因分析提出将子宫内膜增生分为两类：多克隆性增生被命名为"子宫内膜增生"，是机体对（内源性或外源性）高雌状态的生理反应；单克隆性增生有发展为癌的可能性，又被称作"子宫内膜上皮内肿瘤"（endometrial intraepithelial neoplasm，EIN）。由于子宫内膜增生对雌激素有依赖性，生育年龄妇女的子宫内膜增生经刮宫及孕激素类药物治疗后，多数病变可退缩，少数病变持续，极少数可缓慢发展为分化较好的癌。

1. 单纯增生（simple hyperplasia）

单纯增生属雌激素依赖性的良性增生，是子宫内膜对机体高雌状态的生理性反应。

（1）大体：病变的子宫体积可稍增大，内膜明显、弥漫性增厚，有时呈弥漫息肉状。刮宫物的量较大，可以混有红色光滑的息肉样组织。

（2）镜下：病变弥漫累及内膜的功能层和基底层。由于间质与腺体同时增生而不表现出腺体拥挤（图11-17左）。腺体大小不一，小者似小管状的早增殖期腺体，大者可呈囊性扩张；轮廓较规则、平滑。腺上皮为规则的假复层或中等（2~4层）复层排列的高立方或柱状细胞，可见核分裂（<5/10HPF），细胞核的形态与晚增殖期相似，呈规则的复层排列。间质细胞成分也增多，常见螺旋动脉样的小血管。

2. 复合增生（complex hyperplasia）

与单纯增生不同的是，复合增生病变为腺体的局灶性增生而不累及间质。

（1）大体：内膜可以增厚或很薄，也可呈息肉或斑块状。

（2）光镜：刮宫物的量可多可少，含正常、萎缩或其他类型增生的子宫内膜。病变区腺体拥挤，可以"背靠背"，间质明显减少但仍存在（图11-17右）。腺体的轮廓不规则，或弯曲呈锯齿状，或形成腺腔内的小乳头结构。腺上皮的排列和形态与单纯增生相似。

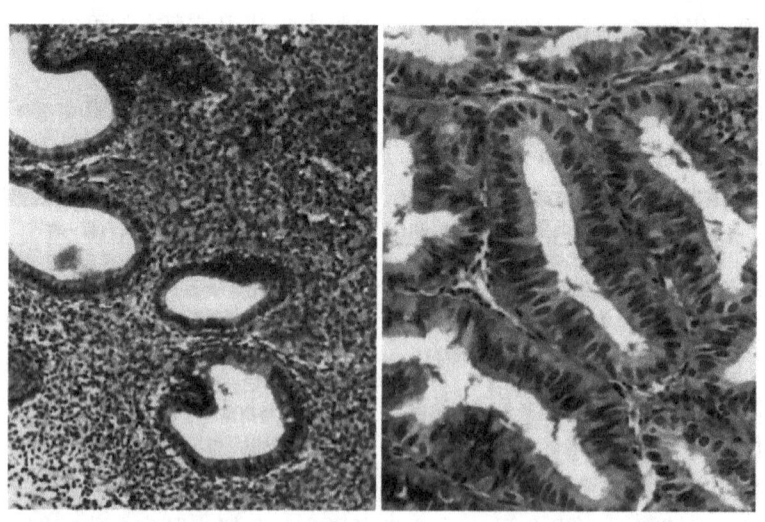

图11-17　子宫内膜单纯增生时间质成分也增多（左，HE）；子宫内膜复合增生时腺体拥挤（右，HE）

3. 不典型增生（atypical hyperplasia）

此型增生限于子宫内膜的腺体，腺上皮的异型性是诊断的关键。

（1）大体：内膜增厚或呈息肉、斑块状。

（2）光镜：病变呈局灶或多灶性分布，其间可有正常、萎缩或其他类型增生的子宫内膜腺体。病变区腺体成分增多，间质比例减少但仍存在；在腺体结构异常的同时伴有腺上皮的异型性（图11-18）。腺上皮异型性的形态学诊断标准是：细胞的极向紊乱或消失；不规则复层排列；细胞核增大变圆，不规则，核仁明显；胞质丰富嗜酸性。按腺体结构和细胞异型性的程度不同，病变又可分为轻、中、重三度。

部分病例中，不同类型的增生性病变，甚至与子宫内膜样癌可以同时存在。单纯增生通常病变较单一，但也有时与复合增生和/或不典型增生同时存在；复合增生可以灶性孤立地存在，但也常伴随单纯增生或不典型增生；不典型增生常伴有复合增生，却较少伴随单纯增生，即便二者同时存在也是界限截然；而复合增生与不典型增生之间逐渐演化的现象却较常见。我们在1993年对17例不典型增生病例的研究中，3例合并有复合增生，并观察到两者之间的移行现象。这种形态学的移行现象还可见于子宫内膜不典型增生和分化好的癌，在因内膜不典型增生而切宫的标本中，合并癌的概率可高达25%。这些复杂的相互关系和表现形式的形成机制目前尚不清楚，可能与子宫内膜激素受体含量的不均一分布有关，也可能是其中"具有肿瘤启动潜力"的细胞和"无肿瘤启动潜力"的细胞同时存在的结果。

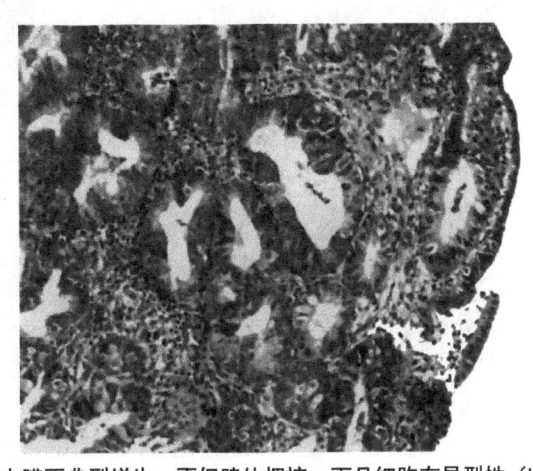

图11-18 子宫内膜不典型增生，不但腺体拥挤，而且细胞有异型性（HE）

（3）鉴别诊断：复合增生/不典型增生/分化好的癌有时很难鉴别，尤其是在刮宫物诊断时前两者的鉴别主要依据腺上皮有无极向和/或细胞核的改变，诊断时应注意不要将复合增生伴有化生误认为不典型增生；后两者均有一定的细胞异型性，鉴别则主要以间质浸润，即形态上腺本结构的复杂性和有无间质反应为重要的依据，目前尚无其他特异性标记检测方法鉴别。间质浸润的形态学特征主要为：①腺体结构呈筛状、迷宫样连续的腺腔、融合的分支乳头或伴有间质反应的鳞状结构，面积大约 2.1 mm^2 以上；②间质消失或水肿、坏死或纤维化，由梭形成纤维细胞或肌纤维母细胞取代正常的子宫内膜间质。但若出现明显异型的上皮细胞呈紊乱或片状的堆积，则无须强调腺体的复杂结构和间质浸润的面积而直接诊断为中或低分化癌。复合增生与癌的鉴别一般并不困难，主要是后者不仅有腺上皮的高度复层和/或异型性，而且腺体结构更复杂，有明确的间质浸润反应。

五、非典型息肉样腺肌纤维瘤

非典型息肉样腺肌纤维瘤（atypical polypoid adenomyoma，APA），又称非典型息肉样腺肌瘤或腺肌瘤样息肉。由Marur（1981）首先报道命名的一种少见的子宫局灶性息肉样病变，目前认为其病因素与Ⅰ型子宫内膜癌相似。此病多见于生育年龄妇女，平均年龄39岁，偶见于Tunner综合征服用雌激素治疗患者。

（1）大体：呈孤立的息肉样，常位于宫底、子宫下段或颈。

（2）镜下：以混合双向存在的腺体和间质增生为特征，间质成分包括平滑肌、纤维组织和子宫内膜间质。上皮和间质成分所占的比例从宽带状富细胞的肌纤维母细胞的间质中仅见散在成簇的腺体到密集繁复分支的腺体之间仅存纤细的纤维肌束。腺体的结构与复合增生相似，同时有细胞的异型性（图11-19），几乎都伴随明显的成熟或不成熟的鳞化；间质成分 actin 和/或 desmin 阳性。

在Longacre等研究的55例临床病理材料中：25例腺体结构高度复杂，形态类似于分化好的癌，其中 4 例经保守治疗后妊娠并正常生育，12 例切宫后 2 例发现有浅肌层浸润；而腺体结构低度复杂的 27 例中，21 例切宫后均未见肌层受累；从而提出将具有高度复杂的腺体结构、占病变的面积达 30% 以上的 APA 称作"有低度恶性潜能的非典型息肉样腺肌纤维瘤（atypical polypoid adenomyofibroma with low malignant potential，APA-LMP）"，以提示病变有局部侵袭性和复发的可能性。但临床病程进展缓和，经随诊（平均 25.2 个月）所有病例均健在；虽然治疗不彻底可病变持续或复发，目前尚未见发展为深肌层或子宫外病变的报道。对希望保留生育的妇女可以保守治疗和随诊观察。

（3）鉴别诊断：本病在切除子宫的标本诊断并不困难，但在刮宫物中，由于组织块中有较多肌纤维成分，应注意不要误诊为肌层浸润性癌。鉴别的要点是：与子宫壁细长的平滑肌束不同，本病的肌纤维母细胞为短梭形，排列紊乱无序，细胞核较活跃，胞质较少且嗜酸性不如正常平滑肌明显。另外，宫颈内膜腺癌也含丰富的纤维间质，在伴有子宫内膜样分化时可以很像 APA，但一般不伴有明显鳞化。

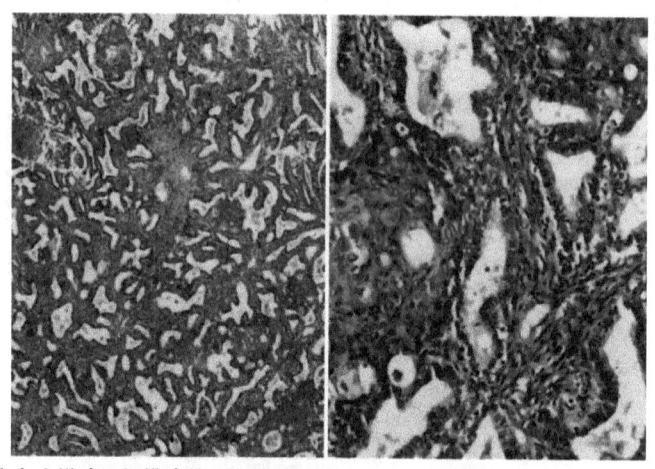

图 11-19　非典型子宫息肉样腺肌纤维瘤的双向成分（左，HE）；高倍镜下腺上皮有异型性（右，HE）

六、子宫内膜上皮内癌

子宫内膜上皮内癌（endometrial intraepithelial carcinoma，EIC）又称原位癌或子宫表层癌，近年来被明确定义为非雌激素依赖型子宫内膜癌的早期病变。

（1）大体：内膜可以增厚或很薄，常呈息肉或斑块状。

（2）光镜：在萎缩的子宫内膜背景中，局部表面上皮和腺体衬以恶性肿瘤细胞（图 11-20）。瘤细胞的形态同浆液性癌，常形成小乳头或鞋钉样；细胞核增大，核染色质粗或空泡状核，核仁增大嗜酸，核分裂多见。

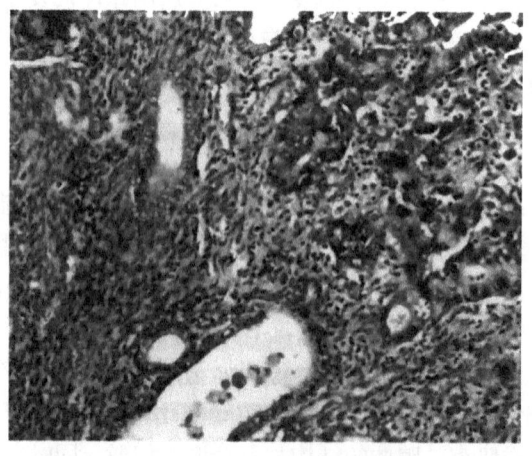

图 11-20　子宫内膜上皮内癌（HE）

（3）鉴别诊断：EIC 与浸润性浆液性癌的鉴别是病变小于 1 cm，没有融合的腺体或明确的间质浸润。如果形态上有融合的腺体或明确地间质浸润，但病变不足 1 cm，可称微小浆液性癌。应强调指出的是，没有明确浸润的子宫 EIC 也可发现腹腔或生殖道其他部位的转移性浆液性癌。

EIC 还需与子宫内膜的良性化生鉴别。嗜酸性和鞋钉样变的细胞有时可有增大深染的细胞核，但缺乏明显的核仁；有时虽有明显的核仁，但核大小一致，染色质匀细，核膜光滑，无核分裂。输卵管上皮化生时也可见增大深染的细胞核，但同时还混杂有其他如纤毛细胞等细胞，核仁不明显。这些良性病变的 P53 阴性表达和 Ki-67 低增生指数均可与 EIC 鉴别。

七、子宫内膜癌

子宫内膜癌（carcinoma of the endometrium）是指具有浸润肌层和远处扩散的潜能的、原发于子宫内膜的上皮性肿瘤。从病因学上分两大类（表 11-5）：绝大多数（80%～85%）为雌激素依赖的、预后较好的子宫内膜样腺癌（endometrioid adenocarcinoma），又常被称作普通型子宫内膜样癌（endometrioid usual carcinoma）；少数（10%～15%）为非雌激素依赖的、侵袭性较强的癌，又称特殊亚型癌（special variant carcinoma）。形态学上，前者具有不同程度的子宫内膜样分化，后者则表现为与其他苗勒管组织（卵管、宫颈及阴道上段）相类似的上皮分化。

表 11-5　子宫内膜癌的病因学分型

	Ⅰ 型	Ⅱ 型
无拮抗雌激素	有	无
月经状态	前/围绝经	绝经后
前期病变	不典型增生	上皮内癌
肿瘤级别	低	高
肌层浸润	常较表浅	常深层
组织学分型	子宫内膜样/黏液性	浆液性/透明细胞
生物学行为	进展较慢	侵袭性强
基因改变	PTEN 突变	P53 突变
	微卫星不稳定	
	K-ras 突变	

日常病理的诊断工作直接关系到临床的手术范围、术后治疗和对预后的估价。对术前刮宫确诊为低分化或高危亚型的子宫内膜癌，无论是否合并肌层浸润，治疗上均直接采用正规的临床分期手术；而对分化较好的癌则需通过术中冷冻了解肌层浸润的情况，进一步决定手术范围；最后的病理诊断肿瘤的组织学类型、分化程度、侵袭范围（包括肌壁深度、是否累及子宫下段或宫颈、有无血管瘤巴结状况、腹腔冲洗液的细胞学检查）、瘤周内膜的状态和其他与预后相关的指数，包括激素受体状况、DNA 倍体、肿瘤基因表达和增生指数等，胃术后治疗提供可靠依据。

1. 组织学分型（histological type）

2003 年 WHO 关于子宫内膜癌的组织学分类见表 11-6。

表 11-6　子宫内膜癌的分类（WHO，2003）

子宫内膜样腺癌	透明细胞腺癌
伴鳞状上皮分化	混合细胞腺癌
绒毛腺管状	鳞状细胞癌
分泌型	移行细胞癌
纤毛细胞型	小细胞癌
黏液性腺癌	未分化癌
浆液性腺癌	其他

组织形态学上，子宫内膜样腺癌常伴有其他变异成分或鳞状上皮分化而形成各种亚型，这些组织学上的伴随特征对预后一般无直接影响。少数子宫内膜癌表现为非子宫内膜的其他苗勒管上皮分化，这些类型的内膜癌多数侵袭性较强，复发率可高达60%以上，认识这些特殊类型的子宫内膜癌对指导临床治疗很有必要。

（1）子宫内膜样腺癌（endometrioid adenocarcinoma）：由子宫内膜样腺体构成。肿瘤分化好时可能与不典型增生混淆，分化差则与肉瘤或未分化癌难鉴别。特征性的图像是出现腺管或绒毛腺管状结构，衬覆的是复层柱状上皮；分化好时与不典型增生的鉴别是间质的消失和腺体结构改变以及种种上皮的化生－增生－癌时则形成各种亚型，包括鳞化型、绒毛腺管型、分泌型、纤毛细胞型等，这些亚型并无特殊的生物学意义，其分化程度仍按腺体结构分级。

（2）黏液性腺癌（mucinous adenocarcinoma）：普通子宫内膜样癌常伴有灶性黏液样上皮分化，当这种分化的肿瘤成分所占比例大于50%时，则分类为黏液性腺癌。组织学图像同宫颈或卵巢黏液腺癌。

鉴别诊断：应注意与原发宫颈内膜的腺癌区分，因二者的手术范围不同。刮宫诊断时采取分段刮宫方法，注意观察肿瘤周围的正常组织和分化方向，是否混合有更典型的内膜分化图像等常可提示发病部位；此外，免疫组化CEA、CK、Vimentin、ER、PR和组织化学AB、PAS染色也能有所帮助。子宫内膜黏液性腺癌还需注意与黏液化生鉴别，特别是刮宫物的诊断。前者虽然常常分化较好，但无论是腺体结构还是细胞核，仍具有恶性特点；黏液化生不具有复杂的腺体结构，对不能肯定的病例，若为绝经后妇女，可切除子宫以除外黏液性腺癌。微腺体型（microglandular variant）黏液性腺癌多发生在子宫下段，在刮宫时容易误诊为宫颈小腺体增生，若在刮宫的内膜中混有较多的小黏液腺体需引起警惕，以免漏诊。

（3）浆液性腺癌（Serous adenocarcinoma）：又称浆液性乳头状癌（serous papillary carcinoma，SPC），属Ⅱ型内膜癌，侵袭性强。有学者观察到，在与普通型子宫内膜样癌混合存在时，其所占比例25%以上者，生物学行为同纯浆液性腺癌；故而提出，在刮宫物中若发现浆液性腺癌成分，即使仅呈灶性，亦应在诊断中做出说明。

病变的子宫有时外观正常或仅呈息肉状（图11-21），甚至萎缩，内膜并不增厚，瘤组织的肌层浸润和子宫外播散肉眼亦不明显，需要仔细观察并广泛取材，以免不恰当的分期。肿瘤具有侵袭淋巴管的倾向，70%～87%的病例诊断时已有肌层的浸润或淋巴管内瘤栓，临床Ⅰ期的病例中，50%手术时已有盆、腹腔的播散。少数早期病例，病变仅限于内膜内，又称子宫内膜上皮内浆液性癌或内膜内癌（endometrial intraepithelial carcinoma），镜下在内膜或息肉的部分表面上皮或个别表皮下腺体有恶性转化，手术切除的标本并没找到明确的肌层浸润，但有时却同时已有或手术后数年发现有盆腔的SPC，其发生的机制可能与卵巢浆液性肿瘤合并的腹膜病变相同。

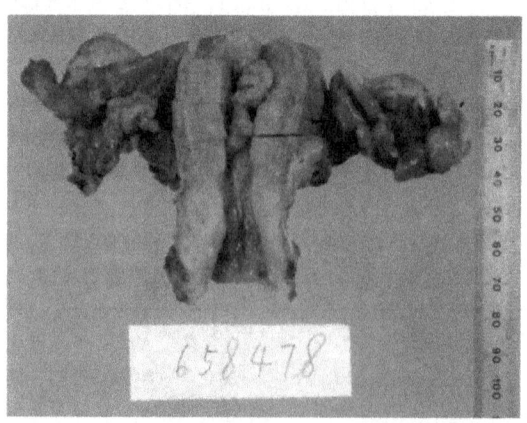

图11-21　子宫浆液性腺癌在宫腔内呈息肉状生长

（4）鉴别诊断：浆液性腺癌在形态上应与绒毛腺管状子宫内膜样腺癌区别。虽然同样具有乳头状结构，前者与卵巢的浆液性乳头状癌相似（图11-22），乳头较短粗，被覆的上皮异型性明显，细胞核大而圆，常有嗜酸性核仁，部分病例可见砂粒体；乳头表面成簇的上皮细胞"出芽"和散在及成团的游离细胞具有特征性。后者与结肠的绒毛腺管状腺瘤相似，乳头结构细长平滑，呈绒毛状，表面被覆临床手术范围有重要意义。

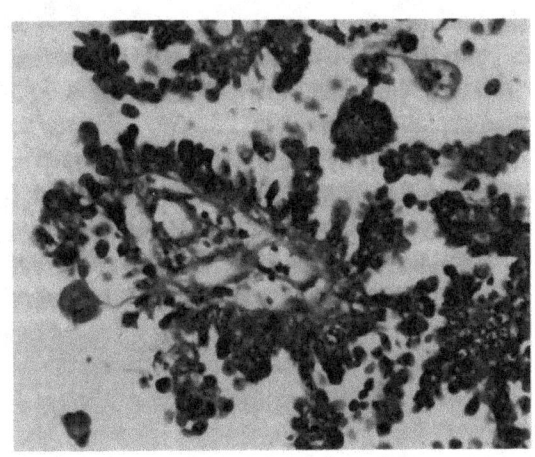

图11-22 子宫浆液性腺癌的短粗乳头（HE）

刮宫标本中，浆液性腺癌还需注意与良性的合体细胞乳头状化生鉴别，后者一般发生在子宫内膜表面上皮或开口于表面上皮的上皮下腺体，成簇的细胞性乳头常伴有炎细胞的浸润和不同程度的退行性变，不具有恶性细胞特征。此外，透明细胞癌（clear cell carcinoma）的组织学特征与浆液性腺癌有重叠，两者的乳头结构相似；若同时混有管状囊性图像、明显的透明细胞和"鞋钉样"细胞或突出的淋巴细胞浸润提示为透明细胞癌。浆液性腺癌的治疗原则是进行正规的肿瘤分期手术和术后化疗，尽管化疗的疗效尚有待于进一步证实。近年也有学者研究对分期手术后明确为肿瘤小于1cm、没有肌层或血管浸润的微小癌进行单纯性手术治疗。

（5）透明细胞癌（clear cell adenocarcinoma）：是另一种Ⅱ型子宫内膜癌，形态上以富于糖原、胞质透明的细胞和hobnail细胞所形成的片状、管状、迷宫样和乳头状图像为特征。与富于糖原的子宫内膜样癌不同，透明细胞癌的异型性非常明显，形态上与卵巢的透明细胞癌相同。虽然此型癌的预后较差，但局限于子宫的透明细胞癌要好于同期的浆液性癌。

（6）混合型腺癌（mixed adenocarcinoma）：是指Ⅰ型和Ⅱ型内膜癌混合存在，混合成分的比例至少占10%。诊断报告中要注明比例，一般认为Ⅱ型内膜癌的比例占25%以上提示预后不良。

（7）鳞状细胞癌（squamous cell carcinoma）：罕见，大约有70例报道。见于老年妇女，临床伴有宫颈狭窄和宫腔积脓。形态上主要应除外宫颈鳞癌、不典型绒癌和内膜腺癌伴有广泛鳞化。除疣状癌外（verrucous variant），多数临床预后较差。

（8）移行细胞癌（transitional cell carcinoma）：当移行细胞分化的比例占90%以上时称内膜移行细胞癌，否则称混合型癌。此型癌大体呈乳头或息肉状。镜下多为2~3级的移行细胞癌（图11-23），免疫组化CK7阳性，CK20阴性。

（9）小细胞癌（small cell carcinoma）：少见，发生率不足内膜癌的1%，形态同肺小细胞癌。

（10）未分化癌（undifferentiated carcinoma）：指缺乏明确分化的内膜癌。

（11）少见的子宫内膜癌包括肝样癌、印戒细胞癌、内膜癌合并绒癌分化等均有个例报道。后者来源于体细胞而不是生殖细胞，文献有6例报道，见于绝经后妇女，临床血HCG增高。还有2例癌肉瘤合并绒癌的报道。

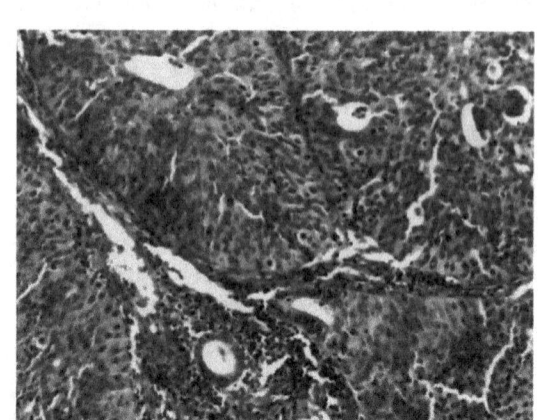

图 11-23 子宫内膜移行细胞癌（HE）

2. 组织学分级（histological grade）

为了进一步了解肿瘤的恶性程度，指导临床预后判断和选择合理的治疗方案，应对子宫内膜癌主要是 I 型内膜癌进行分级。刮宫标本可由于组织破碎或取材局限而影响分级效果，但仍应据此做出初步分级，有益于进一步选择治疗方案。

目前采用的是 WHO（2003）三级分法，主要是针对腺体成分的结构分级：

G1（高分化）：以腺样结构为主，实性区 ≤ 5%。

G2（中分化）：实性区占 6% ~ 50%。

G3（低分化）：实性区 > 50%。

除了上述结构指标外，还需结合细胞的异型性和其他参考指标，如：

（1）腺癌伴鳞状上皮分化不属于实性区，应按腺体成分分级。

（2）细胞异型性明显与其结构分级不相称时，则将肿瘤升高一级，如结构为 G1、G2 的肿瘤升高为 G2、G3。

（3）高度异型核多见于 II 型子宫内膜癌。

近几年的研究证实这种结构和细胞的综合分级方法基本上与临床预后相符。

3. 侵袭范围（extent of disease）

侵袭范围又称病理分期（pathologic stage）（表 11-7）。由于有些肿瘤的临床分期与其实际的侵袭范围不相符，以往常用的临床分期已逐步被病理分期取代。

表 11-7 子宫内膜癌的分期（FIGO）

I 肿瘤局限在子宫

　A 限于内膜内

　B 浸润肌壁 < 1/2

　C 浸润肌壁 > 1/2

II 累及宫颈

　A 限于内膜层

　B 浸润宫颈间质

III A 浸润浆膜和 / 或附件和 / 或腹腔积液细胞阳性

　B 转移盆腔和 / 或腹主动脉旁淋巴结

IV A 浸润膀胱和 / 或肠黏膜

　B 远处转移包括腹腔和 / 或腹肌沟淋巴结

（1）肌层浸润深度：随肿瘤浸润深度的增加，侵入淋巴管和淋巴结的概率增高，死亡率在内膜内癌、浅肌层浸润癌、深肌层浸润癌分别为4%、15%、33%。肌层浸润深度的确定需仔细观察大体标本，在子宫壁浸润最深的部位从内至浆膜做全层取材测定。由于子宫内膜与肌层的交界不是截然的，两者之间可互相伸入；又由于子宫内膜的基底层和肌层内异位的内膜组织也可与内膜同时发生增生或癌，其发生率可占子宫内膜癌的21%～23%，而预后同内膜内癌；如何正确掌握肌层浸润的形态学诊断标准是日常外检中常遇到的问题。形态上，累及内膜与肌层交界处的"舌状"内膜组织或腺肌症中"岛状"分布的内膜组织，一般轮廓较平滑，周围有正常的内膜间质或腺体；而真性的浸润呈宽带推进式或条索状不规则插入肌层，常伴有局部组织反应等研究的23例累及腺肌病的子宫内膜癌中，15例位于浅肌层，6例位于中肌层，2例位于深肌层；随诊10年以上，存活率为100%。Longacre等研究的10例累及深肌层腺肌症的子宫内膜癌，术后随诊5年以上均无复发。由此可见，肌层浸润的正确判断，可以避免不必要的临床治疗。

（2）淋巴管浸润：分化差的、侵袭性强的肿瘤常有淋巴管播散，提示预后不良。Ⅰ期肿瘤伴有和不伴有淋巴管浸润的5年生存率分别为33%～40%和94%～100%。需注意不要将肿瘤周围人为的间隙误认为淋巴管，诊断时管腔要有明确的内皮细胞衬覆，必要时可用内皮细胞标记证实。

（3）累及宫颈和子宫下段：子宫内膜癌累及宫颈有两种方式：一是直接蔓延，二是瘤栓经淋巴管播散。肿瘤浸润宫颈间质而不是仅取代其表面上皮，才具有预后意义。前者5年生存率降低到52%，而后者则与Ⅰ期癌相似。宫颈管刮出物的诊断需注意，若仅有癌组织或癌与正常宫颈组织完全分离均不能确立是否有宫颈受累，需见有癌组织明确浸润宫颈间质才能诊断。经刮宫诊断后切除的子宫标本，偶尔有可能将癌组织种植在宫颈；此刻的癌组织位于宫颈浅层，周围常有肉芽组织和炎症反应，与宫腔的瘤体不延续，但组织图像一致。此外，还应注意不要将宫颈的子宫内膜异位症和子宫内膜化生误认为癌。发生在或侵及子宫下段的内膜癌的预后与浸润宫颈相同，均为Ⅱ期肿瘤，外检时应注意取材。

（4）侵及子宫外：子宫内膜癌可通过淋巴管和输卵管向子宫外播散，形成Ⅲ期肿瘤；少数也可与子宫外包括卵巢、腹膜、输卵管等部位同时发生组织类型相同的癌，又称双癌。发生双癌时，明确原发灶有时很困难，特别是晚期病变几乎不可能。一般以原发肿瘤较大和浸润途径为线索，若卵巢肿瘤大，又有子宫浆膜的侵犯，考虑卵巢原发的可能性较大；若主瘤位于子宫，又有明显的肌层和血管浸润，则子宫原发的可能性大；若两者的肿瘤都不大，分化好，肌层也无浸润，可诊断为双Ⅰ期肿瘤，预后明显好于前两者。

少数情况下，在卵巢或腹膜表面可形成角化肉芽肿（keratin granuloma），这些角化物和鳞状上皮影（ghost squamous cell）常有组织细胞和异物巨细胞包绕，可能是子宫内膜癌的鳞状上皮成分通过输卵管播散所致，对临床的预后影响不大。还要注意勿将非典型子宫内膜异位灶误认为转移癌，前者有明确的子宫内膜间质存在，并可与典型子宫内膜异位移行。

淋巴结的转移容易诊断，但也要注意细胞的分化，除外苗勒管包涵囊肿（Mullerian inclusions）的可能性。

4. 癌周内膜的状态（status of the adjacent endometrium）

癌周内膜的状态有助于理解肿瘤是否对激素有依赖，合并增生是提示预后好的指标之一。

5. 其他与预后相关的指数（other special parameters of prognostic importance）

（1）激素受体状况（hormone receptor status）：富含雌/孕激素受体的肿瘤预后较好。某些侵袭性强的内膜癌在病变早期检测激素受体阴性，可提示预后不佳。

（2）DNA倍体和增生片段（DNA ploidy and proliferative fraction）：有研究证实，DNA倍体的研究有助于估价预后，异倍体和高增生片段的肿瘤预后差。

（3）肿瘤基因表达（oncogene expression）：一些研究表明erb-2基因、c-myc基因增强，K-ras整合及P53过度表达均提示预后差。

第五节　子宫体间叶性肿瘤

一、概述

子宫体间叶性肿瘤主要包括平滑肌肿瘤、子宫内膜间质肿瘤和子宫内膜间质－平滑肌肿瘤等，绝大多数这类肿瘤通过结合肉眼所见及观察镜下的综合指标不难做出病理诊断。但确有少数肿瘤由于：①大体形态罕见、怪异；②有些良性肿瘤可以大体上呈恶性特点，或镜下异型性突出，或核分裂多见；③有些罕见的恶性肿瘤又可以肉眼或镜下似为良性；④也有些肿瘤的分化方向不易判断等；均可给诊断带来困难和误区。

1. 成束状梭形细胞

这种细胞最常见于平滑肌肿瘤，但也可见于恶性苗勒混合瘤和腺肉瘤的肉瘤成分。典型的平滑肌纤维有丰富、嗜酸性、纤维样胞质，细胞核两端钝圆。有时胞质很少，似裸核样，排列紧密，很像子宫内膜间质，但缺乏螺旋动脉。免疫组化染色平滑肌细胞 caldesmon、SMA 和 desmin 均弥漫强阳性，而子宫内膜间质细胞并不表达，但若合并有平滑肌分化则也可出现灶性表达。有时平滑肌也可 CK 阳性，但 EMA 阴性。

2. 子宫内膜间质

分化见于子宫内膜间质结节和低度子宫内膜间质肉瘤，有时可同时伴索样分化。子宫内膜间质的分化提示临床可选择孕激素治疗。形态上至少需具备：①似增殖期子宫内膜间质；②规则、分支网状的螺旋动脉。有时细胞呈短梭形，胶原增多，但一般不成束排列。间质常玻璃样变，少数可见出血、钙化、蜕膜样变、泡沫细胞、子宫内膜腺体或异源性成分等。免疫组化染色 Vimentin 在间质细胞的表达明显强于平滑肌，也可 CK 阳性。

3. 平滑肌肿瘤和子宫内膜间质肿瘤

这两种肿瘤都可出现圆形和多角形上皮样细胞分化，胞质增多、透明或嗜酸性，也可呈印戒状，免疫组化 CK 阳性。若为平滑肌肿瘤则与梭形平滑肌细胞有移行，电镜或免疫组化 Keratin、Caldesmon、CD10 表达可协助诊断。

4. 性索样图像似颗粒和支持细胞肿瘤

细胞呈分支的索状、小梁状、实性或狭窄的小管状、巢状分布，又被称作"似卵巢性索瘤的子宫平滑肌或子宫内膜间质肿瘤"。免疫组化 CK 和 Inhibin 均阳性。

5. 未分化或分化不良图像

这种图像仅见于分化差的平滑肌肉瘤、高度恶性子宫肉瘤、子宫癌肉瘤的肉瘤成分和某些罕见的原发肉瘤。

6. 异源性间叶成分

此成分见于子宫的间叶性和混合性肿瘤，由于苗勒混合性肿瘤相对多见，诊断子宫异源性肉瘤时需注意除外合并有上皮成分。

核分裂计数：是区别子宫间叶或上皮－间叶混合性肿瘤良恶性的重要指标之一，常以 10 个高倍视野的核分裂数表达。首先需掌握核分裂的形态标准：①核分裂中期、后期或末期；②胞质明显但核膜消失；③除外淋巴细胞、肥大细胞、核固缩、退化和苏木素沉渣。不典型核分裂象虽然在平滑肌肉瘤中多见，但奇异性平滑肌瘤也可见到。目前用的核分裂计数方法如下：

（1）标本需充分固定。

（2）大体上不典型的平滑肌瘤应充分取材：至少按肿瘤直径 1 块/厘米。

（3）切片厚度在 5μm 以下。

（4）确认核分裂时避免将退化固缩的细胞核计入。

（5）用 40 倍物镜和 10 倍或 15 倍目镜观察。

(6）选择核分裂最活跃的区域，从有核分裂的视野开始，移动9个连续视野，计数10个高倍视野的核分裂总数。

(7）重复4次，取平均数字。

7. 大体观察

子宫体间叶性肿瘤多位于肌壁呈结节状，但也可原发在内膜，呈息肉状突入宫腔或脱出宫颈外口。子宫肌层内的结节最常见的是平滑肌瘤，但也可以是子宫内膜间质结节、低度恶性子宫内膜间质肉瘤、平滑肌肉瘤、腺瘤样瘤或炎性假瘤。大体检查应注意观察肿瘤的质地、色泽和边缘与肌壁的关系等。多数平滑肌瘤呈灰白色结节，质韧，编织状，但腺瘤样瘤、炎性假瘤和少数平化肌肉瘤也可有同样的肉眼所见。大体上任何不具备典型平滑肌瘤外观的肿瘤都应充分取材（按肿瘤最大径数字，1块/厘米）。子宫内膜间质肿瘤和平滑肌肉瘤通常呈棕黄色，细腻、质软，但有些肌瘤（如细胞性和上皮样平滑肌瘤）也可呈类似的外观。合并妊娠及口服激素时的肌瘤常有出血和/或退变，切面呈深红色。肿瘤退变时呈白色半透明状，有坏死时为界限清楚的黄色区。切面黏液样的肿瘤需多取材除外黏液样平滑肌瘤。边缘浸润性生长的肿瘤可以是肉瘤，但也可以是腺瘤样瘤、浸润性平滑肌瘤或静脉内平滑肌瘤病。肉瘤通常细腻，常有出血坏死（图11-24）。低度恶性子宫内膜间质肉瘤似蠕虫团样（bag of worms），边缘匐行生长，界限不清。静脉内平滑肌瘤病在宫壁、宫旁，甚至附件、盆腔和大静脉内可见灰白质韧的结节或条索状组织在血管内延伸。

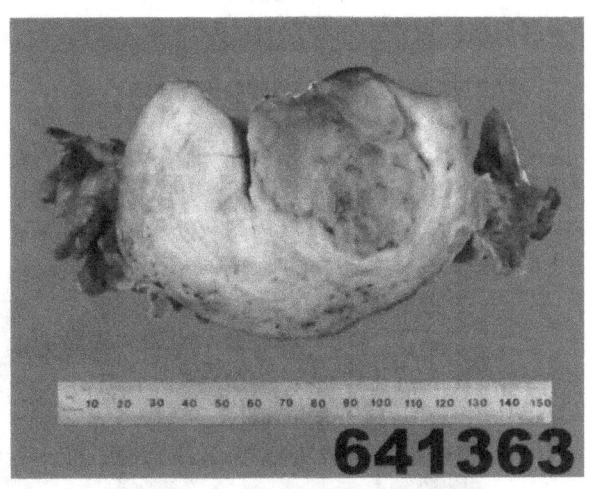

图 11-24 子宫平滑肌肉瘤质地匀细，有出血坏死

8. 组织分化

子宫体间叶性肿瘤有多种分化图像，甚至同一肿瘤内也可有不同的分化图像。由于肿瘤的图像变化较多，又由于典型的梭形平滑肌肿瘤与其他亚型的平滑肌肿瘤及内膜间质肿瘤的良恶性诊断标准不同，认识肿瘤细胞的各种分化图像和明确分化方向是正确诊断的前提。

二、子宫平滑肌肿瘤

按组织学图像和生长方式分为普通（经典）组织图像、特殊组织图像和特殊生长方式三大类，各类中均含有良性、恶性潜能不确定和恶性的肿瘤，关于平滑肌肿瘤的分类，目前推出的是 WHO（2003）方案（表11-8）。

典型子宫平滑肌肿瘤的诊断并不困难，但有少数则很难划分良恶性，即使是工作多年的病理医生有时也很难做出鉴别。这些少数肿瘤有的是临床良性，但在形态上具有某些恶性指标，或大体上边界不清楚，或镜下核分裂增多，或核异型性明显；有的是临床恶性，但又具备某些形态上的良性指标，如大体形态似良性，或镜下核分裂并不多；也有的肿瘤平滑肌的分化并不明显，需要与间质性肿瘤鉴别。大体上，多数肉瘤的边缘呈浸润性生长，但也有的肌瘤边缘并不规则，甚至向周围肌壁延伸；多数肉瘤质地柔软细腻，有出血坏死，但也有的肌瘤质软匀细，编织状结构不突出，也有的伴退变、出血、坏死或囊性变。对这些不典型的平滑肌肿瘤的诊断现代病理技术尚无肯定的作用，主要结合大体和相应的镜下指标，以及肿瘤的生长方式和患者对生育的要求综合考虑。

表 11-8　子宫平滑肌肿瘤的分类

平滑肌肉瘤，经典型	上皮样平滑肌瘤
上皮样亚型	黏液样平滑肌瘤
黏液样亚型	多形性平滑肌瘤
不确定恶性潜能的平滑肌	脂肪平滑肌瘤
肿瘤	生长方式亚型
平滑肌瘤，经典型	弥漫性平滑肌瘤病
组织学亚型	静脉内平滑肌瘤病
富细胞性平滑肌瘤	良性转移性平滑肌瘤

镜下观察首先要明确肿瘤是否为平滑肌性分化。有些平滑肌肿瘤可似上皮样或内膜间质样，多取材常能找到与典型平滑肌的移行，免疫组化 caldesmon、desmin、SMA 弥漫阳性表达可证实平滑肌分化。平滑肌细胞可以缺少典型的嗜酸性、纤维样胞质，形态上很像内膜间质细胞，尤其是有浸润性边缘和 / 或血管内生长时，需注意富细胞性平滑肌瘤、血管内平滑肌瘤病和内膜间质结节、低度间质肉瘤的区别。富细胞性平滑肌肿瘤中有较大的厚壁血管，肿瘤细胞核梭形，成束排列，局部边缘与肌壁有移行，常有较大的人为裂隙（图 11-25）；而间质分化则有网状、丛状薄壁血管，瘤细胞核卵圆、散在分布 desmin 阴性，有时可见泡沫细胞。应强调 desmin 弥漫强阳性才能证实平滑肌分化。典型的内膜间质肿瘤可有灶性明确的平滑肌分化或平滑肌肿瘤有内膜间质肿瘤分化，这种混合性肿瘤若有浸润性边缘，则诊断为内膜间质肉瘤。

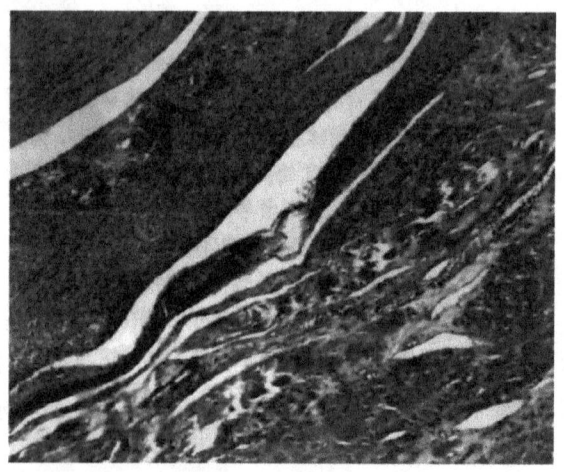

图 11-25　富细胞性平滑肌肿瘤细胞核梭形，成束排列，常有较大的人为裂隙（HE）

1. 经典平滑肌肿瘤

此种肿瘤最常见，或称梭形细胞子宫平滑肌肿瘤（spindle cell smooth muscle tumor），诊断标准目前采用组织结构和细胞改变的多项综合指标（表 11-9 至表 11-11）。

表 11-9 标准中的第 1 组除核分裂增多外，其他各项指标均同典型平滑肌瘤；其中将核分裂 5～15/10HPF 组归类为恶性潜能不确定（STUMP）。第 2 组肿瘤细胞密集或轻度异型性，或边缘浸润，或伴不正常核分裂；其中核分裂 5～10/10HPF 归类为恶性潜能不确定（STUMP），低于或高于此核分裂者分别称作肌瘤或肌肉瘤。第 3 组肿瘤包括中 - 重度细胞异型性、凝固性坏死和一些少见的生长方式如：上皮样分化、静脉内生长、子宫浆膜肿瘤脱离子宫在盆腹腔种植的寄生性肌瘤，若核分

裂 > 5/10HPF 可诊断为肉瘤。

表 11-10 标准则更强调瘤细胞凝固性坏死最具恶性意义，而对核分裂指数的评价进一步放宽。在 Bell 的材料中，核分裂 ≥ 10/10HPF，有弥漫显著异型性和瘤细胞凝固性坏死的肿瘤 90% 临床恶性；而虽有显著异型性却无瘤细胞凝固性坏死的肿瘤仅 40% 临床恶性。Bell 提出，若镜下仅见瘤细胞凝固性坏死而无其他恶性指标，应补充取材除外恶性；若同时伴有明显异型性，则可不必计数核分裂直接诊断肉瘤。但也有少数临床恶性的肿瘤不具备瘤细胞凝固性坏死这一形态特征。表中所谓"有低度复发率的不典型平滑肌瘤"（atypical leiomyoma with low recurrence rate）用于提示一个肿瘤有明确肯定的，尽管很低限度的，转移和复发危险性。镜下肿瘤有弥漫的中-重度异型性，无瘤细胞凝固性坏死，核分裂 < 10/10HPF。

表 11-9 子宫平滑肌肿瘤恶性潜能的评估

	核分裂数 /10HPF				
	0	2	5	10	15
细胞不密集，无异型性	良性	良性	良性	良性	恶性潜能不确定
细胞密集，轻度异型性或浸润边缘或异常核分裂	良性	良性	恶性潜能不确定	恶性	恶性
中-重度异型性或上皮样分化或静脉内生长或凝固性坏死	良性	恶性潜能不确定	恶性	恶性	恶性

表 11-10 子宫梭形细胞平滑肌肿瘤的恶性潜能指标

	无	有
无	良性	MI ≥ 10 恶性
弥漫性显著异型性	MI ≥ 10 恶性	MI < 10 有低度恶性潜能的平滑肌肿瘤
无	MI < 10 有低复发率的不典型肌瘤	恶性

表 11-11 子宫平滑肌肿瘤的综合诊断指标

核分裂数 /10HPF	核异型性（弥漫性）	瘤细胞凝固性坏死	浸润边缘	病理诊断
< 5	-/+ ~ ++	-	-	肌瘤
5 ~ 9		-	-	肌瘤
5 ~ 9	++ ~ +++	-	-	SMTUMP
5 ~ 9	++ ~ +++	+	+/-	肌肉瘤
10 ~ 15		-		核分裂活跃的肌瘤
≥ 10	+ ~ ++	+	+	肌肉瘤
≥ 10	++ ~ +++	+	+/-	肌肉瘤

在 Bell 等的研究中特别提及的是关于核分裂指数的意义。多年来，核分裂数一直是平滑肌肿瘤区

别良恶性的重要指标，甚至是唯一的重要指标，但越来越多的材料证实这并不是绝对的指标。Bell 在总结共近 200 例仅有核分裂 5～19/10HPF 单项指标并临床随诊的平滑肌肿瘤后，提出肿瘤核分裂可高达 19/10HPF 仍是临床良性；≥20/10HPF 而不具备其他恶性指标的平滑肌肿瘤很少见，Bell 称其为"核分裂增多但缺乏经验的平滑肌瘤"（an inexperienced leiomyoma with increased mitosis）。在 Dgani 等报道并复习的 162 例核分裂 5～19/10HPF 单项指标的肿瘤中无 1 例复发，其中作者报道的 20 例材料中，4 例经保守治疗，1 例妊娠并生育；提示对渴望生育的此类肿瘤患者，在充分取材确立诊断后可保留子宫。目前多数学者将核分裂 10～20/10HPF 的肿瘤称作"核分裂活跃的平滑肌瘤"（mitotically active leiomyomas），并明确提出这一诊断名词不能用于同时伴有细胞中-重度异型性、病理性核分裂或瘤细胞凝固性坏死的肿瘤。这类肿瘤多见于生育年龄妇女，部分病例合并妊娠、口服孕激素或切除肿瘤时子宫内膜的周期正在分泌期，可能核分裂的增多与机体的激素状态有关。这型肿瘤大体上约 60% 位于黏膜下，40% 质地柔软匀细，20% 有出血囊性变。在我们分析的北京协和医院材料中，也有 2 例核分裂 >15/10HPF 而无其他恶性指标，经随诊 5 年以上均健在；其中 1 例肿瘤直径 8 cm，突入宫腔达宫颈外口，表面有坏死和溃疡，核分裂为 20/10HPF，在 8 张肿瘤的切片中均未见瘤细胞凝固性坏死，其中 1 张切片内可见灶性中度细胞异型性，已术后随诊 7 年仍健在。Bell 等的 213 例病例中也有 5 例类似病例，核分裂可达 20/10HPF，有灶性中度异型性，无坏死、边缘浸润或血管内生长，切宫后随诊 31～94 个月（平均 59 个月）无一例复发。

按以上各综合标准，仍有少数肿瘤难以预测临床良恶性。关于低度或不能确定恶性潜能的平滑肌肿瘤是指临床有复发倾向或低度恶性的肿瘤和一些按目前指标尚不能明确肯定良恶性的肿瘤，大约 88 例有预后信息的这类肿瘤的病例报道中，10 例发生了后期的复发或转移；部分复发或转移的病例经积极治疗仍可无病生存多年，但少数的复发或转移瘤恶性程度增高，甚至呈典型的肉瘤形态。Clement 将其分为低度恶性和不能确定恶性潜能两组平滑肌肿瘤。目前对这类肿瘤的形态学判断指标已趋于具体。

（1）低度恶性组：又称不典型平滑肌瘤，可分为 4 种情况：①经验有限的不典型平滑肌瘤：肿瘤核分裂 ≤10/10HPF，有灶性或多灶性中、重度异型性，但无瘤细胞凝固性坏死。Bell 等的 5 例这组病例切除子宫后随诊 31～94 个月（平均 59 个月）均无复发，但由于病例数太少，尚不能估价预后。②低度恶性潜能平滑肌瘤：是指有肿瘤细胞凝固性坏死或不能确定类型的坏死，核分裂计数 ≤10/10HPF 且无明显细胞异型性的肿瘤。肿瘤坏死的类型有时很难鉴别是此存在的前提。Bell 等的 4 例中，1 例核分裂计数 3/10HPF，在肌瘤剔除后 60 个月子宫内复发，84 个月网膜复发。北京协和医院的材料中也有 1 例这类病例，肿瘤有明确的瘤细胞凝固性坏死，但细胞异型性轻微，核分裂 = 7/10HPF，患者术后 6 年肿瘤盆腔复发死亡。③低度复发危险的不典型平滑肌瘤：肿瘤弥漫中、重度异型性，但核分裂 ≤10/10HPF，无瘤细胞凝固性坏死；Bell 的 46 例这组病例中仅 1 例术后 2 年盆腔复发，再次手术后带瘤存活 60 个月。④经验有限的核分裂活跃的平滑肌瘤：核分裂计数 ≥20/10HPF，无细胞异型性及肿瘤细胞凝固性坏死。特征是仅有核分裂计数增多，且为小儿正常的核分裂象。至今文献仅有 3 例报道，随访 24～206 个月未出现复发或转移。北京协和医院的 1 例此型肿瘤患者 41 岁，肌瘤的核分裂计数为 26/10HPF，单纯切除子宫后 2 年影像学检查发现局部有一直径约 1 cm 的索状阴影，目前术后 28 个月，仍在随诊观察中。

（2）不能确定恶性潜能的平滑肌肿瘤（smooth muscle tumor with uncertain malignant potential，SMTUMP）：随着认识的深入，这类肿瘤的诊断率会越来越低。总观 Bell 与 Kempson 的 213 例和我们的 42 例诊断困难的平滑肌肿瘤中没有 1 例属于 SMTUMP。这组肿瘤包括以下几种情况：①肿瘤异型性轻微，核分裂数低，但组织分化不明确（如：梭形或黏液性？梭形或上皮样？）；②梭形细胞核异型性突出但核分裂数低，或瘤细胞凝固性坏死形态不典型，不能肯定；③核异型性明显，但核分裂数由于制片或组织固定等因素不能明确计数。另外，肿瘤的边缘应注意观察和取材，几乎所有的平滑肌肉瘤都呈浸润性生长，如果一个镜下不典型的平滑肌瘤也呈浸润性生长，则应归类为 SMTUMP。所谓浸润性生长，是指瘤组织插入周围肌层达 3 mm 以上，或将正常平滑肌包裹成游离的结节。

以上两组肿瘤的临床治疗原则是切除子宫并随诊，但对于希望保留生育的妇女仍可剔除肌瘤和少量瘤周肌壁后,在紧密随诊下保留子宫。

2. 上皮样平滑肌肿瘤(epithelioid smooth muscle tumor)

肿瘤细胞形态以上皮样为主,当胞质丰富嗜酸性时常被称作平滑肌母细胞瘤(leiomyoblastoma),当胞质透明时又被称作透明细胞平滑肌瘤(clear-cell leiomyoma),实际上,这两种细胞常以某种为主而同时存在。

大体上,多数为单发,直径6~7cm;切面与典型肌瘤相似,但有些则界限不很清楚,灰黄色,质地较细软,缺乏编织状结构,有的有出血坏死。丛状平滑肌细胞肿瘤(plexiform smooth muscle tumor)的特征是网状分支的条索状生长方式,也属于上皮样平滑肌肿瘤。所谓丛状微小瘤(plexiform tumorlets)通常是体积小(<1cm),仅镜下可见;多在肌层内呈多发性,或在内膜—肌层交界处偶然被发现。上皮样肌肉瘤通常为典型的肉瘤大体特征。这类肿瘤的细胞形态为圆形或多角形,而不是梭形,核较大而圆,位于中央;细胞成簇或索状分布(图11-26),常能找到与梭形平滑肌细胞的移行现象;有时细胞核靠近核膜侧,很像印戒状细胞。免疫组化和电镜可证实其为肌原性。上皮样平滑肌肿瘤还可伴有奇形怪状核、静脉内生长或脂肪成分。

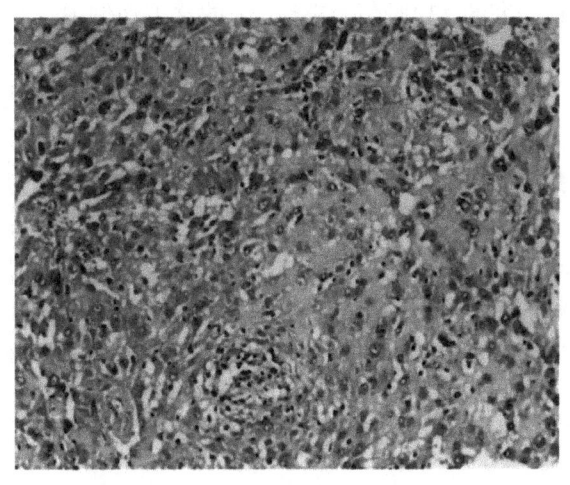

图11-26 上皮样平滑肌肿瘤
细胞为圆形或多角形,而不是梭形,核较大而圆,位于中央;细胞成簇或索状分布(HE)

由于对这类少见肿瘤的经验有限,很难对其临床过程和生物学行为明确估价。临床恶性的肿瘤大约占12%~40%,估价预后也用综合指标。与梭形细胞者相似,临床恶性的肿瘤常细胞密集,核异型性,核分裂增多,多有瘤细胞坏死。但核分裂数指标较低,通常(3~4)/10HPF;异型性有时仅为灶性(但不包括奇形怪状核);因此对这种少见肿瘤常需广泛取材诊断。子宫的恶性上皮样平滑肌肿瘤的临床病程较典型,平滑肌肉瘤缓和,文献报道的有转移的病例虽然术后复发,但仍可带瘤存活数年至十余年。Prayson等报道的18例中有2例伴奇形怪状核细胞,随诊135、203个月均无复发;另2例上皮样静脉内平滑肌瘤病异型性不明显,核分裂(1~3)/10HPF,无瘤细胞凝固性坏死,随诊4、5个月也未见复发;后者需注意不要与上皮样平滑肌肉瘤侵入血管混淆。Kurman和Norris曾总结26例上皮样平滑肌肿瘤,提出临床预后较好的肿瘤通常呈膨胀性生长,胞质透明,有广泛玻璃样变而无坏死;但由于临床恶性的病例仅3例,并未能提出可信的恶性指标。

鉴别诊断:应包括子宫原发或转移性癌、原发或转移性恶性黑色素瘤(无色素型)、胎盘床滋养细胞肿瘤或上皮样滋养细胞肿瘤。前者多能找到典型的腺管或鳞状分化,后两者均有特异的免疫组化表达,以及滋养细胞在肌束间的浸润性生长等。另外,多发性微小丛状瘤还需与分化好的内膜间质肉瘤鉴别。虽然后者也可伴丛状生长图像,但瘤细胞卵圆形,胞质少,免疫组化desmin阴性,并侵入血管内生长。

不确定恶性潜能的上皮样平滑肌肿瘤(epithelioid STUMP)的诊断是以具有下列两项者为标准:①肿瘤>6cm;②核分裂>2/10HPF;③中—重度细胞异型性;④瘤细胞凝固性坏死。

3. 多形性平滑肌瘤（pleomorphic leiomyoma）

少数平滑肌瘤以较多或很多奇形怪状的（bizarre）、多分叶或多核的、深染的细胞核，有时核内可见嗜酸性假包涵体的瘤巨细胞为特征，又被称作不典型（atypical）或共质体（symplastic）肌瘤。其多见于生育年龄妇女，绝经后妇女少见。在 Downes 和 Hart 的 24 例材料中平均年龄 40.7 岁。

（1）大体：肿瘤通常较小，多数（83%）< 5.5 cm，约 2/3 同时伴有典型肌瘤；切面与典型的肌瘤相似，肿瘤边界清楚，无血管内生长；富细胞的肿瘤质地较软，略呈棕黄色；少数可有出血、水肿和缺血性坏死。

（2）光镜：高度异型的细胞很像肌肉瘤，呈灶性、多灶性或弥漫分布；与肉瘤不同的是这些高度异型的细胞散布于正常细胞的背景上，核分裂少，无凝固性坏死。有的肿瘤内可见血管纤维素样变性，推测可能与奇形怪状核的形成有关，但尚有待于进一步证实。

Downes 和 Hart 的 24 例材料中，核分裂多数为（2～5）/10HPF，1 例高达 7/10HPF。3 例无核分裂，3 例有个别异常核分裂，1 例有透明坏死（hyaline necrosis），但均无瘤细胞凝固性坏死；20 例切除子宫和 4 例剔除肌瘤后随诊平均 11 年（≥5 年占 83%，≥10 年占 58%）均无复发，保留子宫的 4 例中 1 例妊娠并生育。但在 BeU 研究的 43 例随诊 2 年以上的这类病例中，有 1 例（2%）临床恶性，认为应命名为"具有低度复发率的非典型平滑肌瘤"。诊断肉瘤的标准是同时伴有核分裂 > 10/10HPF 或瘤细胞凝固性坏死。若核分裂 > 5/10HPF，但有不正常核分裂或浸润性边缘，最好归属交界性肿瘤。

4. 黏液样平滑肌肿瘤（myxoid smooth muscle tumor）

此种肿瘤不常见。肿瘤富于黏液，半透明状，细胞成分少。瘤细胞呈星网状、双极的或裸核，胞质很少；在细胞较丰富的区域寻找到成束的、有嗜酸性胞质的、典型梭形平滑肌细胞具有诊断意义。黏液样肌瘤（myxoid leiomyoma）的体积较小，边界清楚，镜下常有典型的平滑肌瘤区域，细胞小而一致，无核分裂及异型性。黏液样平滑肌肉瘤（myxoid leiomyosarcoma）由 King 等首先报道并命名；肿瘤切面呈胶冻状，肉眼上似乎境界较清楚，但镜下为成片弱嗜碱或嗜酸的黏液中有散布的星网状瘤细胞，很像软组织黏液样恶性纤维组织细胞瘤；有核异型，核分裂（0～2）/10HPF。肿瘤常含有少量非黏液区，核异型和核分裂较明显，有梭形平滑肌肿瘤的细胞和结构特点。瘤组织呈岛状、舌状侵入肌壁或肌层血管内。

鉴别诊断：形态上需与平滑肌瘤较常见的水样变性（hydropic degeneration）、较少见（3%～13%）的黏液样变性（mucoid degeneration）和黏液样子宫内膜间质肿瘤（myxoid endometrial stromal tumors）鉴别。前者在水肿的结缔组织中有索状、丛状的平滑肌细胞及管壁增厚和玻璃样变的大小血管，而不是星网状幼稚间叶细胞，细胞形态温和，水样变性延伸入周围肌壁不要误认为黏液性平滑肌肉瘤的浸润。平滑肌瘤的黏液变性多为局部黏液样物中有瘤细胞稀疏其间，缺乏幼稚的间叶和浸润性生长。任何黏液性平滑肌肿瘤有明确异型性时应考虑恶性。与黏液样子宫内膜间质肿瘤的鉴别主要是后者仍保留有特征性的小血管网和免疫组化 Caldesmon 阴性。

5. 明显血管内生长的间叶肿瘤（mesenchymal tumors with prominent intravascular growth）

这种肿瘤主要包括静脉内平滑肌瘤病、低度子宫内膜间质肉瘤和罕见的苗勒管腺肉瘤。非肿瘤性病变如：腺肌症和经期内膜组织也可偶见于血管内。

组织学上呈多发的圆形、多角形或匐行的瘤组织在肌层内由血管腔形成的裂隙包绕，腔隙衬有内皮细胞，肿瘤局部可与血管壁相连。须注意勿将切片的人为裂隙、肌瘤结节周的水样变性和肿瘤压迫的周围血管错认为在血管内生长。肿瘤分化程度的评估标准与非血管内生长者相同。

（1）静脉内平滑肌瘤病（intravenous leiomyomatosis）：以多发性良性的平滑肌瘤在肌层或宫旁静脉内生长为特征（图 11-27），常伴有平滑肌瘤。组织来源于子宫的静脉血管壁或子宫平滑肌瘤向静脉内生长。当血管内生长的瘤组织微小时称"平滑肌瘤伴血管浸润"（leiomyoma with vascular invasion）为宜。除了血管内生长外，肿瘤还可弥漫增生与受累的血管肌壁融合，并常见玻璃样变和水肿；有时形成丰富的厚壁血管和不规则扩张的管腔，呈血管瘤样图像。平滑肌瘤的各种亚型图像均可在静脉内平滑肌瘤病出现。可侵入大静脉和心脏（图 11-28），有时转移至肺，此时可称"良性转移性平滑肌瘤或低度平滑肌肉瘤"（benign metastasizing leiomyoma or low-grade leiomyosarcoma）。治疗原则是切除子宫、双附件和子宫外肿瘤，不能彻底摘除者并用对抗雌激素治疗。临床预后较好，但有些病例在手术时或术后多年又发现子宫外肿瘤，偶见肿瘤累及心脏死亡的报道。与平滑肌肉瘤侵入血管的区别是用最严格的核分裂标准。若核分裂 > 5/10HPF，尽管无坏死和异型性也属恶性潜能未确定的肿瘤；若同时有明确的异型性或坏死则可诊断为肉瘤。

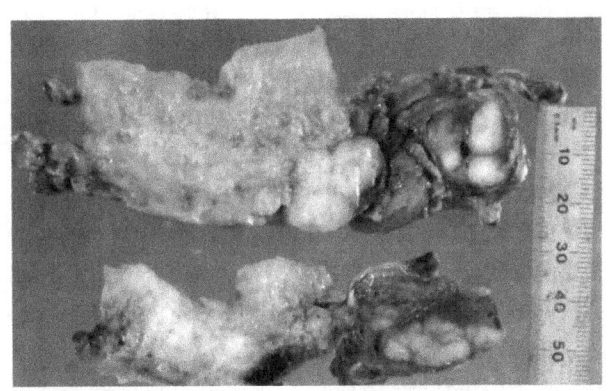

图11-27　子宫静脉内平滑肌瘤病第一次手术切除子宫见沿宫旁血管盘卷的癌组织

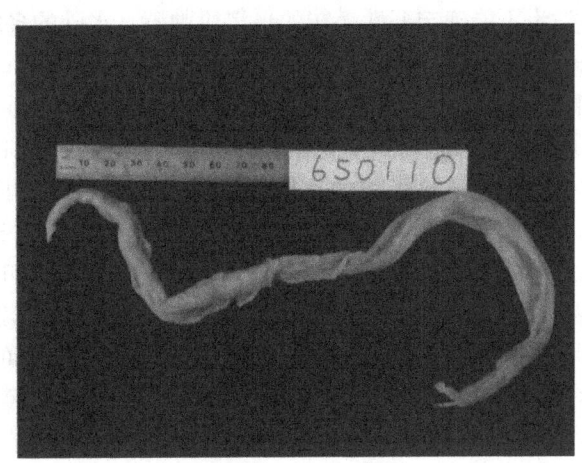

图11-28　子宫静脉内平滑肌瘤病

（2）低度子宫内膜间质肉瘤（low-grade endometrial stromal sarcoma）：侵入血管的肿瘤组织与静脉内平滑肌瘤病不同，瘤细胞呈一致的卵圆形，胞质少，弥漫分布而不成束；还有特征性螺旋动脉样血管，免疫组化一般没有肌性表达。对分化不十分明确的病例，由于静脉内平滑肌瘤病相对少见，最好归入低度子宫内膜间质肉瘤。

（3）苗勒腺纤维瘤（Mullerian adenofibroma）：也可偶见在静脉内生长，但肿瘤有明确的腺管结构。少数腺肌症（adenomyosis）可累及局部血管，但周围肌层有典型腺肌症改变。

6. 其他罕见平滑肌肿瘤

少数平滑肌肿瘤可含异源性成分，如：脂肪、骨骼肌、软骨或骨等。平滑肌肿瘤还可含丰富的淋巴细胞、嗜酸细胞、造血细胞、组织细胞或破骨样巨细胞。有的平滑肌肉瘤中有黄色瘤细胞。以下主要介绍几种具有少见生长方式的平滑肌肿瘤。

（1）弥漫性平滑肌瘤病（diffuse leiomyomatosis）：是罕见的良性肿瘤，临床主要表现为阴道出血，形态上以子宫弥漫性增大，大量小平滑肌瘤结节取代整个肌壁为特征。结节的边界不清，以小于1 cm为主，大者可达3 cm；增大的子宫重量可达1 000 g。镜下为无数融合的、典型的、细胞丰富的良性平滑肌结节，不要误认为浸润性生长；有时结节或肌层内见血管周平滑肌增生。诊断时需注意与淋巴管平滑肌瘤病（lymphangioleiomyomatosis）鉴别，后者多见于结节状硬化（tuberous sclerosis）患者，常伴肾血管脂肪平滑肌瘤；病变的子宫肌层外观正常，但镜下有多数界限不清的平滑肌结节包绕并突入淋巴管，免疫组化 HMB45 阳性。

（2）良性转移性平滑肌瘤（benign metastatic leiomyoma）：是非常少见的形态学良性但可转移的平滑肌肿瘤，临床上以子宫肌瘤术后数年发现双肺多发小结节为特征，也有累及后腹膜、纵隔淋巴结、软组织或骨的病例报道。形态上，子宫的肿瘤是典型的良性平滑肌瘤，少数可伴侵及血管和静脉内平滑肌瘤病，所谓"良性转移性平滑肌瘤"是发现转移灶后，并除外有其他部位（如消化道等）平滑肌肿瘤后才被诊断的。转移瘤的形态与子宫肿瘤相同。肺的肿瘤一般体积较小，呈多发实性或囊实性；临床有激素依赖性，妊娠期体积可缩小，切除卵巢或激素治疗后肿瘤停止生长或退缩。

另一个可在子宫外生长的良性平滑肌肿瘤是静脉内平滑肌瘤病，后者仅在静脉内生长并可延伸入右心，一旦发生脏器的转移则称为良性转移性平滑肌瘤。

（3）分割状平滑肌瘤（segmented leiomyoma）：少数子宫平滑肌瘤肉眼似恶性，但组织学和临床过程良性，因大体上呈分割状伸入肌层，肿瘤的边界不规则，界限不清楚，又被称作"浸润性平滑肌瘤"。镜下肿瘤分化好，高度水肿、变性，并呈指状伸入周围肌层或阔韧带。所谓"胎盘子叶样叶状平滑肌瘤"（cotylenoid dissecting leiomyoma or "Sternberg tumor"），是分割状平滑肌瘤的一个亚型，因大体上子宫的充血外生性肿物延伸入阔韧带和盆腔，外观很像胎盘样的特征而得名。分割状平滑肌瘤也可表现出各种平滑肌瘤的细胞形态，如：富细胞性、上皮样等，前者弥漫的 desmin 阳性可与间质肉瘤鉴别，上皮样分化者则归类为不能确定恶性潜能的平滑肌瘤。水肿的多结节状平滑肌瘤和静脉内平滑肌瘤病的血管外肌瘤成分也可出现类似的生长方式。

（4）子宫血管周围上皮样细胞肿瘤（perivascular epithelioid cell tumor,"PEComa"）：是近年发现的一组由 HMB45 阳性的、HE 染色呈透明或嗜酸性颗粒状胞质的上皮样细胞构成的肿瘤的家族成员之一，这组肿瘤家族还包括血管平滑肌脂肪瘤、淋巴管平滑肌瘤病和透明细胞"糖"瘤，常发生在肾、肺和肝脏，部分病例伴有结节状硬化。当肿瘤绝大部分为上皮样细胞成分时称作血管周围上皮样细胞肿瘤，目前文献上共有 12 例报道，其中 3 例临床恶性。在 Vang 等报道的 8 例中，发病年龄 40～70 岁（平均 54 岁），多数表现为不正常的子宫出血和发现子宫肿瘤。按形态和免疫组化表达可将肿瘤分为 A、B 两型，A 型以透明细胞为主，边缘呈舌状伸入肌层，很像分化好的内膜间质肉瘤，HMB45 弥漫阳性而肌肉标记散在阳性表达；B 型以上皮样、嗜酸细胞为主，边缘舌状生长不明显，但 1 例有血管内生长，HMB45 阳性细胞少而肌肉标记阳性细胞多，其中 1 例临床合并结节状硬化。有的作者观察到肿瘤的形态和免疫组化表达均与肾的血管平滑肌脂肪瘤极其相似。Vang 等还发现肿瘤的组织学形态与子宫上皮样平滑肌肿瘤有移行过程，进一步提出应对所有子宫上皮样分化的间叶性肿瘤检测 HMB45 表达，并认为"PEComa"应视为恶性潜能不确定的肿瘤，其与结节性硬化和上皮样平滑肌肿瘤的关系及预后指标仍有待于进一步探讨。

三、子宫内膜间质肿瘤

子宫内膜间质肿瘤（endometrial stromal tumors）少见，绝大多数来源于子宫，极少数可在子宫外原发，可能来自异位的子宫内膜。这类肿瘤分类为子宫内膜间质结节和子宫内膜间质肉瘤，前者仅占不足 1/4；后者又再分为低度（low-grade）和高度（high-grade）或称子宫内膜间质肉瘤和未分化子宫内膜肉瘤。其主要病理特点见表 11-12。

表 11-12　子宫内膜间质肿瘤的主要病理特点

子宫内膜间质结节	膨胀性生长，细胞似增殖期子宫内膜间质，有丰富的小动脉成分，可伴性索样或少量（<30%）平滑肌分化，核分裂≤10/10HPF
子宫内膜间质肉瘤	浸润性生长，常侵入肌层脉管，组织学似子宫内膜间质结节
未分化子宫内膜肉瘤	浸润性生长，常侵入肌层脉管，细胞异型性明显，典型的小动脉结构缺乏，核分裂常 >10/10HPF

1. 子宫内膜间质结节

临床上 75% 为绝经前妇女，平均年龄 47 岁。临床主要表现为阴道出血，约 10% 的患者无症状而因其他原因切除子宫时偶然发现。

（1）大体：间质结节呈膨胀性生长，通常直径较小，4～5 cm，但也可达 15 cm；肿瘤可位于内膜，也可在肌层，呈息肉或界限清楚的结节状；切面棕黄色，实性，偶见多发性或囊性；边缘也可略不规整，是挤压而不是侵入肌层；很少累及宫颈。子宫内膜间质结节膨胀性生长，细胞似增殖期子宫内膜间质，有丰富的小动脉成分，可伴性索样或少量（<30%）平滑肌分化，核分裂≤10/10HPF。子宫内膜间质肉瘤浸润性生长，常侵入肌层脉管，组织学似子宫内膜间质结节。未分化子宫内膜肉瘤浸润性生长，常侵入肌层脉管，细胞异型性明显，典型的小动脉结构缺乏，核分裂常>10/10HPF。

（2）光镜：形态似增殖期子宫内膜间质。有时细胞可呈上皮样或性索样排列，极少数可有蜕膜样变、成簇泡沫细胞、微囊结构或小灶性坏死钙化，大约 10% 有小灶性平滑肌分化。

（3）鉴别诊断：间质肉瘤与间质结节的区别是边缘浸润，这在刮宫物诊断时是不能区别的。确立诊断需要切除子宫，在肿瘤与肌层交界处充分取材证实。对希望保留生育功能的妇女可经宫腔镜局部切除肿瘤，但要剔除少量周围内膜或肌壁组织证实诊断无误。

2. 子宫内膜间质肉瘤

发生率占子宫肉瘤的 20%，但发病年龄早于其他子宫恶性肿瘤，50% 以上为绝经前妇女，少数见于年轻或未婚的妇女。有的患者有接受过放疗或因乳腺癌用他莫昔芬的病史。临床主要表现为阴道出血，少数是在检查时发现肿物已从宫颈口脱出，极少数就诊时已有腹腔或肺转移。

间质肉瘤的特点是浸润性生长，大体上表现为 3 个主要方式：①肌层弥漫增厚，没有明确的瘤块；②棕-橘黄色、质软的瘤结节；③也是最常见的，多数融合成团、界限不清的条索和小结节；分化较差时呈柔软细腻的息肉状突入并充满宫腔，常有出血坏死。

低级别子宫内膜间质肉瘤比高级别子宫肉瘤（high-grade uterine sarcomas）多见，二者的鉴别很重要。前者病程缓和，对孕激素治疗敏感；而后者侵袭性强，对激素治疗无反应。形态上低度子宫内膜间质肉瘤保留子宫内膜间质细胞的分化和特征性的小血管，而高度子宫肉瘤不具有这些内膜间质的特点，细胞异型性突出。尽管后者的核分裂数通常较高，但核分裂计数对二者的鉴别并无决定意义。明确子宫内膜间质分化很重要，在 Chang 等研究的 117 例低度子宫内膜间质肉瘤病例中，45% 为临床 I 期，其中仅 2 例分别于术后 85 个月和 30 年死于肿瘤；但肿瘤是否复发与其大小和核分裂多少并无直接关系，小于 4 cm 或核分裂不多的肿瘤同样可以复发；因此有的学者提出对这组肿瘤分别直接命名为子宫内膜间质肉瘤和子宫肉瘤；后者又被称作未分化子宫内膜间质肉瘤，提示相对前者而言，后者无明确的子宫内膜间质分化。少数肿瘤介于这两者之间，即细胞形态似子宫内膜的小间质细胞但缺乏小螺旋动脉样血管或细胞异型性突出；多见于老年患者，临床预后也介于两者之间。

近年，Kurihara 等将子宫内膜间质肉瘤分为三组进行研究，即低级别子宫内膜间质肉瘤、未分化子宫内膜肉瘤有核一致性、未分化子宫内膜肉瘤有核多形性。该研究的特点是将 WHO 分类中的未分化子宫内膜肉瘤按肿瘤细胞是否具有明显的多形性分成两组，结果显示 UES-U 和 UES-P 两组病死率分别为 57% 和 60%，无显著差异；LCESS 组无死亡病例，与 UES-U 和 UES-P 预后有显著差异。研究者同时发现 UES-P 组的遗传学特征与 UES-U 及 LGESS 不同，前者有 P53 基因的表达及突变，仅后两者存在 JAZFI-JJAZI 融合基因。此结果提示同为高级别的间质肉瘤，UES-P 并不具有子宫内膜间质肿瘤的分化，而 UES-U 与 LCESS 更为相近，即二者均保留了子宫内膜间质的分化。因此，作者提出应保留原有高级别子宫内膜间质肉瘤（high-grade endometrial stromal sarcoma，HGESS）而取代 UES-U 的命名更为合理。

鉴别诊断：应注意有些腺肌症，特别是绝经后的妇女，腺体成分很少，镜下很像分化好的子宫内膜间质肉瘤，但肉眼没有明确的肿块，多取材切片通常能找到萎缩的腺体。转移性小细胞肿瘤如：淋巴瘤、白血病、乳腺小叶癌等也可累及子宫，这些肿瘤呈更弥漫性浸润，细胞异型性更明显，而没有小螺旋动脉结构，不难与子宫内膜间质肉瘤区别，而与未分化的子宫间质肉瘤的鉴别常需特异的免疫组化标记协助确诊。

分化好的子宫内膜间质肿瘤细胞无论在光镜、电镜或免疫组化表达上均与增殖期子宫内膜相似。肿瘤有时含透明粉染的骨样胶原基质，这种基质丰富成片时很像玻璃样变的肌瘤；少数子宫内膜间质肉瘤含有灶性泡沫细胞、蜕膜样变、透明细胞变、横纹肌样（thabdoid）或平滑肌分化；还可有灶性或广泛的上皮或性索样分化，形成梁索状和小管状结构，免疫组化呈上皮 – 肌样表达，如 actin、CD99、inhibin、keratin 均可呈阳性。有时肿瘤内还可偶见子宫内膜样腺体，甚至有异型性；当腺体增多、管腔扩张、腺管周围出现密集的"间质细胞套"时则称腺肉瘤；若异型的腺体成分明显增多时则称癌肉瘤。

四、子宫内膜间质 – 平滑肌肿瘤

子宫内膜间质 – 平滑肌肿瘤（endometrial stromal–smooth muscle tumor）很少见，以往又称间质肌瘤（stromomvoma）。诊断要求两种成分的比例均占30%以上，因为这两种肿瘤可有少量彼此相互分化。近年 Oliva 等报道的15例这类肿瘤病例中，7例患者随诊1年以上，6例临床良性，1例浸润性生长的肿瘤术后4年复发为典型的间质肉瘤。而在 Schammel 等38例的病例报道中，16例为浸润性生长，其中3例术中见子宫外扩散和/或术后复发，其复发瘤的成分为平滑肌、间质或仍为二者混合分化。目前多数学者认为，为了更好地指导临床治疗，应将浸润性生长的肿瘤命名为子宫间质肉瘤伴平滑肌分化。

五、其他子宫间叶性肿瘤

其中相对常见的是腺瘤样瘤（adenomatoid tumour），通常是切除子宫时偶然发现，位于子宫浆膜或肌层内，很像平滑肌瘤，多数体积较小，偶有巨大或囊性的病例报道。横纹肌肉瘤包括发生在青年的胚胎型横纹肌肉瘤、发生在中老年的多形性横纹肌肉瘤和少数腺泡状横纹肌肉瘤；此外，恶性纤维组织细胞瘤、血管肉瘤、脂肪肉瘤、骨及软骨肉瘤、腺泡状软组织肉瘤和外周原始神经外胚层肿瘤等，均有个案报道。

第六节 子宫体上皮 – 间叶混合性肿瘤

子宫体上皮 – 间叶混合性肿瘤含上皮和间叶两种成分，分类为腺纤维瘤、腺肉瘤、癌纤维瘤和恶性中胚叶混合瘤；后者又称恶性苗勒混合瘤或苗勒癌肉瘤，近年的研究认为是一种特殊类型的子宫内膜癌，又称作肉瘤样癌或化生性癌。大体上，几乎所有子宫上皮 – 间叶混合性肿瘤都是在宫腔形成息肉样的肿块，苗勒腺纤维瘤（Mullerian adenofibroma）和腺肉瘤通常实性、光泽，含裂隙和囊腔；MMMT 则质脆、出血、坏死，有时含砂粒或半透明区域，切片为骨或软骨成分，常浸润性生长。这类肿瘤可以混合存在，有时刮宫材料并不能表达肿瘤的全貌，需切除子宫充分取材后确诊。具体的主要临床特征和诊断标准见表11-13。子宫癌纤维瘤仅有个例报道。

表11-13 子宫体上皮 – 间叶混合性肿瘤的临床特征和诊断标准

	临床特征	诊断标准
苗勒腺纤维瘤	发生率：腺肉瘤：腺纤维瘤 =10：1～20：1 年龄：通常绝经后，1/3 绝经前或年轻	腺体良性，叶状图像间质良性，核分裂 < 2/10HPF
苗勒腺肉瘤	几乎均为临床 I 期 预后：腺纤维瘤良性，但有些可复发；腺肉瘤：25% 晚期局部复发，< 5% 血行播散	腺体良性或有异型，叶状图像 间质细胞丰富，有异型性和腺体周围密集
苗勒腺肉瘤伴肉瘤过度生长	临床特征同上 侵袭性，早期复发和血行播散	肉瘤灶性过度生长（>25%） 多数分化差，浸润深
腺肌瘤	子宫内膜息肉样病变	良性子宫内膜腺体良性平滑肌

续 表

	临床特征	诊断标准
非典型息肉样腺肌瘤	年龄：通常绝经前 症状：不正常阴道出血 预后：良性，切除不彻底可持续	腺体复杂，细胞异型，常有鳞化 紊乱的平滑肌在腺体之间
恶性苗勒混合瘤	年龄：几乎均为绝经后 症状：腹痛、阴道出血 50% 有子宫外扩散 高度恶性，5 年生存率 15%～40%	恶性上皮形成腺管或鳞状岛 恶性间叶，异源成分包括：横纹肌、脂肪、软骨、骨

一、苗勒腺纤维瘤和腺肉瘤

苗勒腺纤维瘤和腺肉瘤可发生在任何年龄，以绝经后妇女多见，临床常表现为阴道出血。

（1）大体：肿瘤主要位于内膜，呈息肉样突入宫腔，有时累及宫颈或肌层。腺肉瘤的 17%～50% 呈宽叶状侵入浅肌层，腺纤维瘤也有侵入肌层和血管的个例报道。

（2）光镜：肿瘤的镜下特点见表 11-14。

（3）鉴别诊断：腺纤维瘤与腺肉瘤的鉴别目前以核分裂 2/10HPF 为界，但也有的临床恶性的肿瘤仅有细胞异型性而核分裂并不明显。由于腺肉瘤的典型肉瘤区域可以仅呈灶性分布，诊断腺纤维瘤必须充分取材才能除外肉瘤。

腺肉瘤需与子宫内膜样息肉相鉴别。良性的息肉有时可见间质细胞较丰富或有异型性；但任何子宫息肉，若有密集的间质伴核分裂、腺体周围的间质"袖套"，或形成有叶状图像的腺腔内间质乳头，则应诊断为腺肉瘤。

腺肉瘤与 MMMT 的鉴别也很重要。MMMT 的上皮成分细胞和结构的异型性均很明显，弥漫分布，常伴鳞化，而腺肉瘤的腺体为良性或仅有灶性异型性；MMMT 的间质成分通常分化更差。

腺肉瘤还需与子宫内膜间质肉瘤和子宫肉瘤鉴别。后两者浸润内膜时，少量残留的腺体很像混合性苗勒肿瘤，但腺体仅在肿瘤的周边分布，腺管周围也没有密集的肿瘤细胞套。

腺肉瘤发生复发转移的高危因素包括深肌层浸润、子宫外扩散和肉瘤成分过度生长。肿瘤的血管内瘤栓并不多见，若其存在常提示预后不良。由于肿瘤进展较为缓慢，大约 1/4 患者在肿瘤切除手术 5 年以后死亡，临床应长期随诊。复发瘤的形态可同原发瘤或分化差的肉瘤，极少为 MMMT。

所谓苗勒腺肉瘤伴肉瘤过度生长（Mullerian adenosarcoma with sarcomatous overgrowth），是指腺肉瘤中没有上皮的纯肉瘤成分所占的比例 > 25%，镜下可以分化较成熟，但通常细胞异型性和核分裂更明显，约 1/4 伴有异源性成分（常为横纹肌分化）；伴肉瘤过度生长的发生率大约占腺肉瘤的 10%，临床预后较差。肿瘤的良性成分腺体多呈裂隙状，很像乳腺的叶状肿瘤；也可呈乳头状或大小不等的囊状结构，约 10% 的腺肉瘤的腺体成分可不规则分支；肿瘤的恶性成分中，腺肉瘤特征性的腺体周围间质的"套袖状"图像有时并不明显，而出现腺体周围的水肿带，细胞成分反而减少；这些腺体和间质形态上的亚型见表 11-14。

表 11-14 苗勒腺纤维瘤和腺肉瘤的上皮和间质成分的形态变化

	上皮成分	间质成分
腺纤维瘤	增殖期子宫内膜腺体（常见） 分泌期腺体 黏液性 浆液性 化生性	成纤维细胞或子宫内膜间质样（核分裂 < 2/10HPF）
腺肉瘤	细胞异型性 结构异型性	子宫内膜间质样（核分裂 > 2/10HPF） 纤维肉瘤样 继发性出血、变性、炎症

续 表

上皮成分	间质成分
	平滑肌（梭形或上皮群）
	异源性成分：横纹肌、脂肪、软骨
	性索样分化
	泡沫细胞
	破骨样巨细胞
	血管肉瘤样或神经上皮样（罕见）

二、恶性苗勒混合瘤

恶性苗勒混合瘤（malignant mixed mullerian tumor，MMMT）发生率约占子宫恶性肿瘤的5%。目前世界卫生组织将其命名为子宫癌肉瘤（carcinosarcoma of uterus），但由于肿瘤可有异源性成分，习惯上仍称恶性苗勒混合瘤。肿瘤的临床特征见表11-13。预后主要与肿瘤的分期相关。尽管MMMT传统上归类于子宫肉瘤，其本质是化生性癌。肿瘤的上皮和间叶成分均有Cytokeratin和Vimentin表达，免疫表型证实二者为同克隆来源；而且发病因素和转移的方式也与子宫内膜癌相似，通常是经过淋巴道转移至淋巴结而不像子宫肉瘤血行播散。因此，是肿瘤上皮的分化程度决定着其生物学行为，若肿瘤含高度恶性的癌，如浆液性或透明细胞性癌，则转移率较高；而与肉瘤的分化及其是否合并有异源性成分无直接关系，尽管大多数MMMT的癌性和肉瘤性成分均分化较差。

（1）大体：肿瘤呈息肉样充满宫腔，多伴有肌层浸润，但也有的肿瘤仅限于息肉内；约1/4的病例肿瘤伸入颈管或自宫颈外口脱出。

（2）光镜：为混合分布的恶性上皮和间叶成分。癌性成分多为子宫内膜样或浆液性分化，但也有黏液性、透明细胞、鳞状分化或混合性；肉瘤性成分多为梭形细胞，异源性分化包括横纹肌肉瘤、软骨肉瘤、骨肉瘤或脂肪肉瘤。转移的肿瘤多数以上皮成分为主，有时癌与肉瘤混合存在，非常罕见纯肉瘤成分。免疫组化表达：上皮成分CK、EMA弥漫强阳性和程度不等的Vimentin阳性；间叶成分Vimentin弥漫阳性，有时伴MSA、SMA阳性和灶性CK、EMA阳性。为了指导术后治疗，病理报告应包括：肿瘤的大小、部位、浸润肌层深度、是否累及宫颈、有无血管瘤栓和组织的切缘情况等；尤其是肿瘤癌性成分的组织学类型和分化程度，可为临床估价预后提供组织学依据。

第七节 输卵管病变

一、炎症

（一）急性输卵管炎

急性输卵管炎（acute salpingitis）常由淋球菌、葡萄球菌及链球菌等化脓性细菌引起，其中淋球菌感染为性传播疾病，其他各种病原体引起的化脓性炎并无特异性。急性化脓性输卵管炎常波及卵巢或盆腔其他器官组织，引起卵管、盆腔积脓，或卵管－卵巢脓肿形成。淋病性急性输卵管炎时黏膜只显示充血、水肿以及大量中性粒细胞浸润等，化脓性破坏常不明显。

（二）慢性输卵管炎

慢性输卵管炎（chronic salpingitis）大多由急性输卵管炎转化而来，常有以下几种类型。

1. 输卵管积脓

大部分为淋球菌感染所致，表现为卵管慢性非特异性炎及节段性积脓或较大卵管脓肿形成。脓肿较大时脓液吸收后，可导致输卵管积水。

2. 输卵管-卵巢脓肿

输卵管炎症累及卵巢后与之互相粘连形成炎症性输卵管-卵巢包块或脓肿，脓液吸收后可导致输卵管-卵巢囊肿。

3. 输卵管积水及滤泡性输卵管炎

绝大多数病例是由于输卵管积脓。慢性化脓性炎伴积脓，等脓液逐渐吸收后，脓腔内积留清亮液体，就形成输卵管积水。脓腔较大而形成的积水，可占据全部卵管，末端常闭锁或与卵巢或盆腔粘连；积水也可呈局限性。管壁常残留慢性炎症。

慢性输卵管炎有时继发黏膜皱襞粘连、增生，间质纤维化并有慢性炎细胞浸润。由于皱襞粘连可形成多房性积脓或积水，多房性结构似腺滤泡，故称为滤泡性输卵管炎。

4. 慢性间质性输卵管炎

卵管各层慢性炎细胞浸润，管壁增厚，常有不同程度增大，伞端常有不同程度粘连、闭塞。间质及黏膜上皮增生及化生，较陈旧病例间质常有较明显纤维肌组织增生，上皮也增生，构成腺肌瘤样结构。部分增生的腺体可突入肌层甚至浆膜层，易误诊为恶性，但慢性炎症病变明显，间质纤维肌组织增生，无癌性间质反应，上皮无明显异型性。

(三) 肉芽肿性输卵管炎

肉芽肿性输卵管炎 (granulomatous salpingitis) 中输卵管结核是最常见的，病变常为双侧性。输卵管常有炎症性破坏、变形、粘连及闭塞等病变。病变特点：①慢性非特异性炎；②干酪样坏死，或干酪样结核性肉芽肿形成，有时干酪样坏死不明显，但可见结核性肉芽肿；③黏膜上皮常伴发腺瘤样增生，这种腺瘤样增生有一定异型性，且可以嵌入肌层内，故易误诊为腺癌。但前者虽然有一定异型性，然而在异型性方面不如癌明显，肌层中腺体周常为肌纤维组织增生，不是癌性纤维性间质。增生腺体周有明显炎症及结核性病变。当增生腺体有子宫内膜样化生时要与子宫内膜异位区别。前者尚有其他型上皮，间质有明显肌纤维组织增生，炎症弥漫各层，无子宫内膜间质及出血。当输卵管有结核病变时，不要轻易诊断为输卵管癌。有时输卵管呈腺瘤样增生，只显示为非特异性慢性炎，甚至炎症不甚明显，全面检查多取材经常可找到典型性结核病变。

肉芽肿性输卵管炎除了结核外，尚可见血吸虫、真菌感染、Crohn病以及结节病等。

(四) 输卵管孤立性血管炎

输卵管血管炎较少见，可以是全身系统性血管炎的一部分，也可是输卵管孤立性病变，血管病变可显示为坏死性血管炎、巨细胞性动脉炎或增生闭塞性血管炎，除了血管炎病变外，有非特异性急性或慢性炎。

二、输卵管妊娠

输卵管是宫外孕较常见的部位。在未流产以前，常由于滋养细胞浸润破坏血管引起输卵管出血及积血，但早期妊娠或输卵管积血常无临床症状。有时这种血肿较大，取材不全时较难判断是输卵管妊娠所致。输卵管血管破裂出血可流入盆腔刺激腹膜引起炎症、吸收性肉芽及反应性浆膜增生。有时这种局部浆膜可呈腺样增生，易误诊为转移癌。增生间皮中也可有砂粒体形成。由于输卵管较薄，难以承受胚胎的发育至成熟，常在2个月末发生输卵管破裂流产，此时常伴有大出血。妊娠的诊断依靠查见输卵管壁有胎盘绒毛或滋养细胞浸润，有时出血坏死较严重，要多取材才能查见绒毛或滋养细胞或胎囊组织而确诊。

三、良性肿瘤及肿瘤样病变

(一) Walthard 细胞巢

在输卵管浆膜面可见单发，偶为多发的小结节状病变，有时临床误诊为转移性瘤结节。结节由扁平到立方样复层细胞构成，有时似复层上皮巢。一般无角化及明显细胞间桥分化。有时上皮巢中有柱状上皮被覆腺腔样结构，似Brenner上皮巢。

(二) 峡部结节状输卵管炎

峡部结节状输卵管炎 (salpingitis isthmica nodosa) 是一型特殊的慢性输卵管炎，临床可伴有不孕或异位妊娠。此病常为双侧性病变，在子宫角输卵管峡部有界限清楚结节状肿瘤样病变形成。光镜下间质纤维肌组织增生，肌纤维组织之间为小囊状扩张腺样增生上皮。炎症常不明显，似腺肌瘤结节。要注意。

（三）结节状蜕膜反应

此症状常在其他原因摘除输卵管时偶然发现，由异位蜕膜形成结节状病变，可见于输卵管黏膜或浆膜。这种蜕膜结节可由于妊娠异位反应或药物引起。

（四）异位组织

异位子宫内膜可位于输卵管黏膜或肌层内、浆膜或系膜内，在系膜内异位者常有平滑肌增生，形成输卵管样结构或腺肌瘤样结节；也可继发出血或出血坏死结节，或胆固醇性肉芽肿。输卵管系膜还可有肾上腺异位。

（五）化生性乳头状肿瘤

化生性乳头状肿瘤（metaplastic papillary tumour）不常见，典型的病变是产后做绝育术时偶然发现。病变累及部分输卵管皱襞，镜下很像浆液性交界瘤，乳头被覆细胞的胞质嗜酸性，有异型性和细胞出芽，但核分裂少见。有的为黏液上皮，分化很好。

（六）乳头状瘤、囊腺瘤和囊腺纤维瘤

乳头状瘤、囊腺瘤和囊腺纤维瘤（papilloma, cystadenoma and cystadenofibroma）多数为浆液性上皮，发生率远较卵巢少见。

（七）输卵管平滑肌瘤

此瘤很少见，与子宫平滑肌瘤相似。

输卵管尚可见腺瘤样瘤、腺纤维瘤及血管瘤等其他良性肿瘤。

四、交界性上皮性肿瘤

输卵管的交界瘤少见，组织类型和诊断标准同卵巢。有报道输卵管还可发生交界性腺纤维瘤，影像学上很像输卵管妊娠，组织类型以子宫内膜样上皮为主。

五、输卵管癌

输卵管癌少见，绝大部分患者为绝经后妇女，临床上主要表现为下腹痛、阴道分泌物增多或流血及盆腔可触性包块。这三种症状卵巢肿瘤也可以出现，故输卵管癌很少能术前诊断。

（1）大体：肿瘤大多是单侧性，也可双侧。输卵管肿大，可与周围粘连，早期很像慢性输卵管炎（图11-29）。切面呈灰白色实性或小囊性结节或乳头状。肿瘤可充满管腔，有出血及坏死。

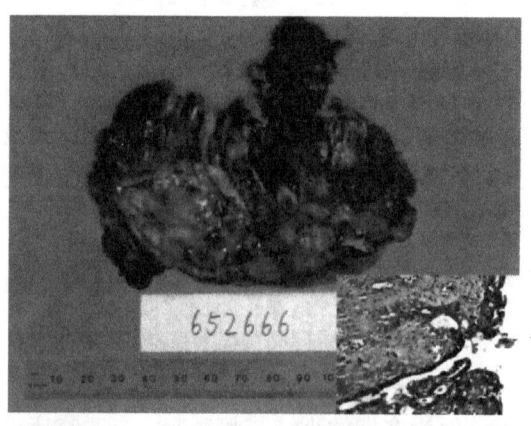

图11-29　早期输卵管癌的输卵管肿大，很像输卵管炎，镜下异型的肿瘤细胞而炎细胞不明显（HE）

（2）光镜：所有卵巢癌的组织学类型均可在输卵管发生，其中以浆液性最常见，其次为子宫内膜样、移行细胞癌或未分化癌等。少数也可见其他如鳞癌、腺鳞癌、淋巴上皮样癌等。

子宫内膜癌及卵巢的各型上皮性恶性肿瘤均可侵及输卵管，而且卵巢、子宫及输卵管癌在组织学上

都是 Mullerian 上皮癌，是输卵管原发癌还是子宫或卵巢转移癌不能单凭形态鉴别。诊断输卵管癌是原发还是转移，不是依据癌的形态特点，而主要是根据癌的浸润分布状况。如果输卵管是孤立的，即不伴有卵巢及子宫癌；或者输卵管癌较大，子宫及卵巢只有很小的灶状癌，则可认为输卵管癌是原发的；如果输卵管同时检见有广泛的或较大的子宫或输卵管癌，则输卵管癌可能是转移性的，即由子宫或卵巢转移来的。

输卵管上皮异型增生及上皮内癌，尤其重度异型增生与原位癌难鉴别，这二者的临床处理原则也是相似的，故实在难以鉴别时，可以不鉴别。可做出重度非典型性增生，可疑原位癌变的报告。原位癌与浸润癌的鉴别主要根据管壁的浸润，有浸润即为浸润癌。

输卵管浆液性上皮内癌，近年有学者研究提出形态学与免疫组化结合的诊断方案。形态学指标包括：细胞核增大（> 2 倍，与周围正常黏膜无纤毛细胞比较）和/或变圆；明显多形性；染色质异常（增粗或空泡核伴核仁突出）；≥ 1 核分裂（正常或不正常）；上皮复层（> 2 层）；细胞核模铸（molding）；凋亡小体。这些形态学指标中具备 2 项以上，并在数量上 > 10 个无纤毛细胞，且免疫组化 P53 阳性 > 75%，同时 Ki-67 指数 > 10% 者就可以诊断为上皮内癌。

六、上皮－间叶混合型肿瘤

（一）腺肉瘤

腺肉瘤很少见，不详述。

（二）癌肉瘤

这类肿瘤很少发生在输卵管。患者多为绝经后妇女，表现为腹部不适或阴道出血。形态学诊断标准见子宫。

七、妊娠滋养细胞疾病

这类疾病主要包括绒癌、胎盘床滋养细胞肿瘤、葡萄胎和胎盘床结节。这些病变的发生远较子宫少见，大约 40% 的绒癌发生在输卵管。

八、其他少见肿瘤

这类肿瘤主要为腺瘤样瘤、生殖细胞肿瘤、软组织肿瘤、恶性淋巴瘤/白血病和转移性肿瘤。卵管的转移癌大约 89% 来自卵巢，其次为子宫内膜，也有来自乳腺和盆腔外包括胆囊的个例报道。

第十二章

儿科疾病

第一节 儿童肿瘤病理学检查及运用

一、儿童肿瘤病理学检查

(一) 儿童肿瘤的病理学特点

(1) 儿童恶性肿瘤的种类与成人不同，成人多见的癌症如肺癌、肝癌、胃肠道癌、乳腺癌等，儿童极为少见。儿童恶性肿瘤以淋巴造血组织和胚胎残留组织的肿瘤多见，部分为儿童特有的肿瘤。

(2) 在年龄分布上：多数恶性肿瘤在4岁之内有一个发病高峰，包括白血病、肝母细胞瘤、肾母细胞瘤、神经母细胞瘤、视网膜母细胞瘤、胶质瘤；新生儿极少发生恶性肿瘤，但神经母细胞瘤、先天性白血病、先天性纤维肉瘤等相对多见。而淋巴瘤、骨肉瘤、性腺恶性肿瘤（除卵黄囊瘤外）则发生于较大儿童。

(3) 在性别分布上：无明显差异，大多数肿瘤男性略多于女性或男女发病相近，有些肿瘤则好发于女性，如平滑肌瘤或肉瘤、阴道葡萄状横纹肌肉瘤、青春期前外阴纤维瘤。

(4) 在组织形态上：由于胚胎发育及结构的特点，儿童肿瘤包含了广泛的不同类型的组织学形态。儿童恶性肿瘤很多表现为母细胞的特点，母细胞肿瘤多属胚胎残余组织肿瘤，如来自神经嵴、后肾嵴和卵黄囊壁的全能生殖细胞，其中很多肿瘤表现了胚胎发育过程的重演。因此这些肿瘤各自表现出胚胎发育不同分化阶段的特点，即肿瘤中常出现原始幼稚成分，如肾母细胞瘤中常见横纹肌、软骨等成分；另一方面，肿瘤中出现原始幼稚细胞向成熟分化的谱系改变，如神经母细胞瘤中可见未分化的神经母细胞向神经节细胞分化的谱系改变。另外有时需要与先天性畸形鉴别，如囊性胸膜肺母细胞瘤需要与先天性肺气道畸形四型鉴别。

(二) 儿童肿瘤的病理学检查

1. 肿瘤标本类型

正确的治疗来自正确的诊断，正确的诊断来自标本的检查。检查的标本来自下列几种方式，在可能的情况下，活检是一种必要且合适的手段，在确定病变性质、评价肿瘤的组织学分级、确定肿瘤的组织学类型、设计治疗方案和判断预后方面有重要意义。

(1) 血液涂片和骨髓细胞学检查。

(2) 穿刺活检：细针穿刺细胞学检查简便、快速、损伤小；内镜活检和在CT引导下（针芯）穿刺活检确保取材正确，能获取小块组织用以诊断。针取活检和细针吸取活检，样本太小不仅会影响诊断的准确性，而且可能没有足够的组织进行其他辅助检查，如细胞遗传学和电镜检查。

(3) 切取活检：主要适于浅表肿瘤及小于直径5 cm的肿瘤和不能完全切除的肿块。

(4) 切除活检：切除整个肿瘤和周围组织，适应大多数软组织肿块活检。后两者可做冷冻切片，对了解肿瘤良恶性和切缘有帮助，但确定诊断及组织学分级常有困难，有待石蜡。

2. 儿童肿瘤的病理学观察

观察必须重视肿瘤的发病年龄、性别、部位（浅部或深部）、大小，与周围组织的关系和肿瘤的生长方式等。

（1）大体：通常良性肿瘤体积小，边界清，有包膜。少数良性及低度恶性肿瘤边界不清，或浸润至邻近组织，如骨嗜酸性肉芽肿、婴儿血管瘤等。大多肿瘤为灰白色，但含血量较多或发生变性及含特殊色素或物质时，颜色可有不同：血管瘤多为暗红色；脂肪瘤、黄色瘤因含脂肪较多呈黄色；黏液成分较多时可为灰白色，半透明胶冻样；色素性神经鞘瘤可呈灰褐至黑色。肿瘤的颜色对诊断有一定参考价值。良性肿瘤结构与正常相应组织相似，出血、坏死、囊性变少见。恶性肿瘤一般体积较大，有一些肿瘤呈膨胀性生长，有假包膜或无包膜，如肾母细胞瘤、肝母细胞瘤。多数儿童恶性肿瘤肉眼或切面似肉瘤样，浸润性生长，常伴出血、坏死、囊性变。

（2）镜下：HE切片是病理诊断最基本、最重要的环节，一般应遵循"多处取材、仔细观察""从低、中到高倍镜"。病理组织学检查中应重视儿童肿瘤的病理学特点，观察瘤细胞形态，特别是核的形态特征，瘤细胞分化方向、分化程度、排列方式和结构，同时要注意肿瘤的间质反应等。

（3）良性：儿童的良性肿瘤的组织形态大致与起源组织相似，只是数量或结构排列上有差异。瘤细胞一般与起源的正常组织图像相似，有的则与胚胎发育过程细胞形态相似，如横纹肌瘤、脂肪母细胞瘤等。一般说来，儿童良性肿瘤的细胞及胞核的形状、大小和染色质都比较一致，核分裂象少。但一些儿童肿瘤，如婴幼儿血管瘤（infantile hemangioma）、幼年性黑色素瘤、婴幼儿血管周细胞瘤等组织学表现出细胞增生活跃的特点，表现为瘤细胞较大、轻度异型、核分裂象易见、细胞密集。但这些肿瘤仍属于良性病变。婴幼儿血管瘤内皮细胞增生活跃，血管腔小，有时很难见到血管腔，但随年龄增大细胞变得成熟且逐渐萎缩。

（4）恶性：儿童恶性肿瘤主要是肉瘤，其共同特征是常富于幼稚细胞，弥漫分布，瘤细胞具有异型性，核分裂易见，可见病理性核分裂象，并常伴有出血、坏死、囊性变。还要注意的是儿童肿瘤的发病特点，1/3白血病非实体性肿瘤，主要靠血液涂片和骨髓细胞学检查诊断，诊断标准是幼稚的造血细胞（淋巴母细胞、早幼粒/原粒细胞）。实体性肿瘤约占2/3，实体性肿瘤中大于1/4的病例为胚胎性肿瘤（如各类母细胞肿瘤）。瘤组织似胎儿早期分化和生长的组织或器官的未成熟成分；母细胞瘤表现为幼稚未成熟、核质比例增大，有些含有上皮和间叶成分，间质常富黏液，类似胎儿期的同类组织，可具有器官样结构。

（5）镜下观察要注意瘤组织结构：如菊形团样结构，即瘤细胞围绕空心呈放射状排列，胞核多居外周端，状如菊花样，其中心呈圆孔状者称真菊形团（Flexner-Wintersteiner菊形团），如视网膜母细胞瘤，中心无真正圆孔而为粉染的原纤维充填或不整齐之淡染区者称假菊形团（Homer-Wright菊形团），常见神经母细胞瘤、髓母细胞瘤，此外尤因肉瘤、室管膜瘤、肾母细胞瘤（Wilms tumor）、胸腺瘤也可见到这种结构。还要注意瘤细胞分化方向和分化过程：如横纹肌肉瘤中见到横纹肌母细胞核周出现肌丝束或形成横纹肌分化的特点；脂肪肉瘤中见到单个或多个脂滴样脂肪母细胞分化的特点；平滑肌肉瘤中可见核两端钝圆（杆状核），胞质内见纵行排列的肌微丝的特点；血管肉瘤中可见瘤细胞有不同程度地形成血管腔的趋势（原始血管腔）；在软骨肉瘤和骨肉瘤中，看到相应向软骨和骨分化的特点；神经母细胞中有时在瘤细胞间可见由树突状形成的细网状物和向神经节细胞分化的特点等，结合总体病变特点对明确对相应肿瘤的诊断和确定组织类型有较大帮助。

（三）儿童肿瘤的临床分期和组织学分级

儿童肿瘤的临床分期和组织学分级对病理诊断、临床治疗及判断患者预后非常重要，单纯的组织学类型尚不能为肿瘤的临床经过和治疗方案提供足够的信息。现代多学科儿童恶性肿瘤的治疗要求完全明确肿瘤的扩散程度，然后制定恰当的治疗方案或按国际既定方案进行治疗。分期对计划治疗是关键步骤，且对化疗和/或放疗的应用有指导作用。

临床分期主要以2010年国际抗癌协会（UICC）和美国癌症联合会（AJCC）制定的TNM分期系统为依据：T：原发性肿瘤，主要依据肿瘤大小和位置的深浅；N：局部淋巴结有无转移；M：远处转移。

将肿瘤的组织学分级及肿瘤大小、位置深浅、局部淋巴结转移情况和远处转移的情况综合分析。临床情况和组织学表现相结合（PTNM），更能反映肿瘤的全面情况。由于儿童恶性肿瘤的临床病理特征与成人有所差异，儿童恶性肿瘤各个病种的临床分期国际上已有规范，如神经母细胞瘤、肾母细胞瘤、横纹肌肉瘤等的临床分期。

神经母细胞瘤的临床分期（International Neuroblastoma Staging System，TNSS 1993）：

Ⅰ期：局限性肿瘤，可完全切除 ± 显微镜下残留病，同侧淋巴结阴性。

ⅡA期：局限性肿瘤不完全切除，同侧淋巴结阴性。

ⅡB期：局限性肿瘤 ± 大体完全切除，同侧淋巴结检查阳性，对侧淋巴结可肿大，但活检阴性。

Ⅲ期：不能切除的肿瘤浸润越过中线 ± 区域淋巴结受累；或局限性单侧性肿块伴对侧区域淋巴受累；或肿瘤位于中线部位，通过浸润（不能切除）或淋巴结受累，向两侧扩展。

Ⅳ期：任何部位原发肿瘤伴向远处淋巴结、骨、骨髓、肝、皮肤及其他器官播散（ⅣS期例外）。

ⅣS期：局限性原发肿瘤（属Ⅰ、Ⅱ期）但限于向皮肤、器官及/或骨髓播散，且患儿年龄 < 1岁。

肾母细胞瘤临床分期：

Ⅰ期：肿瘤局限于肾，包膜完整可完整切除，无肿瘤残余。

Ⅱ期：肿瘤突破肾被膜，但完整切除肾周脂肪囊、血管栓，切缘无肿瘤。

Ⅲ期：残余肿瘤局限于腹部，无血源转移（淋巴结转移、肿瘤破裂腹膜污染、腹膜种植、切缘阳性、不能完全切除肿瘤）。

Ⅳ期：有血源性转移（肺、肝、骨、脑）。

Ⅴ期：双侧肾累及。

横纹肌肉瘤临床分期：

Ⅰ期：局限性病变。

ⅠA期：局限于原发肌肉/器官。

ⅠB期：肿瘤超出原发肌肉或器官，但无区域淋巴结转移。

Ⅱ期：区域性的瘤组织细胞有局部浸润或局部淋巴结有转移的。

Ⅲ期：肿瘤未能完全切除或仅做活体组织检查，有肉眼肿瘤残存。

Ⅳ期：有远处转移（肺、肝、骨、骨髓、脑、远处肌肉和淋巴结）。

分级是根据肿瘤组织学表现来评价其恶性程度的，主要是其发生远处转移的可能性。肉瘤组织学分级对诊断、治疗和预后评估非常重要。病理学组织分级是建立在确定组织学类型基础上进行的。肉瘤分级（Grade）主要依据：细胞丰富程度；细胞异型性和多形性；核分裂象多少和有无病理性核分裂象；有无坏死及其程度。分级系统需要有正确的组织学诊断，有的分级系统甚至指定某种类型肉瘤必呈某一分级。习惯上恶性肿瘤组织学分级分为三级（$G_{1\sim3}$），如Costa三级法：G_1为高分化（分化好、低级别）；G_3为低分化（分化差、高级别），而介于两者间为中分化为G_2（表12-1）。但有作者认为肉瘤分为高级别（低分化）肉瘤和低级别（高分化）即可满足临床上的需求。亦有作者推荐将肉瘤分为四级（$G_{1\sim4}$），G_1为高分化肉瘤，G_4为低分化肉瘤，$G_{2\sim3}$介于两者间。

表12-1 Costa三级法简表

级数	恶性度	细胞分化	核分裂数	坏死	5年生存率
Ⅰ级	低度	高分化	< 1/HPF	无	100%
Ⅱ级	中度	中分化	1～5/HPF	< 15%	73%
Ⅲ级	高度	低分化	> 5/HPF	> 15%	46%

当然Costa分级法被认为是诸多分级法中具有简明、扼要、易掌握的优点的方法，但也并不是尽善尽美。例如，婴幼儿血管瘤、幼年性黑色素瘤，细胞密集，幼稚，核异型、核分裂象多见，若按Costa标准应属Ⅰ级肉瘤，但本瘤却是良性。因此，准确判断肉瘤的级别，要结合临床和多种参数进行

综合评价。

儿童恶性肿瘤很多表现为母细胞的特点，其中很多肿瘤表现了胚胎发育过程的重演。各自表现胚胎发育不同分化阶段的特点，这些都反映了儿童胚胎残余组织在发生肿瘤变后，可能受某些调控因素的影响，表现不同的分化或完全失去调控发生恶性增生。因此在肿瘤组织分级中要注意母细胞肿瘤的特点。有些肉瘤根据其生物学特性不再分级，如横纹肌肉瘤、滑膜肉瘤和横纹肌样瘤、骨肉瘤、软骨肉瘤、软组织透明细胞肉瘤、上皮样肉瘤、尤因肉瘤、促结缔组织增生性小圆细胞肿瘤等皆属 G_3，故不再分级。

儿童肿瘤根据其生物学特性可分为良性（ICD/0）、低度恶性/潜在恶性组织学类型（ICD/1）、原位癌（ICD/2）和恶性（ICD/3）。

低度恶性/潜在恶性组织学类型：婴儿纤维瘤病、脂肪纤维瘤病、巨细胞性纤维母细胞瘤、炎性肌纤维母细胞性肿瘤、隆突性皮肤纤维肉瘤、婴儿纤维肉瘤、肌纤维瘤病、网状血管内皮瘤、乳头状淋巴管内血管内皮瘤、Kaposi型血管内皮瘤、婴幼儿原始黏液样间叶性肿瘤、血管瘤样纤维组织细胞瘤等。

恶性组织学类型：神经母细胞瘤、肾母细胞瘤、肝母细胞瘤、肾透明细胞肉瘤、横纹肌样瘤、肾细胞癌、肝细胞癌、胚胎性横纹肌肉瘤、腺泡状横纹肌肉瘤、骨肉瘤、软骨肉瘤、腺泡状软组织肉瘤、软组织透明细胞肉瘤、滑膜肉瘤、上皮样肉瘤、尤因肉瘤、促结缔组织增生性小圆细胞肿瘤、生殖细胞瘤、胚胎癌、卵黄囊瘤、绒毛膜上皮癌。

要注意的是，肿瘤生物学分类中的中间性肿瘤和组织学上分级的中间级别的肿瘤是两回事，并且这两个名称和ICD-0的含义也不同，ICD/0指的是良性的肿瘤；ICD/1指的是潜在恶性和低度恶性（局部侵袭性或偶有转移性）的良恶性不确定的肿瘤；ICD/2指的是原位癌；ICD/3指的是恶性肿瘤。而组织上的分级（Grade）是指恶性肿瘤的分级，有些肉瘤根据其生物学特性不再分级，如横纹肌肉瘤、滑膜肉瘤和横纹肌样瘤、骨肉瘤等。

二、儿童肿瘤的病理诊断及报告内容

（一）儿童肿瘤诊断困难性

婴幼儿以细胞幼稚不成熟为特征的良性病变：此类病变主要以细胞幼稚或不成熟，且可见核分裂象，如婴幼儿肌纤维瘤、婴幼儿纤维性错构瘤、脂肪母细胞样脂肪瘤、胎儿型横纹肌瘤、生殖道横纹肌瘤。一些儿童肿瘤组织学表现细胞增生活跃，瘤细胞较大、轻度异型、核分裂象易见、细胞密集，如婴幼儿血管瘤、幼年性黑色素瘤、婴幼儿血管周细胞瘤、先天性中胚叶肾瘤等，这些肿瘤易误为恶性。例如，儿童骨性瘤样病变、纤维结构不良、非骨化性纤维瘤、骨性纤维结构不良、骨化性纤维瘤在组织学改变很相似；骨样骨瘤与骨母细胞瘤；动脉瘤样骨囊肿与毛细血管扩张型骨肉瘤在组织形态学都很相似，极易误诊。

不同组织起源胚胎源性肿瘤类型多，形态和组织结构相似，由近似原始或较原始的小圆形细胞（部分呈类圆形或短梭形）组成一组恶性肿瘤，如尤因肉瘤、胚胎性横纹肌肉瘤、神经母细胞瘤、肾母细胞瘤、低分化滑膜肉瘤、淋巴瘤等。一些梭形细胞肿瘤主要表现为瘤细胞长梭形或短梭形，细胞核为椭圆、梭形或杆状，瘤细胞呈束状、波浪状、编织状、漩涡状、栅栏状等排列方式，如纤维肉瘤、平滑肌肉瘤、梭形细胞横纹肌肉瘤、恶性外周神经鞘膜瘤、神经纤维肉瘤、胃肠道间质瘤（gastrointestinal stromal tumor，GIST）等。

不同部位/器官发生的肿瘤，命名相同，如肾透明细胞肉瘤、软组织透明细胞肉瘤，但两者是不同类型的肿瘤。

另新近报道的以上所述的一些儿童肿瘤的新病种，需要进一步认识与学习。

（二）肿瘤的病理学诊断

儿童肿瘤胚胎源性肿瘤类型多，给病理诊断带来相当大的困难。在病理诊断时，应全面掌握临床资料，对病理标本认真细致地检查，充分取材，合理选择辅助检查和结合病理医师的实践经验对准确的病理诊断和鉴别诊断具有重要的作用。

1. 必须全面掌握临床资料

临床资料如患者年龄、性别、病史长短、肿瘤部位、深浅、大小、数量、边界情况、生长速度、有无疼痛等，还需注意X线、CT、MRI及生化检查的结果。

2. 肉眼标本的检查

送检标本必须认真检查。注意肿瘤大小、有无包膜、颜色、质地、出血、坏死、黏液变等改变。一般良性肿瘤与肉瘤相比体积较小，有完整或不完整的包膜，有/无浸润性生长，出血或坏死少见。而肉瘤往往体积较大，假包膜或无包膜，浸润性生长，切面质软，鱼肉样，常见出血、坏死等。

3. 组织学检查

在观察HE切片时应重视肿瘤组织结构特征和仔细观察瘤细胞形态，特别是胚胎源性肿瘤的细胞核的形态特征，瘤细胞分化方向、分化程度，同时要注意肿瘤的间质反应，在全面掌握临床资料和仔细观察肿瘤形态学特征的基础上，再进行分析、比较、判断，提出诊断意见。对于病理医师，特别需注意"典型病变中找不典型"和"不典型病变中找典型"的诊断思维方法。

在诊断中提倡逐步提问分析的方法进行诊断思考，即"是肿瘤还是非肿瘤，是良性还是恶性，是肉瘤还是癌，是肉瘤又是何种类型的肉瘤"的原则。如果肿瘤组织学诊断难以明确，则应采取辅助诊断的技术，如特殊染色、免疫组化、电镜、分子病理等检测。

（三）儿童肿瘤病理报告的内容

病理报告为临床医师提供治疗的依据和评估预后的全部资料，应包括标本类型，肿瘤的解剖部位（如头颅、头颈部、胸腹壁、背部、腹股沟、会阴、外生殖区、腹膜后、胸腔内、四肢等），肿瘤的大小，组织学类型，组织学分级，肿瘤累及深度与附近组织关系，及坏死范围（在肿瘤中的百分比），是否有脉管内浸润，切缘情况（注明肿瘤离切缘最近一侧的距离）和辅助检查的结果，如特殊染色、免疫组化、电镜观察、细胞和分子遗传学检测结果等。必要时对于少见肿瘤、诊断不明的肿瘤增加讨论或注释。

三、辅助检查在儿童肿瘤病理诊断中的应用

儿童肿瘤临床病理诊断比较困难。随着科学技术的发展，病理诊断辅助性检查呈多元化，包括特殊染色、免疫组化、电镜和分子生物学方法，对提高病理诊断的准确性起着重要作用。

（一）组织化学/特殊染色

儿童肿瘤的不同组织和细胞含有各种特殊化学物质，如网状纤维、胶原纤维、弹力纤维、神经纤维、黏液、糖原、脂滴和分泌颗粒等，用特殊染色的方法可以显示出来，观察其数量和分布有助于其诊断与鉴别诊断。在外科病理诊断中常用的组化染色如下。

1. 网织纤维染色（嗜银纤维染色）

此方法可鉴别上皮来源的癌和间叶来源的肉瘤；另外，对于血管肉瘤和血管外皮细胞瘤也有一定价值。血管肉瘤的瘤细胞位于血管基膜内面，而血管外皮细胞瘤的瘤细胞位于血管基膜外，且瘤细胞间见丰富的网状纤维围绕瘤细胞，呈辐射状。

2. PAS染色

PAS染色除显示中性黏多糖外，也可显示糖原（用淀粉酶消化后呈阴性）。阳性反应物呈紫红色。尤因肉瘤，淀粉酶消化前PAS染色，瘤细胞胞质内有阳性颗粒，而淀粉酶消化后PAS染色呈阴性，证明尤因肉瘤细胞含有丰富糖原有助于诊断。腺泡状软组织肉瘤经PAS染色，瘤细胞胞质内可见抗淀粉酶消化的呈菱形或杆状的结晶体。

3. 脂肪染色

冷冻切片可用苏丹Ⅲ和油红方法，脂肪染成红色。对低分化脂肪肉瘤的诊断有意义。在脂肪染色中，除非有较多数量的瘤细胞呈明确的阳性反应，不然切勿轻易诊断为脂肪肉瘤。

4. 苦味酸酸性品红法（Van Gieson，VG）染色

肌纤维呈黄色，纤维组织呈红色，对纤维组织和肌组织鉴别有一定意义。

5. Masson 三色染色

肌纤维是红色，纤维组织呈蓝色，用于区别肌组织和纤维组织。

6. 磷钨酸苏木素（PTAH）染色

此方法在分化差的肌源性肉瘤中用于区别横纹肌和平滑肌。PTAH 染色能显示横纹肌细胞的横纹。

7. 黏液染色

用阿尔新蓝染色（alcian blue，AB）方法，黏液呈蓝色。甲苯胺蓝（toluidine blue）染色，黏液呈红色。用于区别细胞内的空泡是黏液或脂类成分。

8. 淀粉染色

可用刚果红法或甲基紫变色反应，用于鉴别肿瘤间质中的玻璃样物质和淀粉样物质。淀粉样物质，刚果红染色呈红色，甲基紫变色反应中呈紫红色。

9. 其他

黑色素染色，用于诊断黑色素瘤、透明细胞肉瘤和色素性隆突性皮肤纤维肉瘤。

（二）免疫组织化学在儿童肿瘤病理诊断中的应用

儿童肿瘤诊断中，应用免疫组化技术已成为重要甚至是不可缺少的一种辅助诊断手段。对于肿瘤组织分化的确定、预后判断和预测肿瘤对治疗效果的反应均具有重要的作用。

做好免疫组化染色的关键在于重视质量控制和标准化。以 HE 形态为基础，注意抗体的质量，了解抗体的相关表达谱。首选敏感和特异的抗体及其合理配伍。结果判断要正确、客观。

（三）超微结构

电镜在判断分化差的儿童肿瘤的分化方向上也是很有用的。特别对梭形细胞和圆形细胞性肿瘤，如平滑肌、骨骼肌、施万细胞、内皮细胞、球瘤细胞、颗粒细胞等肿瘤和尤因肉瘤、腺泡状软组织肉瘤、软组织透明细胞肉瘤、恶性间皮瘤，都具有各自不同的超微结构特点，并能提供明确的诊断依据。细针穿刺也可进行超微结构检查。虽然其组织识别度高，但费时费力，在常规病理诊断中已很少使用。

常见软组织肿瘤电镜诊断依据：

1. 横纹肌肉瘤

此瘤胞质内见肌节样结构，或粗（肌凝蛋白）细（肌动蛋白）两种肌微丝，平行排列或呈涡轮状，其横切面呈六角点阵排列（hexagonal array）。

2. 平滑肌肉瘤

此瘤胞质内含肌微丝（肌动蛋白），形成密体，细胞有基膜。

3. 恶性外周神经鞘膜瘤

瘤细胞有丰富的突起，其周围有基膜包绕，间质中可见 Luse 小体。

4. 血管肉瘤

瘤细胞形成微腔，可含红细胞，胞质内可见 Weibel-Palade 小体。

5. 腺泡状软组织肉瘤

此瘤胞质内可见大小不等中电子密度结晶，结晶体内可见深浅交替的平行条纹。

6. 软组织透明细胞肉瘤

此瘤胞质内含有发育不同阶段的黑色素小体。

7. 滑膜肉瘤

瘤细胞具有上皮及间叶双向分化的超微结构特征，如上皮细胞的桥粒连接及间叶细胞的中间丝。

8. 恶性间皮瘤

此瘤具有向上皮和间叶双向分化的特点，细胞表面具有长发样细的微绒毛。

9. 神经母细胞瘤

此瘤胞突内含有神经内分泌颗粒，并可见神经微丝微管。

10. 尤因肉瘤

此瘤细胞间有原始桥粒样连接，特征是胞质中有丰富糖原，呈池状聚集，有的可见神经内分泌颗粒。

11. 血管球瘤

此瘤具有平滑肌细胞的超微结构。

12. 纤维肉瘤

此瘤具有成纤维细胞特征，胞质内粗面内质网突出或分枝状扩展。

（四）儿童肿瘤细胞和分子遗传学

随着分子生物学技术的发展，肿瘤细胞分子遗传学检测的应用得到迅速发展。研究表明，在大多数儿童肿瘤中，存在克隆性或非随机性的细胞和分子遗传学异常，表现为染色体的数目和结构异常的有 68%～93%，相应基因出现突变或扩增，染色体的易位及产生融合性基因等。这些遗传学的异常有一定的特异性，如 90% 以上的尤文肉瘤存在 t（11；22）（q24；q12），涉及 FLIIEWS 基因；90% 以上的滑膜肉瘤存在 t（x；18）（p11；q11），涉及 SYT-SSX 基因融合；神经母细胞瘤可出现 Ip 缺失和双微体，后者涉及 N-myc 基因扩增；75% 腺泡状横纹肌肉瘤存在 t（2；13）（q35；q12），涉及 PAX3-TLS 基因融合。此技术不仅对儿童肿瘤诊断与鉴别诊断有重要价值，而且能为肿瘤生物学行为及组织形态学之间不同病因学联系的阐明提供有用的信息。

目前，用于检测基因异常的常用方法主要有：①细胞遗传学分析（cytogenetic analysis）：将肿瘤细胞培养至分裂中期，制片后染色使染色体显带，然后分析染色体的数目变化和结构改变（如易位、缺失、等臂染色体、环状染色体等）。②分子细胞遗传学技术（molecular cytogenetic assays）：主要为荧光原位杂交（fluorescent in situ hybridization，FISH）和比较基因组杂交（comparative genomic hybridization，CGH），前者应用较多，主要用于检测细胞的 DNA，尤其是用于检测基因在染色体的定位，了解基因扩增、缺失或变性。③分子生物学技术（molecular biology）：常用方法有 Southern 印迹法，PCR、RT-PCR（检测基因的突变、缺失、表达水平改变、甲基化及融合基因），DNA 测序和 DNA 单链构象多态性技术，主要用于检测已知和未知基因的突变、缺失、插入。

第二节 淋巴细胞性白血病

一、急性淋巴细胞性白血病／淋巴母细胞性淋巴瘤

前体淋巴细胞肿瘤（precursor lymphocytic tumor）包括急性淋巴细胞性白血病（acute lymphoid leukemia，ALLs）和淋巴母细胞性淋巴瘤（lymphoblastic lymphoma，LBLs），通常 B 淋巴或 T 淋巴细胞起源。绝大多数 ALLs 都来自前体 B 淋巴细胞，大部分的 LBL 是前体 T 淋巴细胞表型。一般情况下，由前体 B 淋巴细胞组成的 ALL 和 LBL 生物学上被视为是等同的，而由前体 T 淋巴细胞组成的 T 淋巴细胞 ALL 和 LBL 也是如此。要区别淋巴瘤和白血病是有点武断的。如果有明显的外周血或骨髓受累，则使用 ALL。如果肿瘤原发于髓外部位而很少或没有血液或骨髓受累，则首选用 LBL。传统上，血液或骨髓被 25% 或更多的淋巴母细胞累及被视为 LBL 和 ALL 的分界值，虽然普遍认为这种区分的临床或生物学意义非常有限。急性淋巴母细胞性白血病主要的临床表现包括疲劳、出血、骨痛、发热、淋巴结肿大、器官肿大和中枢神经系统受累症状，贫血、血小板减少和粒细胞减少常见。诊断要点包括：①骨髓或外周血中 25% 或以上的淋巴母细胞；②免疫表型证明前体 B 淋巴细胞（80%）或前体 T 淋巴细胞（20%）分化；③缺乏明显的髓系分化。

按照 2008 年版造血与淋巴组织肿瘤世界卫生组织（WHO）分类，前体淋巴肿瘤分为 B 急性淋巴细胞性白血病／淋巴母细胞性淋巴瘤（B-cell acute lymphoid leukemia/lymphoblastic lymphoma）、T 急性淋巴细胞性白血病／淋巴母细胞性淋巴瘤（T-cell acute lymphoid leukemia/lymphoblastic lymphoma），其中 B 急性淋巴细胞性白血病／淋巴母细胞性淋巴瘤又分为非特殊型和伴重现性遗传学异常两类。B 急性淋巴细胞性白血病占所有急性淋巴细胞性白血病 80% 以上。B 细胞母细胞性肿瘤和 T 淋巴母细胞肿瘤在生理

和临床上有所不同，但形态学上有相似性，因此在鉴别诊断方面是相似的。

1. B急性淋巴细胞性白血病/淋巴母细胞性淋巴瘤

这是一种克隆性的造血干细胞伴有前体B淋巴细胞分化的疾病，来源于前体B淋巴细胞（淋巴母细胞）。其以未成熟母细胞快速增殖为特点，伴有少量分化的形态学依据。定义这一肿瘤一般要求超过95%的细胞表达B淋巴细胞抗原，如CD19和HLA-DR，大部分有克隆性的免疫球蛋白重链基因重排。典型形态学表现为由小至中等大的母细胞组成。母细胞胞质少，染色质密度中等至稀疏，核仁不明显，累及骨髓和外周血（B急性淋巴细胞性白血病/ALL），偶尔表现为原发于淋巴结或结外部位受累（B淋巴母细胞性淋巴瘤/LBL）。

流行病学：主要发生于儿童，75%发生于6岁以下儿童。据估计，全球发病率为（1～4.75）/10万。

部位：从定义上讲，所有归为B-ALL的病例都有骨髓受累，外周血也常有累及，髓外受累也很常见。特别容易受累的部位包括中枢神经系统、淋巴结、脾脏、肝脏和男性的睾丸。在B-LBL中，最易受累的部位是皮肤、软组织、骨和淋巴结，纵隔肿块少见。

临床特点：大多数B-ALL都有骨髓衰竭的症状和后果，表现为血小板减少和/或贫血和/或中性粒细胞减少。白血病计数可减少、正常或明显增高。淋巴结、肝、脾肿大常见。骨关节疼痛可以非常突出。B-LBL患者不伴白血病表现时，通常无症状，大多数分期较早。头颈部症状在儿童常见。

形态学：淋巴母细胞在涂片和印片中变化很大，从小细胞至大细胞，小细胞胞质少，染色质致密，核仁不明显；大细胞胞质中等，呈浅蓝至蓝灰色，偶有空泡，染色质弥散，核仁清楚数量多。核圆形、不规则或扭曲。大约10%的病例胞质可见粗大的嗜天青颗粒。部分病例中淋巴母细胞胞质有伪足（手镜细胞，hand mirror cells）。大多数病例中，淋巴母细胞的形态不同于正常的B淋巴细胞前体细胞（原始血细胞），两者有可能会被混淆。后者典型表现为核质比更高，染色质更均一，无明显核仁。在骨髓活检中，B-ALL的淋巴母细胞相对一致，核呈圆形、椭圆形、略带凹陷或扭曲。核仁可从不明显到显著。染色质细而分散，核分裂象变化较大。在淋巴结或其他组织中，LBL的肿瘤细胞通常弥漫分布，少数仅累及淋巴结副皮质区。软组织中浸润的细胞通常呈单行排列、流水状。核分裂象通常较多，部分病例可见灶性"星空"现象。B和T淋巴母细胞增生的形态特征难以区别。

免疫表型：B-ALL/LBL中的淋巴母细胞几乎均表达B淋巴细胞标志物CD_{19}、胞质CD_{79a}和胞质CD_{22}。但是这些标记物本身没有特异性，它们同时表达或高强度表达时，强烈支持其B淋巴细胞系起源。在多数病例中，淋巴母细胞表达CD_{10}、表面CD_{22}、CD_{24}、PAX-5和TdT，但CD_{20}和CD_{34}的表达情况不定。CD_{45}可以阴性。另外，也可以表达CD_{43}和CD_{33}。但髓系标记物阳性并不能除外B-ALL的诊断。在组织切片上，CD_{79a}和PAX-5常用来显示B淋巴细胞分化，但前者也可与某些T-ALL反应，并不具有特异性。一般认为，在切片上，PAX-5是B淋巴细胞系最敏感和特异性的标记物，但在伴有t（8；21）的急性髓系白血病（AML）也可阳性，其他类型的AML，PAX-5阳性少见。利用抗MPO的抗体检测到白血病细胞髓过氧化物酶的表达，可除外B-ALL/LBL的诊断，并将提示急性髓系白血病或B/髓系白血病。

分子生物学：

（1）抗原受体基因：几乎所有的B-ALL都有IGH基因的克隆性DJ重排，此外，高达70%的病例可见到T淋巴细胞受体基因的重排，因此这些重排对于区分B或T系分化并无帮助。

（2）细胞遗传学异常和癌基因：在大多数的B-ALL/LBL病例中都可见到细胞遗传学异常。这些细胞遗传学异常定义了具有独特表型和预后特征的特异性实体。与这些实体无关的其他遗传学异常有del（6q）、del（9p）、E2A-HLF和21号染色体内AML1基因的扩增（iAMP21），后者在ALL的发生率约为5%。随着应用FISH研究来检测TEL-AML1易位的增多，iAMP21检出率不断增加，因而逐渐被认识，因为用于检测TEL-AML1易位的AML1探针，同样也可以检测出iAMP21。B淋巴母细胞白血病/淋巴瘤伴有遗传学异常的分类包括：B-ALL/LBL伴t（9；22）(q34；q11.2；BCR-ABL1)；B-ALL/LBL伴t（v；11q23）；MLL重排；B-ALL/LBL伴t（12；21）(p13；q22)；TEL-AML1（ETV6-RUNX1）；

B-ALL/LBL 伴超二倍体；B-ALL/LBL 伴亚二倍体（亚二倍体 ALL）；B-ALL/LBL 伴 t（5；14）（q31；q32）；IL3-IGH；B-ALL/LBL 伴 t（1；19）（q23；p13.3）；E2A-PBX1（TCF3-PBX1）。

鉴别诊断：B-ALL 的鉴别诊断与 T-ALL 是类似的，包括伴有微分化的髓系白血病（表达髓系标记）、分化不明确的髓系白血病（联合表达髓系和淋巴样抗原，或具有髓系和淋巴样分化的证据）、伯基特淋巴瘤/白血病[核仁更明显，明显嗜碱性的胞质，成熟 B 淋巴细胞免疫表型；t（8；14）遗传学异常]、大 B 细胞淋巴瘤（大细胞，成熟 B 淋巴细胞表型）、慢性粒细胞白血病淋巴母转化（之前有慢性粒细胞白血病病史，BCR-ABLI 融合基因阳性）、其他小圆蓝细胞肿瘤（包括尤因肉瘤、神经母细胞瘤、胚胎性横纹肌肉瘤、髓母细胞瘤，表现为黏附性生长，不表达淋巴系标记）、正常前体 B 细胞（原始血细胞）的反应性增生（缺乏核仁或不明显，B 细胞分化期间抗原获得的正常延续）；而 LBL 的鉴别还包括表现为肿块的类似病变，免疫表型是鉴别这些肿瘤的关键。

2. T 急性淋巴细胞性白血病/淋巴母细胞性淋巴瘤

其类似于前体 B 细胞肿瘤，是造血干细胞克隆性增生性疾病，但特征性地表达未成熟 T 淋巴细胞免疫表型。形态学上，T 急性淋巴细胞白血病和 T 淋巴母细胞性淋巴瘤是无法区分的，典型地由小到中等大的母细胞构成，染色质密度中等至稀疏，胞质少，核仁不明显，累及骨髓和外周血（T 急性淋巴细胞性白血病，T-ALL），或表现为原发于胸腺、淋巴结或结外部位受累（T 淋巴母细胞性淋巴瘤，T-LBL）。与 B 淋巴母细胞性病变相比较而言，T 淋巴母细胞肿瘤的瘤细胞大小更趋于一致性，尽管有时也难以区分。

流行病学：T-ALL 约占儿童 ALL 的 15%，青少年比儿童更常见；T-LBL 约占所有 LBL 的 90%，约占青少年非霍奇金淋巴瘤的 1/3。T-ALL 和 T-LBL 均为男性多于女性。

临床表现：T-ALL 典型表现为外周血白细胞计数升高、纵隔大肿块或其他组织肿块。淋巴结、肝脾肿大常见。其也可类似于 B-ALL 患者，表现为贫血、血小板减少、器官肿大和骨痛等，但粒细胞减少少见。T-LBL 常表现为前纵隔的一个生长迅速的肿块，引起的相应的临床症状，如气道阻塞引起的呼吸困难、食管受压所致的吞咽困难或上腔静脉综合征。也可能因为存在胸腔或心包积液影响肺和心脏的功能。

形态学：其类似于前体 B 淋巴细胞病变，形态学上是无法区分 T-ALL 和 T-LBL 的。细胞学上，淋巴母细胞可以从小到大，小的淋巴母细胞核圆形、核质比高、染色质相对致密、核仁不明显；大的淋巴母细胞胞质可增加，核稍不规则，伴有分散的染色质，可见数量不等的明显的核仁，有时可见胞质内空泡。组织学上，T-LBL 呈弥漫浸润生长方式为主，破坏淋巴结结构；偶见滤泡间浸润生长方式。常见淋巴结包膜外浸润并累及周围脂肪组织。核分裂象易见，可见"星空现象"，但不如伯基特淋巴瘤那么广泛存在。

免疫表型：T-ALL/TBL 最常见表达 TdT，CD_{34}，CD_{99} 和 HLA-DR，可表达 CD_{1a}、CD_2、CD_3、CD_5、CD_7、CD_4、CD_8 和 CD_{10}。

前体 T 细胞肿瘤类似于其对应的正常胸腺成分，因此认识正常胸腺的抗原表达模式对识别 T-ALL 很有帮助。例如，正常情况下胸腺外的 T 淋巴细胞不会表达 TdT 和 CD_{1a}，如果出现，则表明是异常的。在某些情况下，T-ALL 比 T-LBL 出现更原始的免疫表型，反映出更早期的胸腺细胞或甚至骨髓前体细胞的特性，很多情况下这些病例表达常见于急性髓性白血病（AML）的抗原。如前面提到的 CD_7，对 T-ALL 较为敏感，同时也表达于 AML；而 TdT 也可出现于约 20% 的 AML 病例，但是一般不会弥漫强阳性。CD_{117} 被认为是一个相对特异的髓系分化的标记物，偶尔也可见于 T-ALL，这些病例与 FLT3 基因激活性突变有关。近年的临床研究显示这种所谓的 T 前体细胞 ALL 患者预后特别差，该研究中的病例表达独特的免疫表型[CD_{1a}（-），CD_8（-），CD_5 弱，伴有干细胞或髓系抗原的表达]。由于髓系标记的表达较常见，明确区分 AML 和 T-ALL 有时是很困难的，此时 HLA-DR 可能比较有帮助，因为它表达于几乎所有 CD_7（+）的 ALL 而仅表达于很少部分的 T-ALL。CD_2 在 T-ALL 中的表达是变化较大的，而据报道 CD_2 的表达下降与无病生存率下降相关，但 CD_2 并非 T 淋巴细胞特异性表达，也表达于树突细胞前体细胞。其他T淋巴细胞抗原如CD_1、CD_3和CD_8特异性较高,但仅表达于不到一半的病例。所以表达胞质型的CD_3被视为最可靠的T淋巴细胞分化的特异性标记,但是,弥漫强阳性表达才是可靠的,因为在某些AML可以出现弱的CD_3表达。CD_4和CD_8可以双阳性,但并非T-ALL独有,也可见于T幼淋巴细胞性白血病(T-PLL)。CD_{10}阳性也可见于其他外周T淋巴细胞淋巴瘤,如血管免疫母细胞性T细胞淋巴瘤(AITL)。

大多数T淋巴细胞LBL有一个类似于晚胸腺皮质的表型,表达胞质型CD_3、TdT,CD_4和CD_8,但有别于正常胸腺细胞。这些变化包括全T淋巴细胞抗原的丢失和异常表达B淋巴细胞抗原(CD_{24},CD_9,CD_{21})或髓系抗原(CD_{33},CD_{13})。髓系标记物的出现不能排除T-ALL的诊断,也不能提示为混合表型T/髓系白血病,部分疑难病例需结合流式细胞术进行分型。

分子生物学:

(1)抗原受体基因重排:T-ALL/LBL几乎总是显示克隆性的T淋巴细胞受体基因(TCR)重排,但约20%的病例可同时出现IGH基因的重排。

(2)常见的T-ALL分子异常包括LYL1、TLX1(HOX11)、TAL1基因异常表达;其他的在易位中涉及的转录因子基因有MYC(8q24.1)、RBTN1(LMO1)(11p15)、RBTN2(LMO2)(11p13),LYL1(19p13)和胞质酪氨酸激酶基因LCK(1p34.3-p35),但在许多病例中,易位通过核型分析检测不到,只能通过分子生物学方法来检测。

鉴别诊断:T-ALL的鉴别诊断与B-ALL是类似的。

二、成熟B淋巴细胞性白血病

"成熟B淋巴细胞性白血病"这一专业术语在文献中是用于描述除了伯基特淋巴瘤/白血病之外,罕见的表达全B标记和膜表面免疫球蛋白抗原(sIg)、伴有轻链限制性的B淋巴细胞性白血病。在成熟B细胞淋巴瘤中,伯基特淋巴瘤在儿童中的发病率较成人高且容易出现骨髓累及;另外弥漫大B细胞淋巴瘤部分病例也出现骨髓累及(淋巴瘤/白血病),需要与其他类型白血病鉴别。其他的可发生于儿童的成熟B细胞肿瘤,如边缘区淋巴瘤、儿童滤泡性淋巴瘤等骨髓累及非常罕见。

1. 伯基特淋巴瘤/白血病

此病早期阶段可见于有瘤块的患者,但有极少数病例(主要是男性)只出现外周血和骨髓受累的白血病。这种伯基特淋巴瘤/白血病或根据FAB分类的急性淋巴细胞白血病-L3在诊断或疾病进展的早期阶段,容易累及中枢神经系统,对快速化疗十分敏感,易引起急性肿瘤溶解综合征。

流行病学:伯基特淋巴瘤/白血病属于罕见病例,约占所有儿童急性淋巴细胞性白血病病例的1%~2%。患者以男性为主(男女比率>4:1),中位年龄约为9岁。

部位:最常发生于腹部和颈部淋巴结及扁桃体。大约1/4的患者在诊断时有骨髓累及,5%~10%伴有中枢神经系统受累。

临床表现:类似于其他急性淋巴细胞性白血病,但往往病情进展迅速,容易出现中枢神经系统受累症状。

形态学:与发生于髓外的伯基特淋巴瘤细胞形态类似,肿瘤细胞中等大,呈弥漫、单一性生长,镶嵌样排列,有时细胞胞质收缩而出现界限清楚的边缘。核圆形,染色质细块状或疏松,多个中等大小的核仁、嗜碱性、位于核膜周围,胞质嗜碱性,常常含有脂质空泡。在骨髓涂片中这些细胞的细微结构更容易观察。在组织切片中肿瘤增殖指数(Ki67免疫组化染色)和凋亡指数都很高,"星空"现象常见。

免疫表型:与髓外伯基特淋巴瘤相同,与前体淋巴细胞白血病相比,特征性表达成熟B细胞标记如免疫球蛋白表面膜抗原(SmIg)、轻链限制性和全B细胞标记物。

分子生物学:存在8q24(c-myc)基因易位,染色体异常的形式包括t(8;14)(q24;q23),t(2;8)(p12;q24)或t(8;22)(q24;q11)。

鉴别诊断:主要与急性淋巴细胞性白血病、其他累及骨髓的小圆细胞肿瘤鉴别,需借助免疫组化标记进行鉴别。

2. 其他成熟 B 细胞淋巴瘤 / 白血病

累及骨髓 / 白血病在儿童罕见，相应疾病的文字不详细叙述，本节仅提供骨髓涂片供鉴别参考（图 12-1、图 12-2）。

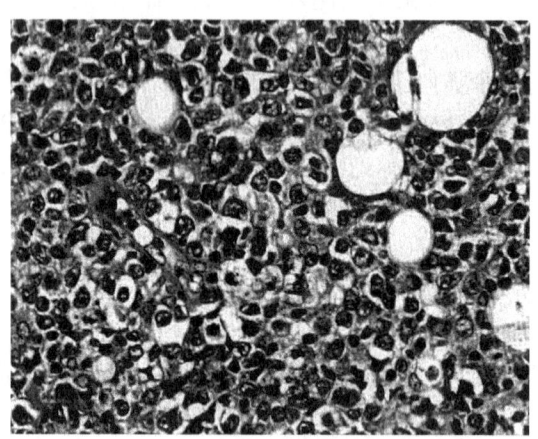

图 12-1　弥漫大 B 细胞淋巴瘤累及骨髓
髓腔内弥漫大的淋巴样细胞浸润，核空泡状或不规则，可见单小或数个核仁，胞质透亮或略嗜碱性

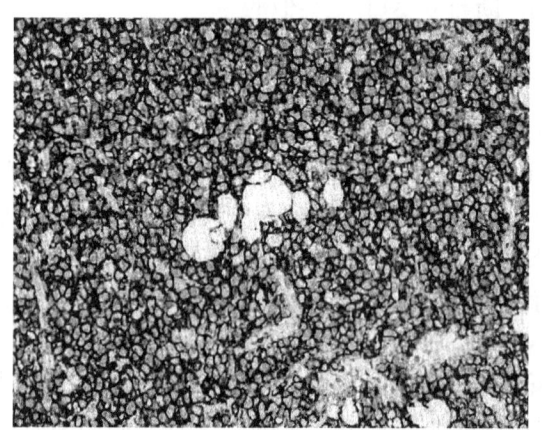

图 12-2　弥漫大 B 细胞淋巴瘤累及骨髓
髓腔内弥漫大的淋巴样细胞浸润，免疫组化肿瘤细胞 CD20 弥漫强阳性

三、成熟性 T 细胞和 NK 细胞白血病

成熟 T 细胞白血病，如 T 细胞前幼淋巴细胞性白血病、T 细胞大颗粒淋巴细胞白血病、成人 T 细胞白血病 / 淋巴瘤等罕见于儿童，不在本节叙述。侵袭性 NK 细胞白血病在儿童有少数病例报道，且与儿童 EBV 阳性的 T 淋巴细胞增殖性疾病有重叠，近年来也引起了越来越多的关注。

侵袭性 NK 细胞白血病是与 EBV 感染密切相关的具有侵袭性临床过程的系统性 NK 细胞肿瘤，又称为侵袭性 NK 细胞白血病（aggressive NK-cell leukemia）/ 淋巴瘤。

流行病学：是一种罕见类型的白血病，主要发生在亚洲人。患者主要是青年人和中年人，少数病例报道发生于儿童，无明显性别差异或男性略高于女性。

累及部位：最常累及的部位是外周血、骨髓、肝脏和脾脏，但其他任何器官都可能累及。由于外周血和骨髓中肿瘤细胞的数量有限，因此本病不同于通常所见到的白血病，本病也有"侵袭性白血病 / 淋巴瘤"的称谓。本病与累及多器官和结外的 NK/T 细胞淋巴瘤之间有交叉重叠，现在还不清楚是否侵袭性 NK 细胞白血病代表了结外 NK/T 细胞淋巴瘤的白血病状态。

临床表现：患者通常有发热、全身症状和白血病血象。外周血白血病细胞数可高可低（少数可大于白细胞总数的 80%）；贫血、中性粒细胞减少和血小板减少常见。血清中的乳酸脱氢酶水平明显升高。

肝脾大常见，有时也伴有淋巴结肿大，但皮肤病变不常见。此病可并发凝血病、噬血细胞综合征或者多器官衰竭。极少数病例可以从结外 NK/T 细胞淋巴瘤或者慢性 NK 细胞淋巴增殖性疾病发展而来。

虽然侵袭性 NK 细胞白血病可能只代表了 NK/T 细胞淋巴瘤的白血病表现，但是，下面这些特征对于侵袭性 NK 细胞白血病来说是独特的：中位年龄少于 10 岁、肝脾和骨髓累及的频率高、皮肤受累及的频率低、常表达 CD_{56}，无论采用什么治疗方法，这个播散性疾病的结果都同样是死亡。

形态学：外周血中的白血病细胞的形态表现比较广泛，可以从类似于正常的大颗粒淋巴细胞到核大、不规则、折叠、染色质细、核仁明显的异型细胞。胞质丰富、淡染或轻微嗜碱性，含有或粗或细的嗜甲苯胺蓝的颗粒。肿瘤细胞累及骨髓可以是微小浸润或局灶浸润或形成瘤块，其中可混杂一些组织细胞，并可见到噬血现象。在组织切片中白血病细胞呈弥漫或片状破坏性浸润。细胞单一，核圆形或不规则，染色质粗，可见小核仁，但有时也可见到明显的多形性细胞核。细胞凋亡和坏死常见。偶见血管侵犯。

免疫表型：肿瘤细胞呈 CD_2（+）、sCD_3（-）、CD_{38}（+）、CD_{56}（+），细胞毒性分子阳性。这种免疫表型与结外 NK/T 细胞淋巴瘤基本相同，只是 CD_{56} 常常阳性（75%）。CD_{11b} 可阳性，但 CD_{57} 通常阴性。肿瘤细胞表达 FAS 配体，患者血清中 FAS 配体水平增高。

分子遗传学及基因异常：TCR 基因常呈胚系状态，因此，克隆性只能用其他方法检测。例如，细胞遗传学研究和女性患者的 X 染色体失活模式。90% 以上病例存在 EBV 感染，并以克隆性颗粒形式存在。多种克隆性细胞遗传学异常已见报道，如 del（6）（q21；q25）和 11q 丢失。一项芯片比较杂交研究显示侵袭性 NK 细胞白血病和结外 NK/T 细胞淋巴瘤之间的遗传学改变存在明显的差异：7p-，17p- 和 1q+ 常见于前者，不见于后者；而 6q- 常见于后者，罕见于前者。

本病预后差，绝大多数病例均呈现出致死性的临床过程，常并发多器官衰竭、凝血病和噬血细胞综合征。中位生存时间不到 2 个月。对化疗反应差，即使因骨髓移植得到缓解的患者也总是复发。

鉴别诊断：需与骨髓内反应性 T 淋巴细胞增生、其他 T 细胞淋巴瘤累及骨髓、EBV 感染相关 T/NK 细胞增殖性疾病鉴别，细胞异型性、免疫组化全 T 标记物、CD_{56}、细胞毒颗粒标记和 EBV 原位杂交有助于与前两者鉴别，但与后者有时鉴别困难，需结合临床病程综合考虑。

第三节 急性髓细胞性白血病

急性髓细胞性白血病（acute myeloid leukemia，AML）是由外周血、骨髓或其他组织中髓系原始细胞克隆性扩展引起的疾病。它是一种临床、形态学和遗传学方面的异质性疾病，可累及一系或全部髓系系别。AML 的诊断要求外周血或骨髓中原粒细胞和/或原单核细胞/幼单核细胞和/或原巨核细胞≥20%。

髓系肉瘤是 AML 的同义词，而不管外周血或骨髓中原始细胞数量多少，除非患者之前有骨髓增殖性肿瘤（myeloproliferative neoplasms，MPN）或骨髓增生异常综合征（myelodysplastic syndromes，MDS）/MPN 的病史；髓系肉瘤在此种病例是急性转化的证据。若伴有 t（8；21）（q22；q22），mv（16）（p13.1；q22），t（16；16）（p13.1；q22）或 t（15；17）（q22；q12）等染色体异常，即使外周血和/或骨髓中原始细胞 < 20% 也可诊断为 AML。在某些急性红系白血病中，若红系前体细胞占骨髓细胞的 50% 以上且原始细胞占骨髓非红系细胞 20% 以上时，亦可诊断为红白血病。

流行病学：在世界内年发病率（2.5~3）/发病高峰期为出生后 3~4 年。

部位：外周血和骨髓，少数患者以髓外侵犯形成的瘤块（髓系肉瘤）为首诊症状。

临床表现：发热、贫血、血小板减少或中性粒细胞减少，出血症状最常见。近 40% 的患儿主诉关节疼痛，可能是因为白血病累及关节囊。器官明显肿大和中枢神经系统受累症状是婴儿期急性白血病的特征。少数患儿表现为髓外肿瘤肿块或绿色瘤，大多数是 AML 伴单核细胞的分化；眼眶、鼻窦和皮肤是绿色瘤好发部位。孤立的睾丸肿块在复发病例比原发病例中更为常见。

形态学：基于细胞形态学和细胞化学的白血病诊断在最近三十年发生了剧烈的变化，加入了更多的遗传学异常数据。最初的基于核的形态的法国－美国－英国（French-America-British，FAB）分类在预后和风险分层方面作用有限，但是，形态学评估仍然是诊断的第一步，指导之后的进一步检测。髓系原始细胞百分率对于髓系肿瘤的诊断与分型是很重要的，如前所述，外周血应分类计数200个血细胞，骨髓涂片应计数500个有核细胞来计算原始细胞百分率。骨髓活检无法准确计数，但骨髓活检中出现大的原始细胞灶性或成片分布则应视为白血病可能。原粒细胞、原单核细胞及原巨核细胞均包括在原始细胞计数之内。

原粒细胞胞体从稍大于成熟淋巴细胞到单核细胞大小或更大，中等至丰富的深蓝色至灰蓝色胞质，核圆形至卵圆形，纤细颗粒状染色质，通常可见几个核仁，但部分细胞核可明显不规则，骨髓涂片胞质内可见数个嗜天青颗粒。原单核细胞胞体大，胞质丰富，呈浅灰或深蓝色，涂片中可见伪足形成，核通常为圆形，有精细丝饰样染色质，一个或多个大而显著的核仁。幼单核细胞核轻微扭曲、折叠或弯曲，染色质匀细，核仁小、不明显或缺如，胞质有细颗粒。诊断急性原单核细胞白血病、急性单核细胞白血病和急性粒-单核细胞白血病，计数原始细胞百分率时，幼单核细胞被认为等同于原单核细胞，因为两者区分常较困难且均被视为原始细胞。另一方面，区分幼单核细胞与较成熟而形态异常的白血病性单核细胞也有困难，但却很重要，因为确诊为急性单核细胞白血病或急性粒单核细胞白血病还是慢性粒单核细胞白血病往往取决于两者的区分。异常单核细胞较幼单核细胞染色质浓密，核有不同程度的凹陷、折叠，胞质灰色，有丰富的淡紫色颗粒，通常核仁缺如或不明显。不要把异常的单核细胞等同于原单核细胞。

原巨核细胞胞体通常为中等至较大，核圆、凹陷或不规则，染色质呈纤细网状，核仁1～3个，胞质嗜碱性，常无颗粒，可有胞质泡状突起。小的发育异常的巨核细胞和微小巨核细胞不是原始细胞。急性早幼粒细胞白血病中，异常早幼粒细胞等同于原始细胞。除了在罕见的"纯"红系白血病中原红细胞被视为原始细胞之外，不应将它们包括在原始细胞计数之内。骨髓活检石蜡包埋组织切片中区分各种幼稚细胞的形态观察不如涂片的细致，但是与涂片可以互补，尤其是可以在切片上进行免疫组化染色。

免疫表型：免疫表型分析对于区分急性髓系白血病微分化型与急性淋巴细胞白血病及在慢性粒细胞白血病对区分急性髓细胞变与急性淋巴细胞变都有重要作用。在伴有重现性遗传学异常的AML中，有几种具有特征性的表型，有助于针对个体病例进行遗传学和分子学检测。其他AML的免疫表型则高度异质性，这或许是由于高度的遗传学多样性所致。

现在已有不少可与石蜡包埋骨髓活检组织切片中多种与髓系细胞相关标记（如MPO、CD_{117}、CD_{34}、溶菌酶Lys、CD_{13}、CD_{33}等）发生反应的抗体。CD_{34}、CD_{117}为祖细胞标记，联合应用可识别原始（母）细胞。MPO髓过氧化物酶阳性表明为髓系分化，但阴性并不能排除为髓系，因为早期原粒细胞和原单核细胞可以不表达MPO。原单核细胞可表达非特异性酯酶（NSE），而MPO阴性或弱阳性。多数幼单核细胞表达NSE，MPO可能阳性，可表达溶菌酶Lys。原红细胞、原巨核细胞和原淋巴细胞均为MPO阴性，CD_{235a}和CD_{117}阳性。对于有很多巨幼样变原红细胞的病例[如难治性贫血伴原始细胞增多（RAEB）或急性红白血病]，血型糖蛋白或血红蛋白免疫组化染色有助于它们与原粒细胞鉴别，CD_{61}或CD_{42}染色常有助于确认异常的巨核细胞。

分子生物学：细胞遗传学在儿童AML是最重要的预后预测因素。细胞遗传学异常见于70%～85%的小儿急性髓细胞白血病，并是形成分类和风险分层的基础。儿童急性髓细胞白血病的细胞遗传学和分子亚型的预后意义与成年人相同，尽管其分布有差异。例如，MLL（11q23）易位的频率从婴儿的接近40%减少到大龄儿童的10%，而t（1；22）（p13；q13）易位导致的RBM15/MKLI（OTTMAL）融合基因异常表达只发生于非唐氏综合征相关的急性原巨核细胞性白血病患儿。NPM1和FLT3突变较少在儿童急性髓细胞白血病被观察到。NPM1突变发生在8%～10%的儿童急性髓细胞白血病且大约25%的这些患儿染色体核型正常，而在成人急性髓细胞白血病的总体突变频率是35%和60%的人具有正常核型。FLT3内部串联重复（FLT3 ITD）的频率在儿童与成人分别是20%~30%对比10%~15%。NPM1和FLT3突变预后的影响在儿童与成人患者是类似的，即缺乏FLT3 ITD而存在NPM1突变与预后良好相关；NPM1突变与FLT3 ITD共存的预后中等；FLT3-ITD单独存在则预测预后不良。NPM1在疾病的演变过程中突变稳定，可能作为微小残留病变检测的标记物。

鉴别诊断：以原始细胞为主的急性髓细胞性白血病鉴别诊断包括急性淋巴细胞性白血病、急性巨核细胞白血病、混合表型急性白血病和较罕见的大细胞淋巴瘤白血病期，免疫分型检测对区别这些疾病是必不可少的，部分病例需要借助流式细胞术进行鉴别。

第十三章

肿瘤标志物诊断

第一节 肿瘤标志物概论

一、肿瘤标志物的基本概念

肿瘤标志物是1978年Herberman在美国国立癌症研究院（NCI）召开的人类免疫及肿瘤免疫诊断会上提出的，次年在英国第七届肿瘤发生生物学和医学会议上被确认。随着生物技术的发展和肿瘤发病机制研究的深入，特别是近年来用蛋白质组学技术筛选和检测肿瘤标志物，人们发现了许多新的标志物，对于肿瘤标志物概念的认识也越趋向完整和深入。

（一）肿瘤标志物

肿瘤标志物（Tumor Markers）是指伴随肿瘤出现，在量上通常是增加的抗原、酶、受体、激素或代谢产物形式的蛋白质、癌基因和抑癌基因及其相关产物等成分。这些成分是由肿瘤细胞产生和分泌的，或是被释放的肿瘤细胞结构的一部分，它们不仅仅存在于肿瘤细胞内，还经常释放至血清或其他体液中，能在一定程度上反映体内肿瘤的存在。

从细胞水平分析，肿瘤标志物存在于细胞的细胞膜表面、胞质或胞核中，所以细胞内、外各种成分均能作为肿瘤标志物，尤其是细胞膜上各种成分，包括膜上抗原、受体、酶与同工酶、糖蛋白、黏附因子、胞质内所分泌的癌胚抗原（carcinoembryonic antigen，CEA）、肿瘤相关抗原（tumor-associated antigen，TAA）、酶及转运蛋白和细胞核内有关的基因等。这些物质可分泌到循环血液和其他体液或组织中，通过免疫学、分子生物学及蛋白质组学等技术和方法测定其表达的水平或含量，从而应用于临床，作为肿瘤的辅助诊断、监测肿瘤治疗的疗效以及判断预后的检测指标。另外，随着分子生物学和癌基因组的进展，染色体水平上的变化，包括转录组学和mRNA等物质是否能作为肿瘤标志物，目前正在进行深入的研究，相信DNA水平和RNA水平的研究会更加丰富肿瘤标志物的理论和应用。

（二）理想的肿瘤标志物

理想的肿瘤标志物应符合以下几个条件：①敏感性高；②特异性强；③肿瘤标志物和肿瘤转移、恶性程度有关，能协助肿瘤分期和预后判断；④肿瘤标志物浓度和肿瘤大小有关，标志物半衰期短，有效治疗后很快下降，较快反映治疗后的疗效及体内肿瘤发展和变化的实际情况；⑤存在于体液中的肿瘤标志物，特别是血液中，易于检测。遗憾的是，至今发现的一百余种肿瘤标志物，很少能满足上述要求。

当前临床所应用的肿瘤标志物在肿瘤鉴别的特异性（specificity，即健康人及良性疾病患者表达应为阴性）及灵敏度（sensitivity，即肿瘤患者表达均应为阳性）方面，还没有任何一个能达到很理想的程度。目前除甲胎蛋白（AFP）和前列腺特异性抗原（PSA）外，在临床上还没有发现有器官特异性较强的肿瘤标志物。研究分子标志物时通常采用的方法包括：横断面研究、病例对照研究、前瞻性研究和干预研究。对于肿瘤标志物的临床试验评估涉及：①设立健康人群组，非肿瘤患者组，不同分期的患者组，每组病例应>200例；②试验应为结合临床治疗观察的前瞻性研究；③结论要用Meta分析，如做回顾性研究须用多因素分析；最后用受试者工作特征曲线（ROC曲线）确定肿瘤标志物的判断值（Cut-Off）。

对于存在于组织和细胞中的肿瘤标志物，一般需要取得细胞和组织的标本，然后用基因分析法和组织化学法测定其含量变化；而临床生化法测定的大多是血液中的肿瘤标志物。美国临床肿瘤学会（ASCO）发表的肿瘤标志物应用指南，特别强调测定血液中的肿瘤标志物。绝大部分体液中的肿瘤标志物既存在于肿瘤患者中，也存在于正常人和非肿瘤患者中，只是在肿瘤患者中的浓度高于非肿瘤患者。大多数肿瘤标志物在某一组织类型的多个肿瘤中呈阳性，但阳性率不一。学术界往往把阳性率较高的一种肿瘤或一类肿瘤看成这一标志的主要应用对象。表13-1列举了一些肿瘤标志物的相对特异性表达的器官及其主要应用范围。

表13-1 一些肿瘤标志物及其主要应用范围

肿瘤标志物	相关器官与主要应用范围
甲胎蛋白（AFP）	肝癌和精原细胞瘤
癌抗原125（CA125）	卵巢癌
癌抗原19-9（CA19-9）	胰腺癌
癌抗原15-3（CA15-3）	乳腺癌
癌抗原724（CA724）	胃癌
降钙素（Calcitonin）	甲状腺髓样癌
人癌胚抗原（CEA）	直、结肠癌
绒毛膜促性腺激素（hCG）	非糖原细胞瘤（胚胎癌、畸胎瘤、绒毛膜细胞癌和卵黄囊肿瘤等）、精原细胞瘤
雌激素受体（ER）	乳腺癌内分泌治疗的疗效评估和预后判断
孕激素受体（PR）	乳腺癌内分泌治疗的疗效评估和预后判断
前列腺特异性抗原（PSA）	前列腺癌
鳞状细胞癌抗原（SCCA）	鳞状细胞癌（食管癌、肺癌；膀胱癌、子宫颈癌等）
组织多肽性抗原（TPA）	多种肿瘤

二、肿瘤标志物的分类

国内学者根据肿瘤标志物的来源、分布、生物学特性及其与肿瘤关系的基本原则，一般将肿瘤标志物分为五类。

（一）原位性肿瘤相关物质

此类物质在同类的正常细胞中含量甚微，但当细胞癌变时迅速增加，如Bence-Jones蛋白。随着测定方法灵敏度的提高，此类物质对肿瘤诊断的意义和作用更加明显。

（二）异位性肿瘤相关物质

此类物质，如异位性激素，是由恶变的肿瘤细胞产生，不是同类正常细胞的组分。例如，在肺癌时，血液中促肾上腺皮质激素（adrenocorticotrophic hormone，ACTH）可以明显升高，这是肺癌细胞分泌ACTH所致。这类物质表达的特异性一般较强。

（三）胎盘和胎儿性肿瘤相关物质

当胎儿成长后，一些物质消失，而在成人组织细胞癌变时，这类胚胎性物质又再次产生或表达。此类物质可分为三类：①癌胚性物质，如癌胚抗原（CEA）、甲胎蛋白（AFP）、碱性胎儿蛋白（basic fetoprotein，BFP）和组织多肽抗原（tissue polypeptide antigen，TPA）；②癌胎盘性物质，如妊娠蛋白（pregnancy protein，SP）；③激素（如人绒毛膜促性腺激素hCG）和酶及同工酶。

（四）病毒性肿瘤相关物质

凡能引起人或动物肿瘤生成或细胞恶性转化的病毒，统称为肿瘤病毒。与肿瘤有关的病毒有HTL-I病毒（成人T细胞白血病）、EB病毒（Burkitt淋巴瘤）、HPV病毒（宫颈癌与皮肤癌）、乙型和丙型肝炎病毒（肝癌）和人巨细胞病毒等。

（五）癌基因、抑癌基因及其产物

癌是基因性疾病，相关基因的突变和调控异常可促使细胞癌变。在癌变中首先是各种致癌因素诱发癌基因激活和抑癌基因失活及其产物表达异常，而这些变化是肿瘤发生和发展的重要标志。前四类是肿瘤基因表型标志物，而癌基因、抑癌基因以及肿瘤相关基因的改变是肿瘤的基因型标志物，这里仍归到肿瘤标志物。

三、肿瘤标志物的生物学意义

细胞遗传特征分析表明，所有体细胞均由基因相同的亲本细胞继代衍生而来。细胞癌变，癌的特征也可由亲代癌细胞传给子代癌细胞，一个癌细胞就可繁衍为一个恶性肿瘤组织块，而这些变化的生物学基础就是肿瘤相关基因的异常改变。这些基因的改变是决定细胞增殖、生长、分化的关键因素。无论是致癌剂引起的体细胞基因突变和/或遗传因素导致生殖细胞突变，或是正常基因丢失以及正常细胞分化过程中基因调控异常，均可使基因发生突变或表达调控紊乱，出现异常表型，影响细胞形态和生物活性，导致癌变发生。

在细胞癌变过程中，癌细胞主要表现为无限制地增殖，分化不良，浸润周围组织和向邻近组织转移、扩散，这些均是致癌因素引起靶细胞基因表达和生长调控异常的结果，结果导致蛋白质合成紊乱，产生异常的酶和同工酶、胚胎性抗原的产生等。这些物质均可作为临床辅助诊断、判断疗效、观察复发、鉴别诊断的基础。但目前由于缺少非常特异性的肿瘤标志物，以此进行肿瘤的早期诊断尚有困难，很难反映出癌前病变。上述两类标志物在肿瘤诊断和预后判断中的特异性、灵敏度和可行性是不同的（表13-2），如联合应用则可较全面地评价肿瘤发生、发展情况和提高诊断效率。

表13-2 肿瘤基因和表型标志物在临床应用中的评价

肿瘤标志物	特异性	灵敏度	可行性
肿瘤基因标志物	+++	++++	
与细胞转化有关的标志物	+	++	+++
肿瘤基因表型标志物	+	+	+++

四、肿瘤标志物研究内容及相关技术

肿瘤标志物的研究内容包括生物化学、免疫组织学和肿瘤免疫显像等几个方面。分子生物学、蛋白质组学等相关技术的发展为肿瘤标志物的研究大大拓展了研究内容和思路。

（一）生物化学和组织学鉴定技术

此技术用生化分析法无损伤性地分析肿瘤细胞或与之相关的机体反应所产生并分泌到体液中的物质，同时进行定量测定。它对于肿瘤患者的检测是很有意义的。而组织化学技术则可从形态学上详细阐明细胞分化、增殖和功能变化的情况，有助于确定肿瘤组织类型分布，进行肿瘤定位、分期、预后和临床特征的分析。

（二）分子生物学技术

随着人类基因组计划研究的完成，应用新的生物学技术，通过分析基因结构和功能的改变，进行肿瘤发病机制，特别是癌基因、抑癌基因、转移抑制基因、耐药基因与肿瘤相关基因及其产物的研究也是肿瘤标志物的重要研究内容。基因诊断技术具有其特有的高灵敏度和高特异性，可以直接查明基因水平的变化。该部分目前包括很多新的技术，如基因芯片、组织芯片、蛋白质芯片等。

1. 基因芯片技术

基因芯片或DNA微阵列（DNA Chip microarray）是指将大量靶基因或寡核苷酸片段有序地高密度固定（包被）在固相载体（玻璃、硅等）上，与探针杂交，经激光共聚焦显微镜扫描，通过计算机系统对荧光信号做出比较和检测。可以高通量分析数千种基因表达情况，从而可以观察肿瘤发生过程中不同基因的变化，为肿瘤病理基因分类、肿瘤早期发现，尤其是肿瘤相关基因发现，提供了非常大的可能。

2. 组织芯片技术

组织芯片或组织微阵列技术（tissue microarray）是在 DNA 微阵列基础上发明的，该技术先根据染色结果确定肿瘤类型、分期，再确定取样组织的位置，以研究基因或其表达产物在不同肿瘤组织中异常表达的情况。因此，组织芯片应用范围很广，可用于检测基因表达、寻找未知基因表达突变体与多态性、筛选药物以及发现不同肿瘤基因表达谱，从而观察不同肿瘤不同的基因异常表达。

3. 蛋白质芯片技术

蛋白质芯片技术是高通量、微型化与自动化的蛋白质分析技术。蛋白质芯片主要有两种：一种类似 DNA 芯片，即在固相支撑物表面高密度排列的探针点阵，可特异地捕获产品中的靶蛋白，然后通过检测器对靶蛋白进行分析；另一种是微型化的凝胶电泳板，在电场作用下，样品中蛋白质通过芯片上的泳道分离开来，经喷雾直接进入质谱仪中进行检测，以确定样品中蛋白质的量及种类。

（三）组学技术

基因组学和蛋白质组学及其技术的发展形成了新的组学技术。它包括：基因组学——研究人类基因变异所需测定的基因组组成及其序列；转录组学（基因表达的策略）——从基因的转录水平即 RNA 水平研究所有基因表达；蛋白质组学——用质谱法研究人体蛋白质的表达；代谢组学——用磁共振（nuclear magnetic resonance，NMR）和图像识别技术研究体液代谢物。组学技术是新的标志物的"发现工具"，目前已用于寻找和筛选新的肿瘤标志物。目前，在蛋白质组学中常用的是飞行时间质谱技术（SELDI-TOF-MS），也称蛋白质指纹图谱技术。该技术的原理是将蛋白样品点在特殊的基质上，在激光照射后，蛋白发生解离作用，带电的分子在通过电场时加速，记录仪记录飞行时间的长短，质量越轻，相对所带的电荷越多（质荷比 M/Z 越小），飞行时间越短。信号由高速的模拟-数字转化器转化并记录，被测定的蛋白质以一系列峰的形式呈现，这些特异的峰可看成此类蛋白的指纹图谱。利用该技术可从样本中分离出大量感兴趣的蛋白或标志物。

此外，肿瘤免疫显像技术与分子影像学也是肿瘤标志物研究的重要工具。该技术有助于肿瘤定位。具体来说就是主要利用放射性标记的肿瘤标志物的特异性抗体，进一步确定肿瘤细胞在组织和器官的定位，不仅利于对肿瘤的定位和诊断，同时帮助进一步施行外科手术等相应治疗。

五、肿瘤标志物的发展史及展望

（一）肿瘤标志物的发展史

肿瘤标志物的发展大致经历了 5 个不同阶段，第一阶段是 Bence Jones 蛋白的发现开创了肿瘤标志物研究阶段；之后是酶与同工酶在肿瘤检测中的应用；具有跨时代意义的是特异性单克隆抗体阶段即第三阶段，使得糖链抗原成为肿瘤标志物的重要研究内容；第四个阶段则是随后的肿瘤基因标志物成为当今研究的热点；目前已经发展至第五个阶段，即系统肿瘤标志物研究阶段。

早在 1848 年 Henry Bence Jones 在多发性骨髓瘤患者的尿中发现了一种特殊蛋白，后来称为本周蛋白（Bence Jones 蛋白），与骨髓瘤发生有关，该蛋白可作为诊断多发性骨髓瘤的指标。这是第一个肿瘤标志物，也是肿瘤标志物发展的开创阶段，即第一阶段。随后到 1927 年 Ascheim S. 和 Zondek B. 在妇女尿中发现绒毛膜促性腺激素（hCG）与妇女妊娠有关，也与妇科肿瘤有关。1928 年 Brown W. H. 和 Cushing H. 在具有库欣（Cushing）综合征和小细胞肺癌患者中观察到促肾上腺皮质激素（ACTH）。此后，Gutaan A. B. 等发现酸性磷酸酶可作为前列腺癌的标志物。1954 年发现乳酸脱氢酶（Lactic Dehydrogenase，LDH）与肿瘤有关，几乎在许多恶性肿瘤中均能检测到其活性。1959 年，Markert 等认为同工酶可以作为肿瘤标志物。1968 年 Fishman W. H. 等在人类肿瘤细胞中发现碱性磷酸酶。由此，Markert C. 等认为在恶性肿瘤情况细胞受到损伤，这些酶与同工酶会释放到外周血中，因此，酶与同工酶也可作为肿瘤标志物，但其特异性不强。这是肿瘤标志物发展的第二阶段。

20 世纪 60 年代以后，苏联 Abelev 发现 AFP 与肝癌有关，Gold P. 等从结肠癌组织中发现了癌胚抗原（CEA），为寻找肿瘤相关抗原奠定了基础。Rosen 等发现胚胎蛋白可作为肿瘤标志物，同时建立了免疫学测定法检测血中的肿瘤标志物，从而开始在临床上较普遍地应用血清中肿瘤标志物。1975 年 Kohler

H.和 Milstein G.创建了单克隆抗体技术，并因此获得了 1984 年诺贝尔生理学和医学奖。酶联免疫技术和单克隆抗体技术的发展，以及蛋白质纯化技术的应用，使得寻找肿瘤相关抗原的研究进一步发展，从而发现一大批糖脂、糖蛋白和黏蛋白（Mucins）等肿瘤相关抗原，这一类抗原的化学组成是以碳水化合物为主，而且与肿瘤相关，因此又统称为肿瘤抗原（Cancer Antigen，CA）。1978 年美国 Koprowski H. 在其实验室用黑色素瘤制备单克隆抗体，接着用结肠癌细胞制备出单克隆抗体，能识别糖类抗原（CA19-9），从此应用各种癌细胞和与癌有关的可溶性抗原制备单克隆抗体，从而发现了一系列特异性较强的肿瘤标志物，为肿瘤标志物的应用开辟了广阔的前景。这是肿瘤标志物发展的第三阶段。

1976 年 Rose 发现鸡正常细胞中有 V-src 同源基因，称之为细胞基因或原癌基因，而这些癌基因与肿瘤发生有关，即肿瘤的基因标志物。Bishop M. 等由于在癌基因研究中的卓越贡献，获得了 1989 年度诺贝尔生理学和医学奖。Bishop M. 等的研究将肿瘤标志物的研究从分子水平提高到基因水平，为将肿瘤基因（包括肿瘤标志物）应用于肿瘤的诊断和治疗奠定了基础。由于分子生物学技术的发展与应用，特别是随着人类基因组计划（HGP）的顺利实施以及人类基因组序列草图的完成，生命科学的研究进入了后基因组时代，又使肿瘤标志物的研究与应用进入一个崭新的阶段——肿瘤基因标志物阶段，即肿瘤标志物发展的第四阶段。

目前，基因组学研究的重点也从结构基因组学转向功能基因组学，进入蛋白质组学（proteomics）时代，而蛋白质组学是功能基因组学研究的核心内容。目前，蛋白质组学及其技术已广泛应用于生命科学领域，特别是飞行质谱技术，不仅成为寻找肿瘤标志物，也成为寻找其他疾病分子标志物和药物靶标最有效的方法之一，并使肿瘤标志物的概念延伸到生物标志物（Bio-Markers），促进了肿瘤标志物发展成为一个系统的学科——肿瘤标志物学，即肿瘤标志物发展的第五阶段。

（二）我国肿瘤标志物研究发展的概况

我国肿瘤标志物的发展起步较晚，20 世纪 80 年代末，国内由北京的李春海、田竞生、袁振铎，上海的沈霞，广州的葛日萍和汪慧民等积极开展组建和筹备中国肿瘤标志专业委员会的工作。1992 年 1 月 14 日，经中国抗癌协会二届四次常务理事会议决定批准成立"中国抗癌协会肿瘤标志专业委员会"。

肿瘤标志专业委员会在筹建和成立以后，为了进一步推动国内外肿瘤标志物的学术交流，至 1998 年共召开了 4 次全国肿瘤标志学术会议。2004 年于陕西省西安市召开第二届亚太地区国际肿瘤生物学和医学学术会议（APCTBM）暨第六届全国肿瘤标志学术会和第二十一届国际肿瘤标志学大会。此次会议邀请到诺贝尔奖获得者美国著名肿瘤学家 Leland H. Hartwell 教授，重点讨论了基础研究与肿瘤标志物临床应用结合的问题。随后 2006 年于广东省广州市召开第三届亚太地区国际肿瘤生物学和医学学术会议暨第七届全国肿瘤标志学术会和首届中国中青年肿瘤专家论坛。2008 年于江苏省南京市召开了亚太地区肿瘤生物学和医学学术会议暨第三届中国中青年肿瘤专家论坛。2009 年于陕西省西安市召开了亚太地区肿瘤生物学和医学学术会议暨第四届中国中青年肿瘤专家论坛。几次全国性和国际肿瘤标志学术会议，及举办的全国性肿瘤标志学习班，不仅促进了此领域的学术交流，而且对推动国内肿瘤标志物的研究和应用的发展也具有重要意义。目前，我国已经有一大批中青年科学家正在该领域做着不懈的努力，以期为肿瘤标志物的发现和发展做出一定的贡献。

（三）展望

目前人们应用生物化学、免疫学、分子生物学、基因组学和蛋白质组学等理论和技术研究肿瘤标志物与癌变的关系，以期寻找和发现新的肿瘤标志物和癌前病变的标志物。但是现有的方法中，较实用的还是单克隆抗体技术，目前应用此技术发现了许多肿瘤标志物（如 CA 系列肿瘤标志物），也是今后筛选肿瘤标志物主要的应用方法之一。应用单抗可以确定各种糖链抗原（包括糖蛋白和糖脂类抗原），它能特异性识别一定的表位，所以特异性高，对肿瘤标志物的临床应用和癌前病变研究具有重要意义。此外，糖链抗原与细胞识别信号系统及细胞信息传导系统有关，在癌变发生和发展过程中起着重要作用，有些糖链抗原中糖链是一些黏附分子的配基，与肿瘤转移密切相关，可作为肿瘤转移的标志物。

由于肿瘤一般被学术界认为是基因性疾病，癌基因与抑癌基因的突变及调控失常均可促使细胞癌变。癌基因激活和抑癌基因失活及其产物表达异常参与癌变的全过程，因此癌基因和抑癌基因与癌变的关系已成为肿瘤标志物研究的热点之一。目前国内对癌基因、抑癌基因及其产物，如 ras 基因及其产物，p53 基因与 P53 蛋白在结、直肠癌，肺癌，乳腺癌中的表达进行了研究，显示它们在临床诊断和癌变研究中有一定的意义。

近几年来芯片技术、质谱技术、单核苷酸多态性（single nucleotide polymorphism，SNP）高通量筛选技术等正在兴起，而生物信息学将上述这些技术进行有机的整合和归类。基因组学、转录组学、蛋白质组学和代谢组学相关的技术也正在从不同水平发现和筛选肿瘤标志物，为寻找和开发新的肿瘤标志物奠定基础。由于生物技术的高速发展，筛选肿瘤标志物的时间已经从原来的 7~8 年缩短到目前的 3~5 年。

第二节 癌抗原检验

一、癌胚抗原（carcinoembryonic antigen，CEA）

1. 测定方法

测定方法包括 RIA、EIA、MEIA、CLEIA、CLIA。

2. 标本准备

用血清，用红帽真空管静脉采血 5 mL，或胸腹水、穿刺液 5 mL。分离血清室温可放置数小时，如不能立即测定应 -20℃以下冷冻。

3. 参考范围

血清：成人不吸烟 RIA 法小于 2.5 ng/mL，EIA 法小于 5 ng/mL；吸烟小于 10 ng/mL。40 岁以上有升高倾向，大于 5 ng/mL 约占 2%，大于 10 ng/mL 约占 0.1%；无性别差异，尿液小于 2.5 ng/mL。

4. 临床意义

CEA 为 1965 年由 Gold 等发现存在于结肠癌组织和胎儿肠管的一种蛋白质。后证明为酸性糖蛋白，电泳在 β 区域；含糖部分不定，为 50%~60%，蛋白部分一定，有 668 个氨基酸残基，1 分子可结合 24~26 个糖分子，分子量 180~200 kD。其见于胚胎和胎儿消化管组织，局限存在于细胞膜表面；与消化系肿瘤相关，也见于非消化系肿瘤和非肿瘤性疾病；为低器官特异性肿瘤标志物，起源于内胚层的肿瘤尤以腺癌阳性率较高。由于敏感性和特异性较低，不同方法差别较大，恶性肿瘤阳性率 24%，良性疾病 3.6%，正常人也可见有阳性，原发性肿瘤早期多为测不出水平，因此用于肿瘤诊断和筛查受到限制。

（1）血清 CEA 小于 5 ng/mL 不能排除肿瘤；5~10 ng/mL 有可能为肿瘤，但须除外大量吸烟者；10~20 ng/mL 肿瘤的可能性较大。血清超过 10 ng/mL 的恶性肿瘤（阳性率）：结肠癌（62%~78%）、胃癌（30%~75%）、胆系癌（40%~60%）、胰腺癌（39%~79%）、肺癌（33%~58%）、乳腺癌（23%~47%）、卵巢癌（32%~42%）、甲状腺髓样癌（90%以上）、肝转移癌（约 43%）、尿路上皮癌（3%~7%），神经母细胞瘤也见有阳性者。与 AFP 联合测定对原发性和转移性肝癌的鉴别诊断有价值；对乳腺癌、结肠癌肝转移，同时测定 ALP 和 GGT 有助于鉴别诊断。

（2）化疗或放疗肿瘤细胞坏死或膜损伤使 CEA 释放，可提高阳性率：血浓度与肿瘤消长相关，有效治疗血浓度下降，结肠癌根治切除成功 1~2 周后血浓度急剧下降；姑息的病例不见下降而多有升高；进行性升高提示肿瘤复发，轻度升高提示局部复发，大量升高提示肝、肺、骨转移。因此其用于治疗和预后监测比用于诊断更有价值。

（3）大于 5 ng/mL 也见于某些良性疾病，如肝、胆、胰腺良性疾病，炎症性肠病，溃疡病等消化系疾病。肺炎、肺结核、慢性支气管炎等呼吸系疾病；肾功能不全、子宫内膜症、良性卵巢肿瘤等泌尿生殖系疾病；此外，糖尿病、甲状腺功能减退症、肝硬化、慢性肝炎、高龄、吸烟等也见增高。

（4）尿 CEA 对泌尿系肿瘤有相对特异性，升高见于（阳性率）：膀胱癌（78%）、尿路癌（71%）、前列腺癌（43%）。

乳头分泌物 CEA 检查：除妊娠、哺乳外的乳头分泌称为乳头异常分泌症，见于乳腺癌、乳腺管内乳头瘤、乳腺管内感染症、乳腺症、高泌乳素血症等，占乳腺疾病的 5%～10%。用手压迫乳房采集分泌物，做潜血、细胞学检查和 CEA 测定；CEA 测定用 EIA 法参考范围 200 ng/mL，切点值 400 ng/mL。小于 400 ng/mL 乳腺癌的可能较小，大于 1 000 ng/mL 可能性很大，配合乳腺扫描、超声波检查、乳腺管造影等可确定诊断。

二、前列腺特异性抗原（prostate specific antigen，PSA）

1. 测定方法

测定方法包括 RIA、EIA、MEIA。

2. 标本准备

应在前列腺检查之前取静脉血 3～5 mL 不抗凝，或红帽真空管采血。用血清，4℃存放抗体价有缓慢降低倾向，-20℃冷冻可稳定 1 年，避免反复融冻。抗凝剂 ED-TA 盐或枸橼酸盐可使测定值降低。前列腺按摩，血清抗原水平可增高 2 倍以上，数日后恢复；前列腺活检也可见抗原水平升高，2～3 周后恢复。

3. 参考范围

PSA 和 PSA-ACT 切点值均为 4 ng/mL；F/T 比切点值 0.15～0.25。

PSA < 4 ng/mL 阳性预测值（PPV）为 12.5%；4～10 ng/mL，23.6%；> 10 ng/mL，46.5%。

PSA-ACT < 4 ng/mL，PPV 为 6.8%；4～10 ng/mL，30.3%；> 10 ng/mL，72.8%。

男性 20～50 岁 0.2～2.4 ng/mL，50～70 岁 0.4～5.0 ng/mL。

女性和 15 岁以下男性小于 0.5 ng/mL 或在检出下限以下（女性有相当于前列腺的尿道旁腺）。无日内变化，日间变化在 0.2～4 ng/mL。

4. 临床意义

PSA 为前列腺癌标志物，用于诊断和治疗评价。其为前列腺分泌的正常成分，由前列腺上皮细胞粗面内质网生成，存在于前列腺管上皮细胞内，男性副生殖腺也含有，随前列腺液排泌。等电点 pH 6.9 单体糖蛋白，分子量 33～34 kD，有 273 个氨基酸残基，含糖 7%。精液中的 PSA 70% 具有糜蛋白酶样活性，属于激肽-激肽释放酶系蛋白酶系。分解纤维连接素，溶解精子凝块，防止射出的精液凝固，有助于精子运动和保持受精条件。

健康男性血清 PSA 含量约是前列腺的 1/106，前列腺和精浆中的 PSA 有相同抗原性。一部分具有相同的分子，大部分（95%）与 α_1 抗糜蛋白酶（ACT）结合成 PSA-ACT 复合体，分子量 90～100 kD。血浆中半衰期 2～3 d，清除与肝细胞受体有关。前列腺癌血清 PSA 升高的机理，认为是巨噬细胞和嗜中性粒细胞吞噬 PSA 并经肝脏处理后在血中释放。或前列腺腺管与血管之间的圆柱状上皮膜和基底细胞膜被癌细胞浸润破坏使 PSA 逸出所致。

5. 筛查和早期诊断

（1）前列腺癌进展期，前列腺组织和血清水平升高，阳性率 95%。定期监测 PSA 配合直肠内触诊，比单纯直肠触诊检出率高 2～4 倍，而且有可能较早期诊断。PSA-ACT 复合体占总 PST 的比例增大，游离 PSA/总 PSA（F/T）比值减小。对 50 岁以上有下尿路通过障碍的男性患者，配合影像学和病理组织学检查可提高前列腺癌检出率。

（2）PSA、PSA-ACT 复合体增高，F/T 减低的疾病：①轻度异常见于良性前列腺肥大（BPH）、慢性前列腺炎。②中度异常见于急性前列腺炎、早期前列腺癌。③高度异常见于进展的前列腺癌。良性前列腺疾病游离型 PSA 增高，恶性前列腺疾病 PSA-ACT 复合体增高。

（3）BPH、前列腺上皮内瘤形成（PIN）、梗死、细菌性炎症、尿潴留等也可见有升高，与前列腺癌的鉴别最为重要。对 PSA 血清浓度在 4～20 ng/mL 的病例应进行以下检查。

测定 PSA-ACT/总 PSA 比值，可提高诊断的敏感性和特异性，比值大于 0.66，癌的可能性较大。产生 PSA 的癌细胞同时产生 ACT，使血清 PSA-ACT 结合物占总 PSA 的比例增大，而 BPH 细胞不产生 ACT。

测定 PSA 密度（PSA 值/前列腺体积）和 PSA 速率（PSA 增高/年）。PSA 密度大于 0.581 或 PSA

速率大于 0.75 ng/mL/ 年，癌的可能性较大。

6. 疗效和预后评价

根治性前列腺完全摘除，根据 PSA 半衰期推测，手术后 3 周血清浓度应降到正常下限或以下，否则有必要给予附加治疗；如 3～5 个月后仍未降到正常下限，应怀疑有远隔部位转移。放射治疗后降到正常范围或以下者，提示治疗有效。雄激素除去或对抗治疗 3 个月，PSA 降到正常范围的病例比不降低者缓解期延长。疾病恶化时较其他标志物升高为早，降而复升提示肿瘤复发的可能性很大。复发病例的阳性率约为 97%。PSA 在 10 ng/mL 以下者少见发生骨转移。

相关检查：PAP、γ 精浆蛋白（YSm）、β 微精浆蛋白（microplasma proteins）。PAP 新发病例阳性率为 60%，复发病例为 66%，联合测定可有助于早期诊断，为非特异性指标，良性前列腺肥大、前列腺炎也可见有增高。

近年有研究提示，γSm 与游离型 PSA 相当，γSm/PSA 比值的意义相当 PSA 的 F/T 比值，用于前列腺良、恶性疾病的鉴别。比值增大倾向于良性，比值减小倾向于恶性。

三、鳞状上皮细胞癌抗原（squamous cell carcinoma antigen，SCCA）

1. 测定方法

测定方法包括 RIA、EIA。

2. 标本准备

静脉血 3 mL 不抗凝，或红帽真空管静脉采血；肝素或 EDTA 血浆也可使用。4℃稳定 1～2 周，-20℃稳定数年，反复融冻抗原失活。

3. 参考范围

切点值 1.5 ng/mL（或一般用 2.0 ng/mL）。新生儿增高，出生 2～3 d，6～8 ng/mL，2 岁后降到 2～3 ng/mL。无性别差异，月经无影响，日内不同时间测定值差别为 24%。

4. 临床意义

1977 年，加藤等用宫颈鳞状上皮癌精制物免疫制备的单克隆抗体发现的抗原，当初报告名为 TA-4，后改称为鳞状上皮细胞癌抗原（SCCA）。作为鳞状上皮癌的标志物用于鳞状上皮癌的辅助诊断和治疗监测；癌早期阳性率低，不适用于筛查和早期诊断。是一种分子量约 44.5 kD 的非匀质蛋白质，等电点电泳分布在酸性和中性区段，鳞癌和良性疾病增加的是酸性等电点蛋白。与丝氨酸蛋白酶系有高度相似性，近年证明为丝氨酸蛋白酶抑制物家族成员之一。

SCCA 局限存在于某些肿瘤的鳞状上皮，尤其是流行性非角质化大细胞癌的细胞质中。特异性较高，但敏感性较低。显著增高应怀疑鳞状上皮癌（子宫颈、阴道、外阴、肺、食管、上呼吸道、皮肤、头颈部等）。SCCA 阳性的疾病有以下种类。

（1）肿瘤性疾病：鳞状上皮癌（宫颈癌、阴道上皮癌、外阴癌、皮肤癌、肺癌、食管癌、头颈部癌、肛门癌、膀胱移行上皮癌等）；不同病期的敏感性见表 13-3。

表 13-3 不同鳞状上皮癌不同病期 SCCA 的阳性率（%）

病期	0	Ⅰ	Ⅱ	Ⅲ	Ⅳ	复发
子宫颈癌	17.7	32.9	65.6	86.5	92.2	87.0
肺癌		31.8	43.2	63.1	56.7	75.0
食管癌		0	20.0	43.3	50.0	82.4
头颈部癌		18.4	28.1	40.2	54.5	80.0

（2）非肿瘤性疾病：①皮肤病：银屑病、特应性皮炎、天疱疮、多形性渗出性红斑。②呼吸系疾病：支气管哮喘、支气管炎、肺炎、肺结核、结节病。③肾脏病：肾衰竭和透析患者。

抗原半衰期短，约 72 h，手术完全切除后 2～3 d 急剧降低，1 周内降到切点值水平以下。化疗或放疗有效病例抗原水平降低，恶化或复发再升高。银屑病、天疱疮，血清水平可达 80～90 ng/mL，分析结果时应注意。日内变化较大，对可疑病例应多次测定，不能仅根据一次结果进行评价。

四、糖抗原 19-9（carbohydrate antigen19-9，CA19-9）

1. 测定方法

测定方法包括 RIA、MEIA、EIA、PAMIA。

2. 标本准备

静脉血 3 mL 不抗凝，或红帽真空管采血，用血浆结果偏低，也可用胸腹水或胰液。CA19-9 较稳定，血清可在室温存放 1 d、4℃稳定 1 周，-20℃冷冻可长期保存。反复融冻可使测定值偏高。

3. 参考范围

RIA 或 EIA 法切点值 37 U/mL，青年女性稍高，无年龄差别。Abbott 公司的 IMx 试剂盒切点值为 60 U/mL。不同方法差别较大。无日内、季节变化；女性月经周期虽有变化，但在参考范围内，不受肾功能影响。

4. 临床意义

用人结肠癌培养株 SW1116 制备的单克隆抗体 NS19-9 识别的 I 型糖链抗原，高分子糖蛋白。抗原决定基在 LewisA（Lea）血型的糖链唾液酸化 Le^a 抗原上，为唾液酸化乳糖 -N- 岩藻戊糖 II。成人存在于胰腺管、胆囊胆管、胃、支气管、唾液腺、前列腺、结肠和直肠等的上皮表面。与胰腺、胆囊胆管比较，其他部位抗原分布较为局限和稀疏，Lewis 血型阴性者不含有。消化系肿瘤特别是胰腺癌、胆囊癌、胆管癌有较高的检出率，但早期阳性率较低。其是胰腺癌和胆囊胆管癌的标志物，不适用于肿瘤筛查和早期诊断，主要用于治疗监测。

（1）胰腺癌阳性率 80%～90%、胆囊胆管癌阳性率 70%～80%，多数病例高达 1 000 U/mL 或 10 000 U/mL 以上；胃癌阳性率 30%～40%、肝癌 20%～30%、结肠和直肠癌 20%～30%；消化系以外肿瘤，肺癌 20%～30%、乳腺癌或子宫癌 10% 左右。当抗原量过高时，由于抗原抑制效应使测定结果降低，如遇测定值与临床像分离或测定值陡然下降等情况时，应稀释血清后再测定。

（2）肿瘤早期敏感性很低，不伴胰、胆管梗阻的 I 期胰腺癌阳性率在 5% 以下，III、IV 期多有升高。胰腺癌中约 10% 为阴性，可能与 Le^a 抗原阴性、鳞癌或伴有胰岛肿瘤等因素有关。

（3）良性疾病总体阳性率为 5% 左右，包括胰或胆管闭塞、瘀胆性胆管炎、胆石症、胰腺炎、胰腺囊肿等，症状改善后抗原水平急剧下降。肝炎、肝硬化、支气管扩张等的部分病例有不同程度的升高。卵巢囊肿假阳性率可达 50%；糖尿病可见有阳性，同时伴有 FPG、HbA_1c 高值，提示与糖尿病控制不良等因素有关。

除外 Le_a 阴性者，CA19-9 与 CA50 相关性极高。CA50 对胰、胆囊胆管癌有 80%～90% 的阳性率，而且有认为不受 Le_a 抗原阴性影响。对可疑病例应结合超声波、CT 等影像检查。

五、糖抗原 242（CA242）

糖抗原是一种新的黏蛋白肿瘤相关标志物，即一类唾液酸化的鞘糖脂类抗原通过单克隆抗体技术而获得的，能识别 CA242 的抗原。血清中 CA242 在非鳞状组织中比鳞癌水平高，且在小细胞肺癌中的分布与疾病状态及疗效相关。对腺癌的检出率 CA242 优于 CEA，两者联合检测会提高肿瘤检测的敏感性。

正常参考值：< 12 U/mL（IRMA 法）。

临床意义：

（1）胰腺癌、胆管癌时血清 CA242 升高，阳性率高达 88%～100%。

（2）肺腺癌的阳性率为 76%，直肠腺癌为 79%，食管癌和乳癌为 62%，而肺小细胞癌为 50%，肺鳞癌只有 9% 的阳性率。

（3）假阳性率较低，仅 5%。

六、糖抗原50（carbohydrate antigen 50，CA50）

1. 测定方法

测定方法包括 RIA、EIA、FIA。

2. 标本准备

静脉血3 mL不抗凝，或红帽真空管静脉采血。不用血浆，因抗凝剂可能有影响。血清4℃稳定11 d，-20℃冷冻可长期保存。

3. 参考范围

切点值 RIA 和 EIA 法 40 U/mL；FIA 法 37 U/mL。女性比男性高 1.5～2 倍，假阳性率约为 3%。饮食无影响，无日内变化，女性偏高，月经期与妊娠期无差异。

4. 临床意义

Lindholm 等用结肠癌细胞株 Colo-205 抗原制备的单克隆抗体识别的 CA50 糖抗原，与 CA19-9 抗原决定簇所在的 Lewis A（Lea）血型物质糖链有关。如同 CA19-9，在消化管、胰管、胆管、唾液腺、前列腺、乳腺、支气管等正常组织含有微量。此等组织恶性化时产量增加，局部极性紊乱，由细胞质向细胞膜外周分泌并向周围间质游离，使血清水平升高。对胰腺、胆管癌诊断有较高价值，为胰腺、胆囊胆管系肿瘤的血清标志物；但肝胆良性疾病也有较高的阳性率，分析结果时须注意。与 CA19-9 相关性良好，胰腺、胆囊胆管癌显著升高。

（1）肿瘤阳性率：胰腺癌（75%～84%）、胆管癌（68%～82%）。其他肿瘤阳性率：肝细胞癌（38%～67%）、结肠癌（22%～29%）、肺癌（13%～38%）、胃癌（11%～33%），泌尿及妇科生殖系癌在 10% 左右。

（2）良性疾病阳性率：胰腺炎（12%～16%）、肝硬化（28%～50%）、未经透析治疗的肾功能不全（37%～44%），其他消化系疾病 2%～13%。正常人假阳性率 2%～3%。

关于与 CA19-9 联合测定问题，胰腺、胆管癌阳性率大体接近，肝细胞癌 CA50 阳性率高于 CA19-9，而结肠癌、胃癌稍低于 CA19-9。有认为 Lewis 血型阴性者 CA19-9 阴性的胰腺癌，CA50 也多为低值，两者联合使用并无多大优点。

七、癌糖脂抗原（cancer glycolipid antigen；CGA，KMOI）

1. 测定方法

测定方法包括 RPHA、EIA。

2. 标本准备

血清或血浆，采血后分离血清或血浆，2～8℃稳定1周，-20℃稳定1年，避免反复融冻。

3. 参考范围

EIA 法小于 530 U/mL，RPHA 法 1 管以下。

4. 临床意义

KMOI 为以人结肠癌细胞株 COL0201 作为免疫原，用杂交法获得单克隆抗体识别的癌相关 I 型糖链抗原。用薄层色谱分析，与唾液酸化 LewisA（Lea）有相同的移动度，与 CA19-9 同为唾液酸化乳糖-N-岩藻戊糖 II。KMOI 是存在于癌细胞表面的一种糖脂质，血中一种高分子糖蛋白，Lewis 血型阴性者不含有。其抗原决定基与 CA19-9 相似，恶性疾病阳性率高于 CA19-9，胰腺癌约为 68.5%、胆囊胆管癌 70.6%，与 CA19-9 近似；肝癌 62.5%，高于 CA19-9，低于 AFP，在肝癌早期也有较高的阳性率。数种方法联合测定可提高阳性率。在肝胆胰以外的恶性肿瘤如结肠、胃、肺、卵巢等癌症阳性率较低。用于肝胆胰恶性肿瘤的辅助诊断和治疗监测。肿瘤手术切除，KMOI 水平下降或阴性化，复发时再升高。

良性疾病如慢性胰腺炎、肝管炎、急性或慢性肝炎、肝硬化轻度升高；伴有胆管闭塞的肝胆胰疾病，由于抗原向血中逸脱增多，可测得高值。

相关检查：CEA、DU-PAN-2、AFP 等肿瘤标志物，腹部超声波、CT 等影像学检查。

八、癌抗原 125（cancer antigen125，CA125）

1. 测定方法

测定方法包括 RIA、EIA、MEIA。

2. 标本准备

静脉血 3 mL 不抗凝，或红帽或黄帽真空管采血。不用血浆，因析出纤维蛋白可致假阳性反应。溶血或血清乳浊可有影响。抗原较稳定，血清室温放置 1 d、4℃ 2 周、-20℃ 1 年测定结果在允许误差范围之内。

3. 参考范围

健康 284 人测定范围为 1～54 U/mL，近似对数常态分布，一般以 35 U/mL 为正常上限。

男性和绝经期后女性小于 25 U/mL、绝经期前女性小于 40 U/mL。

月经期升高，通常在正常范围，但也有高达 100 U/mL 者，卵胞期和黄体期降低。

卵巢癌筛查切点值 55 U/mL（用 ROC 曲线确定），卵巢良恶性肿瘤鉴别值 100 U/mL。

卵巢癌与其他脏器癌鉴别值 500 U/mL。

4. 临床意义

Bast 等用卵巢浆液性囊胞腺癌腹水细胞培养系制备的单克隆抗体 CA125 识别的抗原，与胎儿期存在于体腔上皮细胞的糖蛋白相关。Bast 等进一步证明 CA125 在正常人血清存在，是一种糖蛋白，分子量约 110 kD。上皮性卵巢癌患者抗原存在于肿瘤腺腔上皮内，血清有较高的浓度和较高的检出率，作为卵巢癌的标志物与卵巢癌有较高的相关性，用于卵巢癌诊断、治疗评价和疾病经过监测。以 55 U/mL 作为切点值，卵巢癌阳性率达 70%～80%，而且多为高值。卵巢癌抗原升高与组织型有关，浆液性囊胞腺癌多升高，常超过 500 U/mL，而黏液性囊胞腺癌升高多不明显，其他组织型无一定倾向。此外，肝癌、胆囊胆管癌、胰腺癌、子宫内膜癌阳性率为 30%～50%，胃癌、结肠癌约为 30%，肺癌为 57%，血清值多在 500 U/mL 以下。

浆膜腔炎症（癌性、结核性或细菌性）可呈假阳性反应，鉴别诊断和评价结果时须持慎重态度。良性卵巢肿瘤和子宫内膜症性囊肿，阳性率可达 50%，血清值多在 100 U/mL 以下；浆液性囊胞腺瘤几乎都是阴性；子宫肌瘤虽偶见有增高，但增高幅度多较低，故可用于子宫内膜症的鉴别诊断。

九、癌抗原 15-3（cancer antigen15-3，CA15-3）

1. 测定方法

测定方法包括 ELISA、MEIA、ECLIA（电化学发光法）。

2. 标本准备

通常用血清，肝素血浆或 EDTA 血浆也可用，结果与血清无差异。分离血清或血浆 2～8℃稳定 5 d，-20℃保存 3 个月，避免室温放置。

3. 参考范围

25～28 U/mL 或 30～35 U/mL；切点值 28 U/mL，持续增高为异常。年龄、妊娠、性周期无变化。男性因乳腺癌少见，缺乏资料。

4. 临床意义

Hilkens 等用人乳脂肪膜作为免疫原制备的单克隆抗体 115D8 及 Kufe 等制备的单克隆抗体 DF3 测定的与乳腺癌相关抗原；是一种糖蛋白，分子量为 300～450 kD，对乳腺癌有较高的特异性。作为乳腺癌标志物用于治疗评价、预后判断、手术后随访和复发监测，不适用于早期诊断和肿瘤筛查。

乳腺癌早期阳性率极低，0～Ⅰ期为 0，Ⅱ期小于 1%，Ⅲ期为 12%；多脏器转移阳性率达 78%，癌性胸膜炎胸腔积液阳性率为 74%。如乳腺癌血清抗原水平明显升高，测定值在 1 000 U/mL 以上者预后险恶。治疗有效病例全部降低，上升则提示病情恶化。复发病例的阳性率与转移部位有关，局部或淋巴结软组织转移的阳性率约为 27%，骨转移的阳性率约为 30%，肝、胸膜和内脏转移的阳性率约为 75%；全经过的阳性率可达 86%；良性疾病约为 5%。与 CEA 联合测定可提高阳性率。

十、乳腺糖链抗原 225（breast carbohydrate antigen 225，BCA225）

1. 测定方法

固相 ELISA。

2. 标本准备

血清，同 CA15-3。

3. 参考范围

切点值 160 U/mL。性别、年龄、绝经期前后无统计学差异。

4. 临床意义

以乳腺癌细胞株 $T_4 7D$ 的培养上清液病毒样粒子作为免疫原获得的两种单克隆抗体 CU18 和 CU46 所识别的糖链抗原。与 CA15-3 类似，推测为黏蛋白型糖蛋白，分子量 225～250kD。主要用于乳腺癌的诊断，与 CA15-3 有较高的相关性，r = 0.602。乳腺癌 I～II 期阳性率约为 15%，III～IV 期约为 25%；术后复发病例约为 47%，术后无复发病例约为 14%。良性疾病假阳性率约为 4%。在 ASCO（American Society of Clinical Oncology）指南未推荐本试验，近年应用有减少。

乳腺癌不同标志物的敏感性、特异性和诊断正确性见表 13-4。手术再发病例，仅测一种标志物阳性率为 47%～58%，两种联合测定阳性率为 63%～71%，三种联合阳性率可达 74%。

表 13-4 乳腺癌标志物的敏感性和特异性

手术前后	手术前诊断			手术后复发		
标志物	BCA225	CA15-3	CEA	BCA225	CA15-3	CEA
敏感性（%）	20	14	12	47	55	58
敏感性（%）	97	100	100	87	98	98
正确性（%）	42	39	37	66	76	78

十一、肿瘤相关糖蛋白 72

1. 测定方法

测定方法包括 RMA、EIA、ECLIA。

2. 标本准备

通常用血清，也可用血浆，但肝素治疗血或肝素抗凝血浆长期保存测定值降低。避免溶血，溶血标本不能使用。

3. 参考范围

通用 4.0 U/mL。以切点值为 4.0 U/mL 时假阳性率 3.2%～4.9%。ECLIA 法切点值设定为 10.0 U/mL。无年龄、性别差异，月经、吸烟无影响；妊娠从中期到后期稍高，多在分娩前起或产后 7 周内趋于正常化。有报告妊娠母体血清上限为 7～10 U/mL。

4. 临床意义

细胞肿瘤化，细胞膜表面糖蛋白及糖脂质发生质和量的变化，利用特异抗体识别异常成分作为肿瘤标志称为糖蛋白相关标志物。根据抗体识别的部位不同分为核心蛋白相关标志物、母核糖链相关标志物和基干糖链相关标志物，CA72-4 属于母核糖链相关标志物。

1981 年 Colcher 等用乳腺癌肝转移细胞膜成分免疫小鼠获得单克隆抗体 B72-3，其识别的黏蛋白型糖蛋白称为肿瘤相关糖蛋白 72（tumor-associated glycoprotein 72，TAG-72）。Centocor 公司用精制 TAG-72 免疫鼠制成第二代抗体 CC49。CA72-4 是被这两种抗体识别的抗原，TAG-72 是母核糖链上的抗原决定基。此等抗原不见于正常组织，假阳性率较低，在胃癌、结肠癌或直肠癌、卵巢癌、胰腺癌、乳腺癌等腺癌有较高的检出率和较高的特异性。但早期检出率低，不适用于筛查，主要用于治疗评价和复发监测。

不同肿瘤的阳性率：

（1）消化系肿瘤：胃癌、直肠癌、结肠癌 28%～59%，与 CEA 近似；胃硬癌为 30%，高于 CEA；

胰腺癌、胆囊胆管癌为 24%～62%，可达 100 U/mL 以上；肝癌为 3%～33%、食管癌为 0%。消化系良性疾病假阳性率小于 1%。

（2）妇科肿瘤：卵巢癌为 24%～60%、乳腺癌为 7%～39%、子宫癌约为 25%。乳腺癌Ⅰ～Ⅲ期在切点值以下，Ⅳ期和复发病例为 30%～40%；卵巢癌有组织类型差异，黏液性囊泡腺癌阳性率较高。

（3）其他假阳性的情况：胃、肠、良性卵巢疾病假阳性率为 5%～10%。子宫内膜症假阳性率 20%～30%，低于 CA125。此外，腹膜炎和胸膜炎少见增高，胰腺炎 10%～15%，胆石症 5%～10%，肺炎等良性疾病也可见升高。

相关检查：与Ⅱ型糖链抗原或复合糖链 CEA 联合测定有意义，卵巢癌与 CA125 联合测定。

十二、胰腺癌相关抗原

1. 测定方法

测定方法包括 RIA、EIA。

2. 标本准备

静脉血 3～5 mL 不抗凝，或红帽真空管采血。血清 4℃稳定 1 周，-20℃冷冻可长期保存。

3. 参考范围

正常小于 100 U/mL，良性疾病常在 100 U/mL 以上；肿瘤筛查切点值 150 U/mL，肿瘤诊断切点值 400 U/mL。

4. 临床意义

胰腺癌标志物，肝胆胰癌血浓度最高。DU 为 Dukes 大学制备检测胰腺癌的单克隆抗体。1982 年 Dukes 大学 Metzgar 等用人胰腺癌细胞株 HPAF-1 作为免疫原获得 DU-PAN-1-5，5 种单克隆抗体，属于 IgM 型抗体。其中 DU-PAN-2 识别的抗原在胰腺癌患者体液中有较高的检出率，是一种糖链，与 CA19-9（sialyl Lewis A，Le^a）的前体 sialyl Lewis C（Le^c）的结构一致。其 N-乙酰葡萄糖胺（GlcNAc）的 1，4 位与岩藻糖结合，即为 CA19-9。1988 年，San Francisco VA 医疗中心 Ho 等用人胰腺癌细胞株 SW-1990 为免疫原制备单克隆抗体识别的糖链抗原命名为 Span-1；其抗原表位与 Le^a 近似。Span-1 抗体与 CA19-9 抗体对 Le^a 有同等反应性；对 Le^c 也有反应，但较弱。岩藻糖酰转移酶（fucosyltransferase）缺乏症的 Lewis 血型阴性者发生肿瘤，不产生 CA19-9；而 DU-PAN-2 不受 Lewis 遗传式影响，抗原较稳定，正常仅含微量，分布在消化管、胰管、胆管、气管支气管的上皮细胞。脐带血有较高含量，是胎儿性抗原的一种，出生 6 个月后降到切点值以下。显著增高（大于 5 000 U/mL）多见于恶性肿瘤，偶见于胆石症。肿瘤早期（Ⅰ期或直径小于 2 cm）罕见有阳性者，故不适用于早期诊断和筛查。Span-1 除在胰腺管、胆管、肾小管、支气管的上皮细胞发现外，还在胰腺腺泡细胞发现；而在食管、十二指肠、肺泡上皮、肝细胞、肾上腺皮质等均未发现 DU-PAN-2 和 Span-1 的存在；在唾液中有 Span-1 发现。

DU-PAN-2 以 150 U/mL 为切点值，胆管癌、胰腺癌、肝细胞癌的阳性率为 60%～70%，但良性肝胆疾病的假阳性率很高，急性或慢性肝炎为 40%～50%，肝硬化高达 68%。以 400 U/mL 为切点值，特异性有提高，但敏感性降低，胆管癌、胰腺癌、肝细胞癌的阳性率为 43%～55%。肝细胞癌阳性率高，但受肝硬化影响，肝硬化假阳性率为 36%；消化管癌阳性率较低，在 20% 以下。以 150 U/mL 为切点胰腺炎和肾功能不全阳性率分别为 14% 和 33%；以 400 U/mL 为切点分别为 25% 和 8%。另据 Borowitz 等报告胰腺癌和胆管癌 100% 阳性，胃癌 86%、结肠癌 38%、卵巢癌 60%、肺癌 36%、乳腺癌 21%、肾癌 0%。

Span-1 阳性的肿瘤（阳性率），胰腺癌 81%、胆管癌 70%、肝细胞癌 56%、消化管癌 13%～31%；乳腺、肺、恶性淋巴瘤 12%～28%。良性疾病假阳性率为肝硬化 46%、肝炎 31%、胰腺炎 12%、胆石症 5%。

十三、胰腺癌胎儿抗原，胰腺癌相关抗原

1. 测定方法

测定方法为 ELISA。

2. 标本准备

血清。

3. 参考范围

POA 14 U/mL，PCAA 28 μg/mL。PCAA 1μg-POA 0.5 U。正常可有微量意义不明。

4. 临床意义

1974年Banwo等人在胎儿胰腺和胰腺癌患者血清发现的一种蛋白质，分子量800～900 kD，属糖蛋白称POA，与岛野等从胰腺癌腹水和正常结肠黏膜分离的PCAA在免疫学上是同一物质。在胰、肝、胆癌有较高的阳性率。正常胰腺不存在，在消化管杯状细胞初始分泌的黏液中可检出，生理功能不明。不是胰腺癌的特异性标志，升高对胰、肝、胆癌有辅助诊断价值，不能用于早期诊断。对疾病发展和治疗监测有意义。

（1）恶性肿瘤：胰腺癌67%、肝癌60%、胆囊胆管癌45%、胃或结肠癌30%；早期胰腺癌几乎不升高。

（2）良性疾病：肝硬化50%、肝炎或胆石症30%～40%、急或慢性胰腺炎25%，多在30 U以下。

相关检查：器官特异性低，与CEA、CA19-9、α-FP无交叉反应，联合测定可提高对胰腺癌、肝癌诊断的敏感性。

第三节 肿瘤相关蛋白检验

一、甲胎蛋白（alpha fetal protein；αFP，AFP）

1. 测定方法

测定方法包括RIA、ELISA、CLEIA、ECLIA（电化学发光测定法）。

2. 标本准备

静脉血3 mL不抗凝或红帽或黄帽真空管采血；羊水或胸腹水3～5 mL。短期存放置于4℃，长期保存-20℃冷冻。

3. 参考范围

正常成人2～15 ng/mL（2～15 μg/L）或不超过20 ng/mL（20 μg/L），乳儿期增高由于胎儿期残留。

妊娠血清20周58 ng/mL，24周125 ng/mL，28周220 ng/mL，32周420 ng/mL，36周285 ng/mL，40周245 ng/mL，来自胎儿。以33～34周为最高（300～500 ng/mL），以后降低。

孕妇血清正常范围通常采用0.5～2.5倍中位数（MOM）确定。糖尿病、体重、种族和糖耐量减低对测定结果有影响，计算MOM时应考虑这些因素。孕妇在36周后可达550 ng/mL，增加50%以上应怀疑异常妊娠。

4. 临床意义

AFP是正常胎儿血浆的一种主要蛋白质，单链多肽含590个氨基酸残基，分子量约70 kD的糖蛋白，与母体-胎儿物质交换有关。胚胎早期由卵黄囊、胃肠管产生，以后由胎肝合成，胎儿6周在胎血中出现，14周（12～20周）达高峰并在羊水中出现。出生1周后减少，2周后降到正常水平。在非妊娠成年人血清中水平很低，增高见于肝细胞癌、肝细胞再生等肝脏疾病、各种胚细胞源性肿瘤；也见于某些神经管先天性缺陷如脊柱裂等的孕妇血清或羊水。用于肝细胞癌（HCC）筛查、诊断、疗效评价和再发判断，胚源性肿瘤的诊断和治疗监测，肝细胞再生的评价，也用于异常妊娠的筛查。

（1）用于肝细胞癌的筛查和诊断：癌变的肝细胞具有合成AFP的能力，肝细胞癌诊断的敏感性为70%～80%，特异性为80%～90%；敏感方法的阳性率可达90%，但特异性降低。小于200 ng/mL肝细胞癌阳性率为56%，假阳性率为55%，特异性只有45%，良、恶性疾病有较多的交叉。增高也见于肝硬化等良性肝病，升高水平虽多偏低，但也有超过1 000 ng/mL或以上者。假阳性率大于400 ng/mL为

16%、大于 1 000 ng/mL 为 9%、大于 10 000 ng/mL 为 0.3%、大于 100 000 ng/mL 未见假阳性；可见 AFP 超过 400 ng/mL 诊断肝细胞癌的意义增大，越高诊断意义越大。水平偏低者观察动态变化进行性增高更有意义。根治后下降至正常水平，复发再升高。增高水平与肿瘤体积相关，有预后意义。

（2）肝细胞再生评价：升高见于非肿瘤性肝脏疾病和肝实质损伤，如重型肝炎、大块性肝坏死、病毒性肝炎及其他急性肝炎、慢性活动性肝炎、酒精性肝硬化、肝脏创伤、肝毒性物质的肝中毒性损害等的恢复期。在非肿瘤性肝脏疾病的升高提示肝细胞再生，可作为肝细胞再生的指标，也用于新生儿肝炎与新生儿先天性胆管闭锁的鉴别诊断。

（3）性腺和性腺外胚源性肿瘤：典型的包括内胚层窦（卵黄囊）肿瘤、胚胎肿瘤、畸胎癌和绒毛膜癌。来源于卵黄囊的肿瘤如睾丸癌和卵巢癌，可显著升高。性腺外肿瘤增高见于某些后腹膜外或纵隔部位的肿瘤。有资料提示单纯精原细胞瘤、无性细胞瘤和畸胎瘤不产生 AFP，增高可能由于合并胚胎肿瘤或肝转移。

（4）用于异常妊娠情况的筛查：增高见于无脑畸形、脊柱裂、脊髓脊膜膨突及其他情况如开放性神经管缺陷、胎儿死亡、消化管闭锁、多胎妊娠、羊水减少、胎盘早期剥离和子痫前期等。但闭锁性神经管缺陷孕妇血清 AFP 水平可在正常范围；增高可能由于双胎妊娠或消化管闭锁、死胎或其他情况如胎龄弄错或用 RIA 测定时近期体内曾接受过放射性同位素的影响等。

（5）其他原因升高：有时见于运动失调性毛细血管扩张症、高酪氨酸血症、先天性肾病综合征等；但一般不超过 300 ng/mL，很少超过 500 ng/mL。观察动态变化对鉴别诊断有意义。

对开放神经管缺陷如脊柱裂的筛查，在妊娠 15～22 周，最佳在 16～18 周取孕妇血测定。注明孕期、体重、种族和糖尿病状况。如发现测定结果增高，应在 1 周后或再晚一些时间取血复查；并应检测羊水 AFP 和超声波检查胎儿脊柱，以除外多胎妊娠、先天性肾病综合征等情况。

肝细胞癌与肝转移癌鉴别：联合 CEA、CA19-9 测定。

妊娠妇女血清 AFP 减低如小于 20 ng/mL 或更少，见于 21- 三体（Down 综合征）的胎儿，但不推荐用于筛查，因为减低还可能见于其他染色体异常性疾病。

二、γ 精浆蛋白（γ-seminoprotein，γSm）

1. 测定方法

测定方法包括 EIA、RIA。

2. 标本准备

前列腺组织含量丰富，对前列腺的任何刺激都可释放于血，应在前列腺触诊、活检或内镜检查之前取血，一旦进行上述检查应在过后 24 h 取血。尽快分离血清。-20℃冷冻可较长时间稳定。

3. 参考范围

切点值 4 ng/mL，不随年龄变化，女性不能测出。

4. 临床意义

γ精浆蛋白（γSm）由前列腺上皮和尿道周围腺上皮细胞产生，与前列腺分泌物作为精囊成分分泌，一部分移行入血；其血浓度与前列腺体积相关，在前列腺上皮新生、增殖、变性等疾病增高。为非匀质性糖蛋白，分子量 28～29kD，等电点 pH5.8～7.1，仅存在于正常前列腺、前列腺癌或增生的前列腺上皮细胞和前列腺分泌液中。与 PSA 由于分子量的差异，被认为是不同物质；现从氨基酸序列和蛋白酶性质看是同一物质。作为精浆特异性抗原，前列腺癌标志物，用于前列腺癌筛查、早期诊断和疗效评价。

（1）血清 γSm 水平对前列腺癌有较早期诊断价值：未治疗的前列腺癌明显升高，而良性前列腺肥大（BPH）、其他良性泌尿系疾病及非前列腺肿瘤多正常或有轻度增高，增高的程度不如早期前列腺癌显著，有鉴别诊断意义。

（2）对前列腺癌诊断的敏感性与前列腺酸性磷酸酶（PAP）比较，γSm 在 A 期为 60% 左右，与 PAP 相似；B 期和 C 期约为 80%，D 期约为 93%，均显著高于 PAP。

（3）γSm 增高水平与癌的进展度相关，伴随癌的进展而增高，小于 4 ng/mL，70%～80% 为局限于被膜内癌，10 ng/mL 以上 50% 浸润到被膜外，小于 10 mg/mL 骨转移罕见。

（4）有效治疗 3 个月后全部降到正常范围，复发再度升高的阳性率约 85%，复发前期升高约占 67%，一般早于临床诊断；有效治疗早期减低者预后良好，能敏感反映治疗效果和临床经过。

对 50 岁后排尿障碍，触诊可疑病例应检查 PSA、γSm 和 PAP，联合测定可提高对前列腺癌的检出率和诊断的准确性。

三、肿瘤特异性生长因子（tumor specific growth factor，TSGF）

1. 测定方法

测定方法为分光光度法。

2. 标本准备

静脉血 3～5 mL 不抗凝或红帽真空管取血，明显溶血、乳糜或黄疸可使测定值增高。

3. 参考范围

切点值 64 U/mL。

4. 临床意义

TSGF 是一种促肿瘤血管增殖因子，由加拿大开发的广谱肿瘤标志物，无组织特异性，恶性肿瘤诊断敏感性为 77%～87%，特异性为 91%～96%，准确性为 84%～88%。操作简便快速，适用于人群普查。

（1）恶性肿瘤阳性率：肺癌 76%～93%；胃、食管、直或结肠、肝、胆、胰等消化系癌 75%～92%；卵巢、子宫颈、乳腺等妇科恶性肿瘤 68%～87%；淋巴瘤 79%～89%，甲状腺、肾、鼻咽癌，脑瘤、骨髓瘤等 70%～86%。绒癌较低，有报告 5 例均为阴性。

（2）良性疾病阳性率：良性肿瘤约 11%、急性炎症性疾病 88%、自身免疫性疾病约 32%、健康人群小于 4%。急性炎症有较高的假阳性率，但炎症消退多降到切点值水平以下。观察动态变化对鉴别诊断有意义。

四、降钙素基因相关肽（calcitonin gene-related peptide，CGRP）

1. 测定方法

测定方法为 RIA（直接测定或抽提后测定的间接法）。

2. 标本准备

CGRP 不稳定，静脉血用 EDTA 抗凝加抑肽酶（aprotinin），500 000 IU/mL，-30℃可稳定 1 个月。

3. 参考范围

（1）直接法：94.7 pg/mL + 4.5 pg/mL。

（2）间接法：6.7 pg/mL ± 3.0 pg/mL。

4. 临床意义

CGRP 由 37 个氨基酸残基构成，广泛分布于鼠类中枢神经和末梢神经、胰岛、肾上腺皮质、垂体等内分泌细胞。人类升高见于甲状腺髓样癌、胰岛 B 细胞瘤、嗜铬细胞瘤、肺小细胞癌、类癌等肿瘤细胞。在运动神经中枢终板与乙酰胆碱（ACh）、P 物质、GABA 共存于同一细胞内。在心脏具有非肾上腺能非胆碱能神经递质作用。其主要用于甲状腺髓样癌的诊断，甲状腺髓样癌可达正常的 100～2 000 倍，有效治疗后下降，术后再度升高提示复发或转移。胰岛细胞瘤、类癌虽有升高，但阳性率不高。甲状腺髓样癌与 cGRP、CT 相关，但部分病例有分离现象，机理不详。

五、前胃泌素释放肽（progastrin releasing peptide，PGRP）

1. 测定方法

测定方法包括 RIA、ELISA。

2. 标本准备

血清，进餐无影响，溶血无影响，-20℃稳定 1 年。

3. 参考范围

切点值 31 pg/mL，假阳性率小于 3%；切点值 46 pg/mL，假阳性率小于 1%；未满 4 岁小儿小于 100 ng/mL。

4. 临床意义

1978 年，McPonald 等从胃体部提取出具有促进胃泌素释放，含 27 个氨基酸残基的活性肽，命名为胃泌素释放肽（GRP）或总称为蛙皮素样肽（bombesin-like peptide）。免疫化学研究证明 GRP 局限分布于胃壁的神经细胞和神经纤维；又有证明存在于人胚胎肺神经内分泌细胞，即肺小细胞癌的组织发生源。存在于肺小细胞癌细胞内有生物活性的 GRP（1～37 片段）和无生物活性的 C 末端片段 PGRP（31～125 片段，31～118 片段，31～115 片段）以等分子数向细胞外释放于血，活性部分在血中迅速分解代谢，无活性部分在血中稳定，肺小细胞癌血浓度升高可达 76 倍之多。

其为肺小细胞癌特异性标志物，敏感性 65%，特异性 96%。不同病期阳性率：I 期 36%，II 期 50%，III A 期 58%，III B 期 67%，IV 期 74%。有效治疗完全缓解的病例全部降到切点值以下，部分缓解的病例半数有降低，半数降到切点值以下；恶化病例几乎全部有升高趋势。与 NSE 比较，PGRP 具有：癌患者与健康人血浓度差别较显著、疾病较早期阳性率较高、对肺小细胞癌特异性高等特点。

肺小细胞癌 NSE 血浓度平均为 22.5 ng/mL，是健康均值 3.11 ng/mL 的 7.3 倍，是切点值 6.4 ng/mL 的 3.5 倍；而 PGRP 血浓度平均为 1 548 pg/mL，是健康均值 15.3 pg/mL 的 101 倍，是切点值 46 pg/mL 的 34 倍，差别非常显著，阳性病例诊断的可信性极高。

肺非小细胞癌阳性率约为 3.7%、肺鳞状上皮癌约为 1.6%、肺腺癌约为 2%；肺癌以外的恶性肿瘤约为 2%。良性肺疾病阳性率约为 0.8%，健康者为 0.4%。肾功能不全的患者因清除减少，血浓度可见升高。

肺小细胞癌约占肺癌的 20%，其中 90% 与吸烟有关。对吸烟者应定期监测 PGRP，并配合 X 线检查可望早期发现病变。

六、细胞角质素 21-1（cytokeratin-19-fragment，CYFRA21-1）

1. 测定方法

测定方法包括 ELISA、ECLIA。

2. 标本准备

用血清，静脉血 3 mL 不抗凝，或红帽真空管采血，分离血清冷冻保存。

3. 参考范围

切点值 3.5 ng/mL。

4. 临床意义

由于肿瘤细胞内蛋白酶活性亢进，细胞角质素丝（cytokeratin filament）的分解产物肿瘤细胞角质素 19 片段。因为不是由于细胞破坏产生，所以不受细胞伤害的影响，在手术、化疗、放疗等治疗中和治疗后均可应用。其作为肺癌诊断标志物用于肺癌诊断和治疗监测。肺癌细胞含量丰富，尤其是非小细胞肺癌。肺癌总敏感度约为 57%，非小细胞癌约为 61%，小细胞癌约为 34%，鳞癌敏感度最高达 73% 并伴随病期进展而血浓度增高；与 CEA、SCCA、NSE 任何一项联合测定，约可提高诊断的敏感度 10%。肺良性疾病假阳性率约 8%。不同标志物对肺癌的敏感度见表 13-5。

表 13-5 四种肺癌标志物对不同组织型肺癌的敏感度（%）

项目	CYFRA	CEA	SCC	NSE
肺癌总体	47～57.5	27～52.4	15～34.3	16～16.9
非小细胞癌	49～61.4	29～53.7	17～37.1	6～9.8
鳞状上皮癌	60～73.0	18～46.8	31～61.0	3～8.5
腺癌	42～54.0	40～60.2	11～18.0	2～11.8
大细胞癌	44～48.6	31～51.4	11～28.6	5.7～18
小细胞癌	33.3～34	18～44.4	7～16.7	54～61.1

七、甲状腺球蛋白（thyroglobulin，Tg）

RIA 或 EIA 法正常成人参考值为 1～20 ng/mL（μg/L），平均为 5.1～9.5 ng/mL（μg/L）。临床用于：

（1）甲状腺分化癌手术评价：作为手术后再发或转移的标志物。胸腔积液 Tg 测定可作为甲状腺癌胸膜转移的标志。升高见于甲状腺分化癌、甲状腺分化癌术后再发或转移。伴有甲状腺功能亢进症的甲状腺肿大（亚急性甲状腺炎、无痛性甲状腺炎，如慢性淋巴细胞性甲状腺炎等）、甲状腺激素使用。甲状腺分化癌早期、非分化癌、髓样癌不增高。其主要用于甲状腺分化癌手术后评价和复发随访，不能用于早期诊断和筛查。

（2）甲状腺分化癌术后随访：甲状腺滤泡腺癌或有浸润的乳头状腺癌实行根治术，甲状腺全摘除加体内放射性碘治疗，使甲状腺床残留的甲状腺组织破坏并给予甲状腺激素替代治疗。应每 6 个月测定 TSH 和 Tg，前者用于判定替代治疗剂量，后者用于观察再发或转移。手术后缺乏甲状腺组织，当未使用甲状腺激素替代治疗时，如 Tg 大于 5 ng/mL 提示有复发的可能性；使用激素替代治疗 Tg 小于 10 ng/mL 很少有复发。Tg 大于 10 或 15 ng/mL 应怀疑有复发或转移，须进行全身 CT 扫描和骨放射性碘闪烁扫描，有助于发现转移灶。

八、血清特种蛋白

1. β_2 微球蛋白（β_2m）

血清及尿水平均升高提示由肿瘤细胞产生增多，见于肝、肺、消化管肿瘤，骨髓瘤，恶性淋巴瘤，淋巴细胞白血病。

2. α_2 巨球蛋白（α_2MG）

血清水平升高见于癌、恶性淋巴瘤。

3. α 酸性糖蛋白（AAG）

血清水平升高见于肝癌、Hodgkin 淋巴瘤等。

4. 铁蛋白（Ft）

血清水平升高见于淋巴瘤、白血病，如联合测定 CEA 阳性应怀疑乳腺癌、肺癌、结肠癌。铁蛋白（Ft）是由 Laufberge 于 1937 年首先分离出来的，相对分子质量为 450×10^3 的含铁蛋白质。某些肿瘤细胞可合成并释放铁蛋白。血清铁蛋白的含量能反映肝脏储铁和体内储铁总量。

血清参考值：

男性 20～280 μg/L（RIA 法）；

女性 15～145 μg/L（RIA 法）。

临床意义：

（1）肝癌、肺癌、胆管癌、结肠癌、胰头癌、淋巴瘤、白血病、泌尿系统瘤、脑肿瘤等血清铁蛋白升高。

（2）输血及铁剂治疗使血清铁蛋白升高。

（3）再生障碍性贫血、溶血性贫血、地中海贫血血清铁蛋白升高。

5. 结合珠蛋白（HPG）

血清水平升高见于 Hodgkin 淋巴瘤及非 Hodgkin 淋巴瘤，肾癌、转移性乳腺癌、卵巢癌可见升高。与 AAG 联合测定，Hodgkin 淋巴瘤 HPG 与 AAG 均升高，而非 Hodgkin 淋巴瘤 HPG 升高，AAG 不升高。

6. 铜蓝蛋白（CER）

血清水平升高见于恶性肿瘤、白血病、淋巴瘤。

7. C 反应蛋白（CRP）

在恶性肿瘤时非特异性升高。

8. Ⅲ型前胶原 N 末端肽（P Ⅲ P）

胃、结肠、胰、肺、乳腺、子宫、卵巢恶性肿瘤可见升高。

参考文献

[1] 姜文霞. 病理解剖学实验指导 [M]. 上海：同济大学出版社，2016.
[2] 张军荣，杨怀宝. 病理学基础 [M]. 北京：人民卫生出版社，2015.
[3] 陈杰. 病理学（第3版）[M]. 北京：人民卫生出版社，2015.
[4] 宋晓环. 病理学 [M]. 武汉：华中科技大学出版社，2015.
[5] 庞庆丰，李英. 病理学与病理生理学 [M]. 北京：化学工业出版社，2016.
[6] 丁伟，王德田. 简明病理学技术 [M]. 杭州：浙江科学技术出版社，2014.
[7] 来茂德. 病理学高级教程 [M]. 北京：人民军医出版社，2015.
[8] 廖松林. 现代诊断病理学手册 [M]. 北京：北京大学医学出版社，2015.
[9] 王国平. 临床病理诊断指南 [M]. 北京：科学出版社，2015.
[10] 王连唐，廖冰. 常见疾病病理诊断路径指南 [M]. 广州：中山大学出版社，2015.
[11] 毛伟敏. 常见肿瘤病理诊断及报告指南 [M]. 杭州：浙江大学出版社，2015.
[12] 韩安家. 软组织肿瘤病理学 [M]. 北京：科学出版社，2015.
[13] 轩维锋. 浅表组织超声与病理诊断 [M]. 北京：人民军医出版社，2015.
[14] 单士军. 皮肤性病病理诊断 [M]. 北京：人民卫生出版社，2015.
[15] 建民. 皮肤病理简明图谱 [M]. 北京：人民军医出版社，2015.
[16] 张瑜. 宫颈疾病液基细胞与组织病理学筛查 [M]. 北京：人民军医出版社，2015.
[17] 纪小龙. 乳腺疾病动态变化病理图谱 [M]. 北京：人民军医出版社，2016.
[18] 张祥盛. 乳腺病理诊断病例精选 [M]. 北京：人民卫生出版社，2015.
[19] 张杰. 胸腺肿瘤病理学诊断图谱 [M]. 上海：上海科学技术出版社，2016.
[20] 梁露，曾文明. 胃黏膜相关淋巴组织（MALT）淋巴瘤的病理诊断 [J]. 当代医学，2016，22（7）：26～27.
[21] 周睿. 原发性小肠非特殊类型外周T细胞淋巴瘤1例 [J]. 现代肿瘤医学，2015，23（14）：2064～2065.
[22] 于立伟. 黏液物质染色的检测操作分析 [J]. 中国卫生标准管理，2016，（5）：177～178.
[23] 赖日权. 儿童肿瘤病理学诊断图谱 [M]. 北京：科学出版社，2016.